Gut essen bei Gicht

Vera Herbst / Dagmar von Cramm

Gut essen bei Gicht

Stiftung Warentest

Inhaltsverzeichnis

6 Was wollen Sie wissen?

11 Krankheit des guten Lebens
15 Purine und Harnsäure
17 Grenzüberschreitung
18 Gründe für einen Anstieg der Harnsäurewerte
26 Abwarten oder behandeln?
28 Medikamente
33 Nierensteine und mehr

39 Akuter Gichtanfall
41 Medikamente beim akuten Gichtanfall
42 NSAR
45 Colchizin
47 Cortison

51 Chronische Gicht
53 Medikamente zur Dauerbehandlung
55 Allopurinol und Febuxostat
58 Benzbromaron

61 Und wie ernährt man sich richtig?
62 Die Basics einer gesunden Ernährung
65 Mit Messer, Gabel und Glas gegen Gicht
68 Purinarm essen leicht gemacht
69 Die richtige Wahl
76 Purinarm kochen

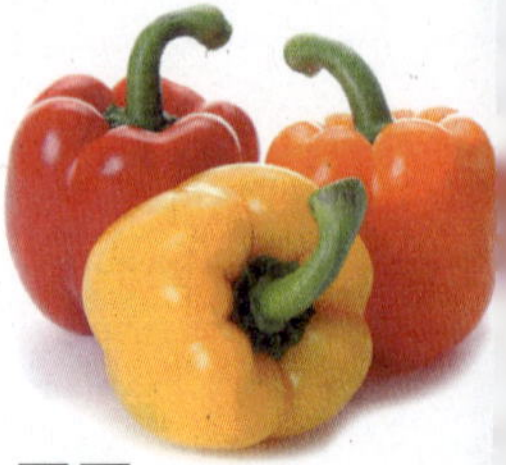

77
Unser Speiseplan für die ersten purinarmen Tage.

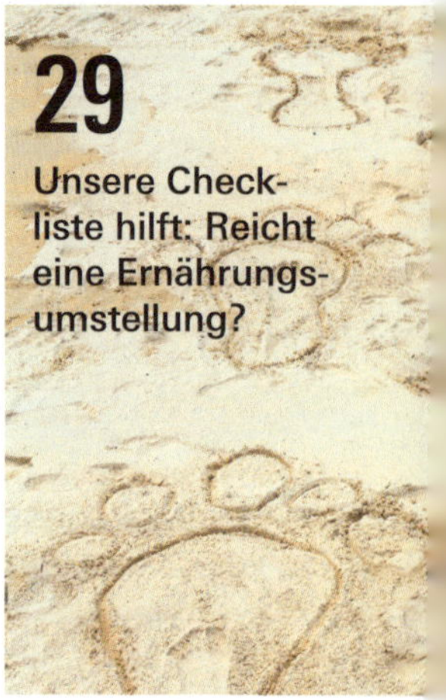

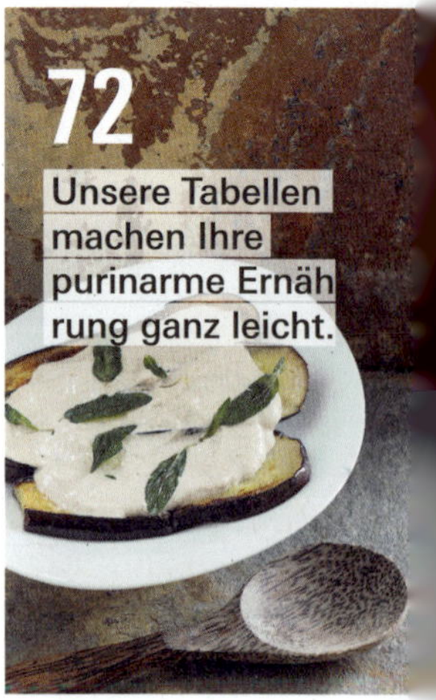

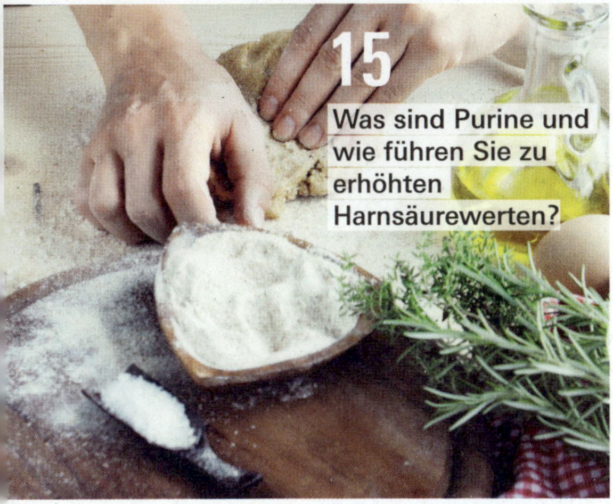

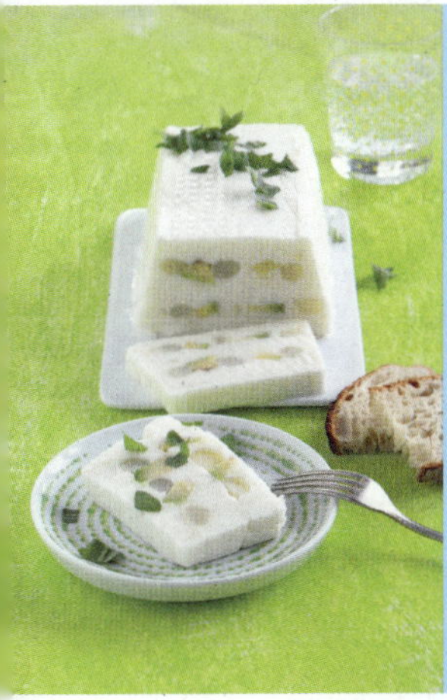

101

Viel Fleisch, wenig Purine. Wie's geht, erfahren Sie hier.

144

... und am Wochenende gibt es gefüllte Kalbsbrust!

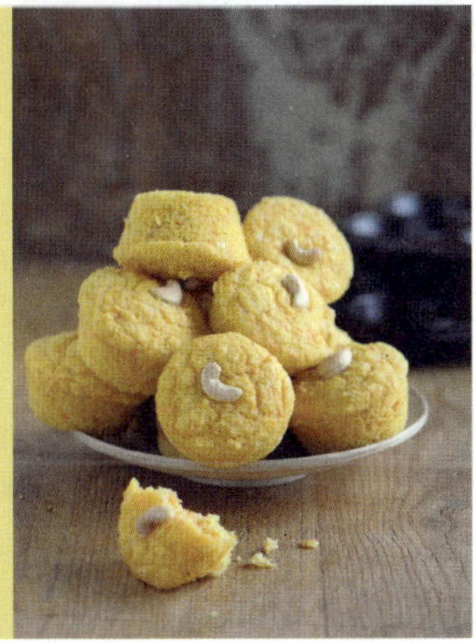

80 Rezepte
83 Kalte Küche: Brotaufstriche und pikante Kleinigkeiten
101 Schnelles Essen für jeden Tag
131 Sonntagsessen: Fleisch und Fisch
151 Frisch vom Grill
163 Süßes raffiniert kombiniert
175 Drinks, Bowlen, Cocktails

186 Hilfe
186 Literatur
187 Noch mehr Informationen
187 Stichwortverzeichnis

Was wollen Sie wissen?

Gicht. Unerwartete Erklärung für schlimme Schmerzen im Fuß oder für das bedenkliche Gesicht des Arztes nach einer Blutuntersuchung. Dieser Ratgeber erklärt Ihnen, was hinter der Erkrankung steckt, wie Sie sie in den Griff bekommen und dabei Ihre Lebensfreude behalten.

Warum hat mein Arzt den Harnsäurewert bestimmt?

Bei einer routinemäßigen Blutuntersuchung wird der Harnsäurewert oft mit bestimmt. Dahinter steht zunächst einmal kein konkreter Verdacht auf eine Krankheit. Doch ein erhöhter Harnsäurewert ist der wichtigste Risikofaktor für Gicht. Was Harnsäurewert und Gicht miteinander zu tun haben, erfahren Sie unter „Spitze Kristalle“ ab Seite 11. Vielleicht sind Sie aber auch zu Ihrer Ärztin oder Ihrem Arzt gegangen, weil Ihnen plötzlich ein Gelenk wehgetan hat. Bei Gelenkschmerzen kann der Harnsäurewert helfen, eine Gicht von anderen Gelenkentzündungen abzugrenzen. Für eine genaue Diagnose ist aber mehr erforderlich. Was dabei zu beachten ist, lesen Sie unter„Gichtdiagnose“ ab Seite 12.

Mein Arzt sagt: „Ihr Harnsäurewert ist zu hoch." Was bedeutet das?

In der Medizin gibt es für vieles definierte „Grenzwerte". Für die Harnsäurekonzentration im Blut lautet dieser Grenzwert für Frauen 6,2 mg/dl und für Männer 7,4 mg/dl. Das heißt, in 100 Milliliter Blutflüssigkeit einer gesunden Frau sind im Durchschnitt 6,2 Milligramm Harnsäure enthalten, bei Männern sind es 7,4 Milligramm. Beobachtungen an gesunden Menschen haben diesen Wert bestätigt. Wenn Ihr Harnsäurewert diesen Grenzwert nicht überschreitet, bekommen Sie in der Regel keine Gicht. Was es mit den Werten sonst auf sich hat und warum es unterschiedliche Grenzwerte für verschiedene Personen gibt, erfahren Sie unter dem Kapitel „Grenzüberschreitung" ab Seite 17.

Ich soll kein Bier mehr trinken. Muss das wirklich sein?

Vermutlich ja. Gicht beruht auf einem Zuviel an Harnsäure. Harnsäure entsteht, wenn im Körper lebenswichtige Substanzen abgebaut werden: die Purine. Purine ihrerseits stammen aus zwei Quellen. Der Körper baut sie selbst auf und Sie nehmen sie mit der Nahrung zu sich. Was Sie essen und trinken und wie viel jeweils, bestimmt mit darüber, wie hoch Ihr Harnsäurewert ist. Wie die Harnsäure ins Blut kommt und warum es manchmal viel, manchmal weniger ist, lesen Sie unter „Purine und Harnsäure" ab Seite 15.

Angeblich soll eine Ernährungsumstellung helfen. Stimmt das?

Ja, das kann bei der Therapie einer Gicht hilfreich sein, aber auch, um einem Anfall vorzubeugen! Einen Teil der Purine, aus denen der Körper Harnsäure aufbaut, nehmen Sie mit der Nahrung zu sich. Deshalb steht bei der Behandlung von Gicht eine purinbewusste Ernährung und der Verzicht auf Alkohol, vor allem von Bier und Spirituosen, im Vordergrund. Das schützt nicht nur vor schmerzhaften Gichtanfällen, sondern auch vor Folgeerkrankungen. Die Ernährungsumstellung gelingt mühelos mit unseren praktischen Ernährungstipps für purinarme Kost (ab Seite 67) und leckeren Rezepten (ab Seite 80).

Ich hatte höllische Schmerzen im Fuß. Das war wohl ein Gichtanfall. Was kann ich dagegen tun?

Gicht gibt es in zwei Erscheinungsformen: den akuten Gichtanfall und die chronische Gicht. Für jede dieser Formen wird Ihr Arzt spezielle Empfehlungen haben. Ein akuter Gichtanfall kann mit so unerträglichen Schmerzen verbunden sein, dass man nahezu zu allem bereit ist. Hauptsache, die Schmerzen vergehen. Es gibt eine Reihe von Medikamenten, die bei einem Gichtanfall zuverlässig wirken. Antworten auf die Frage, welche das sind, ob sie Nebenwirkungen haben und wie Sie die richtige Wahl unter den zahlreichen Medikamenten treffen, finden Sie unter „Akuter Gichtanfall“ ab Seite 39.

Der Arzt will mir Tabletten verschreiben. Muss das sein?

Es ist nicht von der Hand zu weisen: Eine dauerhafte Medikamenteneinnahme kann mit Risiken verbunden sein. Bei erhöhten Harnsäurewerten ist darum vorher die Frage zu klären: Welches Risiko ist größer? Durch die Harnsäure zu Schaden zu kommen oder durch die Nebenwirkungsrisiken der Medikamente? Das sollte immer mit dem Arzt oder der Ärztin besprochen werden.

Bei manchen Menschen liegen Bedingungen vor, die klar für die regelmäßige Einnahme von Medikamenten sprechen. Bei anderen kann man zunächst versuchen, den Harnsäurewert ohne Medikamente allein mit entsprechender Ernährung zu normalisieren. Hilfe beim Abwägen finden Sie unter „Medikamente" ab Seite 28 und zu den Ernährungsempfehlungen ab Seite 61.

Mein Freund nimmt dieses Mittel, mein Bruder jenes. Woher weiß ich, welches für mich das richtige ist?

Für die Langzeitbehandlung von Gicht stehen verschiedene Medikamente zur Verfügung. So können Sie mit Ihrem Arzt oder Ihrer Ärztin das auswählen, das für Sie und Ihre individuelle gesundheitliche Situation am ehesten geeignet ist. Welche Arzneimittel für die Langzeitbehandlung von Gicht infrage kommen und wie sie zu bewerten sind, steht unter „Medikamente zur Dauerbehandlung von Gicht" ab Seite 53. Auch die wichtigsten Nebenwirkungen, die bei der Einnahme auftreten können, sind dort beschrieben und Sie können abwägen.

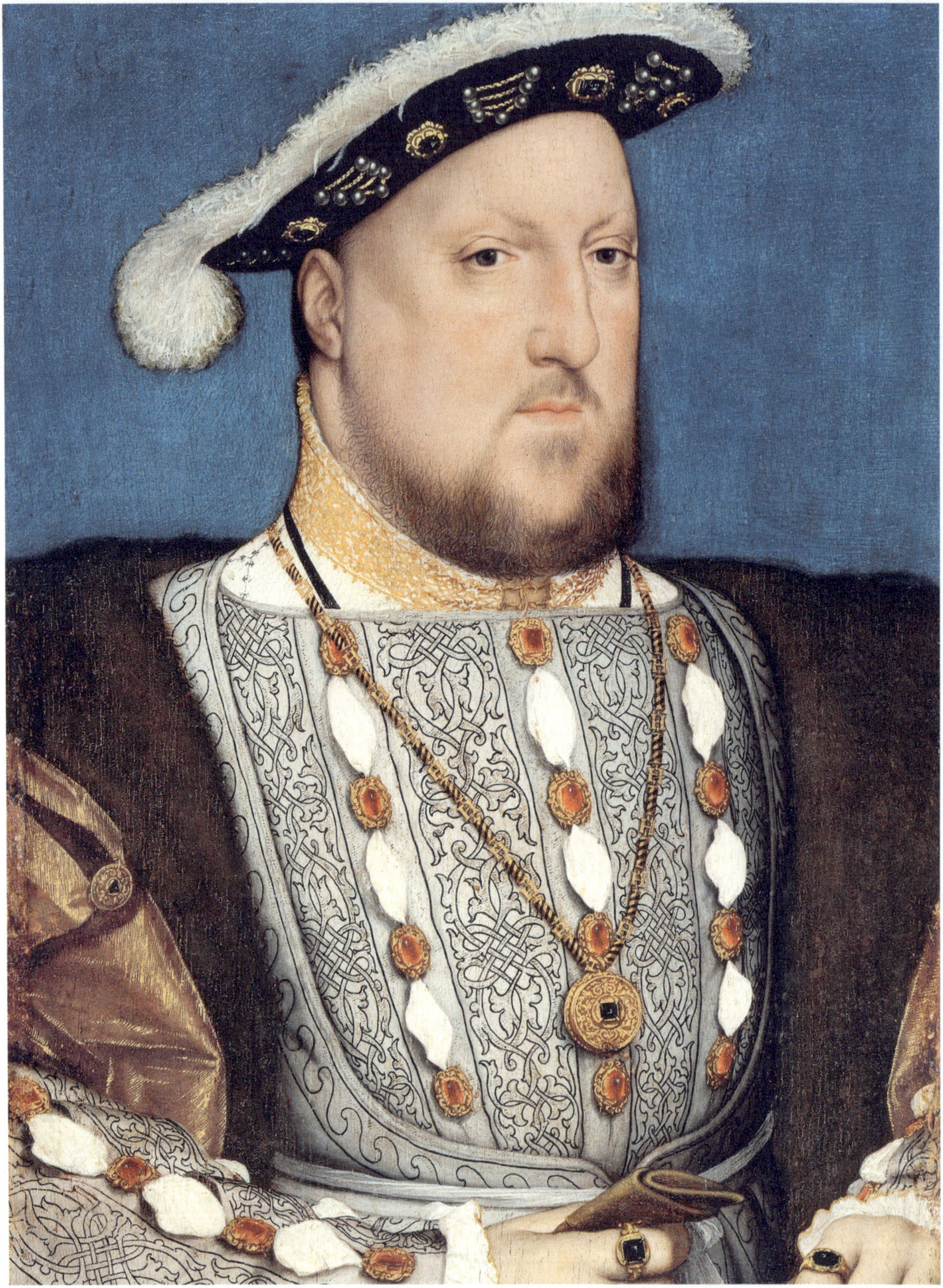

Krankheit des guten Lebens

Alexander der Große, Heinrich VIII. ebenso wie der Reformator Martin Luther – sie alle litten an Gicht. Die Krankheit traf die Reichen und Privilegierten. Ihre Bediensteten blieben davon eher verschont.

Warum Gicht jahrhundertelang die „Krankheit der Könige" war, hatte schon Hippokrates erkannt: Gicht war die Folge anhaltenden Wohllebens mit jeder Menge Fleisch auf den Tellern, begleitet von reichlich alkoholischen Getränken bei wenig körperlicher Aktivität. In den entbehrungsreichen Zeiten der Weltkriege kam Gicht praktisch nicht vor, doch mittlerweile können sich viele Menschen mehr Fleisch und auch alkoholische Getränke leisten. Seit Anfang der 1950er-Jahre steigt der durchschnittliche Harnsäurewert in der Bevölkerung stetig an. So haben 1 bis 2 von 100 Erwachsenen Gicht. Mit dem Alter werden es immer mehr. Unter den über 65-jährigen Männern sind es 7 von 100, bei den über 85-jährigen Frauen sind es 3 von 100.

Spitze Kristalle

Ein erhöhter Harnsäurespiegel ist zwar der bedeutendste Risikofaktor für eine Gicht, Probleme gibt es aber erst, wenn die Harnsäure nicht mehr nur im Blut bleibt, sondern sich in Geweben ablagert. Wie zu viel Harnsäure im Blut eine Gicht auslösen kann, können Sie in der Küche nachvollziehen, indem Sie Kochsalz in kaltes Wasser geben. Die erste Portion löst sich rasch auf, die zweite auch noch. Doch irgendwann nimmt das Wasser kein Salz mehr auf. Die Salzkristalle sinken zu Boden.

Nach dem gleichen Prinzip wirken sich im Körper die Folgen von zu viel Harnsäure aus. Nur ist das Lösungsmittel hier kein reines Wasser, sondern die Blutflüssigkeit. Bis zu einer gewissen Grenze bleibt die Harnsäure in der Blutflüssigkeit gelöst. Wie viel Harnsäure das ist, hängt auch davon ab, wie sauer die Blutflüssigkeit ist. Je höher der Säuregehalt (d. h. verwirrenderweise, je niedriger der pH-Wert) der Blutflüssigkeit ist, desto weniger Harnsäure nimmt sie auf.

Auch die Temperatur spielt eine Rolle bei der Frage, ob die Harnsäure im Blut gelöst bleibt oder ob sich ein Teil davon als winzige Kristalle abscheidet. In den Außenbereichen des Körpers, beispielsweise den Zehen, ist das Blut etwas kälter als in der Körpermitte. In den kühleren Zonen kann das Blut nur eine geringere Menge Harnsäure gelöst halten. Das Zuviel wird zu winzigen Kristallen.

Harnsäurekristalle sind Fremdkörper im Gewebe. Sie müssen entfernt werden. Zuständig sind dafür weiße Blutkörperchen. Sie nehmen die Kristalle auf. Doch die scharfkantigen Gebilde zerstechen die Zellwand der Blutkörperchen. Dadurch treten Substanzen aus, die Zellen auflösen und das Gewebe schädigen. Auf diesen Angriff reagiert der Körper mit einer Entzündung. Dabei wird so lange Harnsäure abgeschieden, bis die verbliebene Harnsäure in der Blutflüssigkeit gelöst bleiben kann. Die abgeschiedenen Harnsäurekristalle bleiben als Ablagerung in den Geweben zurück, vornehmlich in Gelenken, Sehnen und Nieren.

Gichtdiagnose

Kommt zum erhöhten Harnsäurewert noch eine Schmerzattacke am großen Zeh hinzu, scheint die Diagnose Gicht klar zu sein. Doch ganz so einfach ist es nicht. Die europäische Rheumaliga EULAR hat 2019 ihre Empfehlungen aktualisiert, die für die Diagnose einer Gicht wichtig sind (siehe rechts):

Ein erhöhter Harnsäurespiegel ist in der Tat der wichtigste Indikator. Doch weder bestätigt er eine Gicht, noch schließt ein momentan normaler Harnsäurewert eine Gicht aus. Viele Menschen mit erhöhtem Harnsäurespiegel entwickeln keine Gicht. Andererseits kann der Harnsäurespiegel bei einem akuten Anfall durchaus normal sein. Dass Sie Gicht haben, ist erst dann sicher, wenn bei Ihnen in der Gelenkflüssigkeit oder in den Gichtknoten Harnsäurekristalle nachgewiesen wurden. Um Gelenkflüssigkeit untersuchen zu können, muss das Gelenk punktiert werden. Ihr Arzt sticht also in das Gelenk hinein und entnimmt Gelenkflüssigkeit. Ähnlich werden auch Gichtknoten punktiert.

Röntgenaufnahmen sind für die Diagnose einer Gicht kaum hilfreich. Im Frühstadium und bei akuter Gicht zeigen sie nichts Bemerkenswertes, da Harnsäurekristalle im Röntgenbild nicht sichtbar sind. Erst wenn eine chronische Gicht typische Gelenkveränderungen hervorgerufen hat, gibt eine Röntgenaufnahme eventuell darüber Auskunft. Zu diesen Folgen einer chronischen Gicht gehören Gelenkverformungen und -zerstörungen sowie Gichtknoten. Letztere

Checkliste

8 Empfehlungen der EULAR zur Gichtdiagnose

Zeichen einer akuten Attacke sind sich rasch entwickelnde schwere Schmerzen, Schwellung und Berührungsempfindlichkeit, die innerhalb von 6 bis 12 Stunden ihr Maximum erreichen. Eine Diagnose nur aufgrund dieser Symptome ist jedoch nicht sicher. Wichtig sind folgende Punkte:

- ☐ **Harnsäurekristalle.** Erst ihr Nachweis in Gelenkflüssigkeit oder Gichtknoten bestätigt die Diagnose.
- ☐ **Routinemäßige Untersuchung.** Die Gelenkflüssigkeit aller aus unbekanntem Grund entzündeten Gelenke sollte routinemäßig auf Harnsäurekristalle untersucht werden. Häufig wird bei eindeutigen Beschwerden auf diese aufwendige und nicht risikolose Untersuchung verzichtet.
- ☐ **Akute Gelenkentzündung,** u. a. der Befall eines Fuß- oder Knöchelgelenks, schneller Beginn mit starker Schwellung und Schmerzen sowie Hautrötung, und das Vorliegen entsprechender Risikofaktoren wie Herz-Kreislauf-Erkrankung sowie männliches Geschlecht.
- ☐ **Voreilige Schlüsse.** Ein erhöhter Harnsäurewert gilt als ein wesentliche Risikofaktor. Dennoch bekommen viele Menschen mit erhöhten Harnsäurewerten keine Gicht, während andere selbst während eines akuten Gichtanfalls normale Harnsäurewerte haben können.
- ☐ **Wenn Kristallnachweis nicht möglich ist.** Bildgebende Verfahren wie eine Ultraschalluntersuchung eignen sich am besten, um abgelagerte Harnsäurekristalle zu finden.
- ☐ **Röntgenaufnahmen.** Eine frühe oder akute Gicht kann damit nicht festgestellt werden.
- ☐ **Metabolisches Syndrom klären.** Dazu gehören vor allem Faktoren wie Übergewicht, erhöhte Blutzuckerwerte, gestörte Blutfettwerte und erhöhter Blutdruck.
- ☐ **Risikofaktoren für chronisch erhöhten Harnsäurespiegel:** chronische Nierenerkrankungen, Übergewicht, Medikamente, übermäßiger Alkoholkonsum, Verzehr von Limonaden, Fleisch und Meeresfrüchten.

finden sich bevorzugt an den Ohren, den Achillessehnen, den Zehen- und Fingergelenken und an den Knien. Letztlich können Gichtknoten aber im gesamten Körper auftreten. Dazu sollte es aber gar nicht erst kommen. Wenn die Gicht schon lange vorher festgestellt wurde, lassen sich solche Folgen vermeiden.

Bei manchen Menschen beruht die Gicht darauf, dass die Nieren zu wenig Harnsäure ausscheiden können. Diese Nierenstörung muss als Gichtursache erst erkannt werden. Eine entsprechende Untersuchung der Nieren wird Menschen nahegelegt, die

- **unter 25 Jahre alt waren,** als die Gicht auftrat,
- **Nierensteine** haben,
- **Angehörige** haben, die bereits in jungen Jahren gichtkrank wurden.

Pseudogicht

Nicht nur eine Gicht muss zuverlässig erkannt werden, sie muss zudem sicher von anderen Gelenkerkrankungen abgegrenzt werden. Schließlich gibt es noch andere Gelenkentzündungen, die durch kristalline Ablagerungen hervorgerufen werden, zum Beispiel die Pseudogicht (Chondrokalzinose).

Obwohl im Namen dieser Krankheit das Wort Gicht vorkommt, ist sie keine „richtige“ Gicht, sondern eine „falsche“ („pseudos“, griechisch: vortäuschen). „Falsch“ ist daran, dass die Gelenkentzündungen nicht durch Harnsäurekristalle hervorgerufen werden, sondern durch Kalziumphosphat – ein anderes Salz in der Blutflüssigkeit. Auch diese Substanz kann sich in Kristallform abscheiden. Sie führt dann zu Verkalkungen im Knorpel von Gelenken. Diese sind im Röntgenbild zu erkennen – anders als die Harnsäureablagerungen der echten Gicht.

Pseudogicht kann – ebenso wie die „echte“ Gicht – erblich bedingt sein. Sie kann ohne erkennbare Ursache auftreten und sie kann die Folge einer Krankheit sein, z. B. einer Überfunktion der Nebenschilddrüsen und einer Unterfunktion der Schilddrüse.

Mit zunehmendem Alter tritt die Krankheit häufiger auf. Nur etwa 3 von 100 Betroffenen sind jünger als 70 Jahre.

Eine Pseudogicht ist schlecht zu diagnostizieren. Ihre Symptome sind vielgestaltig und ähneln jener der Arthrose. Die Gelenke können wie bei einer rheumatoiden Arthritis akut entzündet sein und sich mit der Zeit auch verformen. Meist wird die Diagnose anhand von Röntgenaufnahmen gestellt. Abgesichert ist sie aber erst, wenn nach einer Punktion in der Gelenkflüssigkeit die Kalziumphosphatkristalle nachgewiesen werden.

Die wirksamste Behandlung bei Pseudogicht ist die Injektion von Cortison direkt in das betroffene Gelenk. Die Schmerzen können wie beim akuten Gichtanfall mit NSAR behandelt werden. Bei einem akuten Anfall hilft es, das betroffene Gelenk zu entlasten und mit Eis zu kühlen. Colchicin ist ebenfalls eine Möglichkeit, wirkt aber nicht so verlässlich wie beim Gichtanfall.

Purine und Harnsäure

Harnsäure bleibt übrig, wenn Purine im Körper abgebaut werden. Das ist an sich ein völlig normaler und gesunder Vorgang. Ursache für Gicht ist aber ein Zuviel an Harnsäure.

Harnsäure ist eines der vielen Endprodukte, die im Stoffwechsel des Körpers anfallen. Sie kann der Körper nicht mehr verwerten, er muss sie ausscheiden. Bliebe sie in unbegrenzter Menge im Körper, könnte sie Schaden anrichten.

Harnsäure ist aber nur das letzte Glied einer langen Kette, an deren Anfang die Purine stehen. Alle Maßnahmen, mit denen der Harnsäuregehalt des Blutes niedrig gehalten werden soll – also eine entsprechende Ernährung und die Einnahme von Medikamenten –, greifen an der Schiene Purine – Harnsäure an.

Dieser Zusammenhang zwischen Purinen und Harnsäure ist auch der Grund, warum in Ernährungstipps bei erhöhten Harnsäurewerten vor allem von purinreichen Lebensmitteln die Rede ist.

Um zu verstehen, wie Harnsäure ins Blut kommt, muss also zuerst von Purinen gesprochen werden.

Woher kommen Purine?

Purine sind chemische Verbindungen. Es sind für den Körper lebenswichtige Bausteine, auf die er nicht verzichten kann und die er nicht durch anderes ersetzen kann.

Alle Purine des Körpers stammen aus zwei Quellen: Entweder Sie haben sie als Bestandteil von Lebensmitteln mit der Nahrung oder mit Getränken aufgenommen oder Ihr Körper hat sie selbst produziert. Zunächst verwendet der Körper immer die Purine, die im Stoffwechsel beim Abbau irgendwelcher Substanzen anfallen. Den Weg der Eigenproduktion vermeidet der Körper so lange wie möglich, weil er sehr viel Energie kostet. Die Produktion von neuen Purinen wird erst dann angeworfen, wenn nicht mehr genügend Abbauprodukte vorhanden sind, die der Körper zu Harnsäure verwerten kann.

Was macht der Körper mit Purinen?

Purine gehören für jeden Organismus zum Wichtigsten überhaupt. Sie sind wesentlicher Bestandteil von sehr vielen verschiedenen Substanzen, die für die Funktionen von Lebewesen und ihre Vermehrung unerlässlich sind.

Beispielsweise werden Purine in jene Verbindungen eingebaut, aus denen Nukleinsäuren entstehen. Die wohl bekannteste Nukleinsäure ist DNS. Diese Abkürzung steht für Desoxyribonukleinsäure. Gebräuchlich ist auch die Bezeichnung DNA, wobei „A" für das englische Wort „acid" für „Säure" steht. DNA ist ein Bestandteil des Zellkerns und Träger der Erbinformationen.

Darüber hinaus sind Purine Bausteine von energieübertragenden chemischen Verbindungen. Diese Verbindungen befördern die Energie, die in den Zellen entsteht, zu den Orten in der Zelle, wo sie benötigt wird.

Auch als Bestandteil von Enzymen sind Purine unersetzlich. Enzyme sind chemische Verbindungen, die an der Steuerung vieler Stoffwechselreaktionen beteiligt sind und die die Signale vieler Hormone übertragen.

Alle diese Verbindungen, für deren Aufbau Purine erforderlich sind, werden kontinuierlich auf- und abgebaut. Im Inneren von Zellen werden also immer wieder Purine frei. Sind es mehr, als die Zelle für ihre Funktionen wiederverwenden kann, muss der Überschuss beseitigt werden. Das geschieht vor allem in der Leber und zu einem geringeren Teil auch im Dünndarm. Dort werden Purine zu Harnsäure abgebaut. Harnsäure ist also das Endprodukt des Purinabbaus.

Was macht der Körper mit Harnsäure?

Durch den Abbau von Purinen entsteht fortwährend eine gewisse Menge Harnsäure. Sie ist für den Körper nutzlos. Sie wird von den Körperflüssigkeiten weggeschafft und in den Körperkreislauf eingespeist. Auf dem Blutweg gelangt die Harnsäure zu den Ausscheidungsorganen. Etwa zwei Drittel der täglichen Harnsäureproduktion scheiden die Nieren aus, das andere Drittel verlässt den Körper über den Darm.

Bei den Nieren gibt es jedoch eine Besonderheit. Von der Harnsäure, die durch sie hindurchgeht, geben sie nur etwa ein Zehntel zur Ausscheidung frei. Der Rest bleibt weiterhin im Blut und durchläuft den Kreislauf wieder und wieder.

Doch das Blut kann nicht unbegrenzt Harnsäure aufnehmen. Irgendwann ist seine Kapazität erschöpft. Dann fallen im Blut winzige Kristalle von Harnsäure aus. Sie werden in Geweben abgelagert.

Grenzüberschreitung

Mit einem Mal ist Ihr Harnsäurewert zu hoch und Sie fragen sich: Wie kommt das? Wenn Sie die Gründe für den Anstieg kennen, können Sie selbst aktiv gegensteuern.

Wenn der Arzt Ihnen bei der Besprechung der Ergebnisse Ihrer Blutuntersuchung sagt: „Ihr Harnsäurewert ist viel zu hoch", meint er bzw. sie wahrscheinlich, dass Ihr Wert über dem liegt, was der Laborbericht als Grenzwert aufführt.

Und wahrscheinlich steht dort als Grenzwert 6,8 mg/dl, also 6,8 Milligramm Harnsäure in einem Deziliter (100 Milliliter) Blutflüssigkeit. Dieser Grenzwert ist chemisch-physikalisch begründet. Denn im Labor kann man prüfen, wie viel Harnsäure sich in einem Deziliter Blutflüssigkeit löst. Es sind 6,8 Milligramm. Dieser Wert ist nachprüfbar und das Ergebnis ist immer in etwa dasselbe. Ein solcher Grenzwert geht davon aus, dass bei Menschen im Blut unter Normalbedingungen nur 6,8 Milligramm Harnsäure gelöst sein können und sich alles, was darüber hinausgeht, als Kristalle abscheidet. Wie so oft in der Medizin gilt diese Regel „normalerweise", Ausnahmen und Regelabweichungen sind nicht selten.

Dieser Grenzwert unterscheidet nicht, ob er für eine Frau oder einen Mann gelten soll. Er folgt vielmehr dem Prinzip: einer für alle. Das entspricht aber nicht der Realität, wie sie sich zeigt, wenn man die Harnsäurewerte bei Frauen und Männern getrennt erfasst. Was dabei herauskommt, gibt ein medizinisches Lehrbuch so an:

- **Normalbereich Frauen:** 2,3–6,1 mg/dl Harnsäure im Blut
- **Normalbereich Männer:** 3,6–8,2 mg/dl Harnsäure im Blut

Hier ist – für Frauen und Männer unterschiedlich – ein Höchstwert genannt, bei dessen Überschreiten man davon ausgeht, dass im Gewebe Harnsäurekristalle ausfallen. Noch stärker an der Alltagsrealität orientiert sich die Deutsche Gesellschaft für Rheumatologie, wenn sie sagt:

- **Grenzwert Frauen:** 6,2 mg/dl Harnsäure im Blut
- **Grenzwert Männer:** 7,4 mg/dl Harnsäure im Blut

Diese Grenzwerte wurden festgelegt, nachdem man die Harnsäurewerte einer großen Zahl von Personen gemessen und dann geschaut hat, wer von ihnen Gicht hat. Daraus ergeben sich die genannten, für Frauen und Männer unterschiedlichen Werte, bis zu deren Erreichen in aller Regel keine Gicht auftritt.

Wenn Mediziner untereinander über „zu viel Harnsäure im Blut“ sprechen, sagen sie im Allgemeinen Hyperurikämie. Hyper = zu viel, urik = abgeleitet von Acidum uricum, dem lateinisch-pharmazeutischen Begriff für Harnsäure, ämie = im Blut. Welchen Grenzwert genau sie als überschritten ansehen, ist damit jedoch nicht gesagt.

Doch wenn in einem Fachbuch für Rheumatologie steht: „In wohlhabenden Ländern findet sich bei 30 von 100 Männern und bei 3 von 100 Frauen eine Hyperurikämie“, ist anzunehmen, dass bei diesen Personen der Harnsäurewert über 6,8 mg/dl liegt.

Unterschiedliche Zahlen

Von den meisten medizinischen Laboren wird die aus der Probe ermittelte Harnsäuremenge in mg/dl angegeben, also wie viel Milligramm (mg) Harnsäure in 100 Milliliter (dl) Blutflüssigkeit enthalten sind.

International verwendet man jedoch sogenannte SI-Einheiten, die seit 1970 auch in Deutschland gelten. Die SI-Einheit für Substanzmengen ist Mol. Die kleinere Einheit heißt Mikromol (µmol).

Nach folgenden Formeln können Sie eine Angabe in der einen Einheit in die andere umrechnen:

- mg/dl x 59,485 = µmol/l Harnsäure
- µmol/l x 0,0168 = mg/dl Harnsäure

Aus 5,6 mg/dl bzw. 435 µmol/l ergeben sich damit folgende Berechnungen:

- 5,6 mg/dl x 59,485 = 333 µmol/l Harnsäure
- 435 µmol/l x 0,0168 = 7,3 mg/dl Harnsäure

Gründe für einen Anstieg der Harnsäurewerte

Wie können Sie den Anstieg von Harnsäure im Blut stoppen? An Ihrer genetischen Anlage können Sie nichts ändern, an Ernährung, Alkoholkonsum und Übergewicht aber sehr wohl.

Im gesunden Organismus sind Produktion und Ausscheidung von Harnsäure fein austariert. Diese Regulation kann an beiden Enden gestört werden: Es kann zu viel Harnsäure produziert werden oder es kann zu wenig ausgeschieden werden. Beide Faktoren können auch zusammen vorkommen. Doch egal wie, das Ergebnis

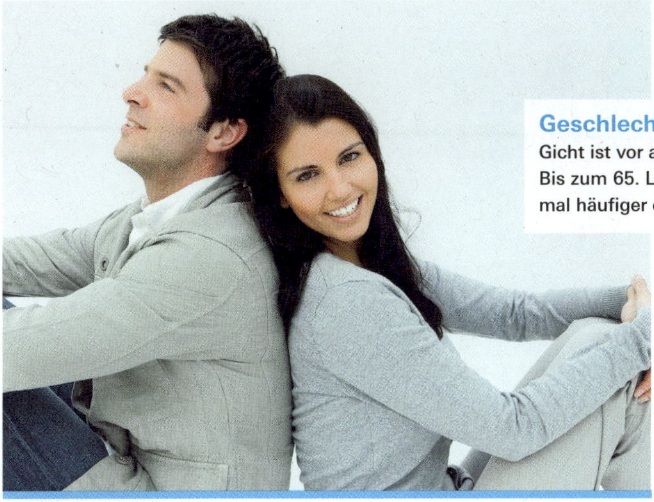

Geschlechtsunterschied
Gicht ist vor allem eine Männerkrankheit. Bis zum 65. Lebensjahr sind Männer viermal häufiger davon betroffen als Frauen.

ist immer das Gleiche: zu viel Harnsäure im Blut.

Für Gicht gibt es eine genetische Anlage. Man geht davon aus, dass eine solche Veranlagung bei 30 bis 40 Prozent der Patienten mit Gicht eine bedeutende Rolle spielt.

Forscher haben die Gene von Menschen mit hohem Harnsäurespiegel analysiert und eine Reihe von Gentypen identifiziert, die mit einem erhöhten Gichtrisiko in Zusammenhang stehen. Ein internationales Forscherteam fand bei mehr als 400 000 Studienteilnehmern zahlreiche Genorte, die Einfluss auf den Harnsäurespiegel haben. Danach ist bei Menschen mit einer starken genetischen Veranlagung die Häufigkeit einer Gicht 100-fach höher als bei Personen mit einer niedrigen genetischen Anfälligkeit. Bisher gibt es allerdings noch kein einfach anwendbares Verfahren, um diese Risikogruppe zu erkennen und sicher von anderen zu unterscheiden.

Bei erblich belasteten Personen kann die Veranlagung sowohl darin bestehen, zu viel Harnsäure zu produzieren, als auch darin, zu wenig auszuscheiden. Ersteres kommt allerdings nur sehr selten vor. Nur bei sehr wenigen Menschen ist der Stoffwechsel gestört, mit dem der Körper Purine aufbaut, abbaut und wiederverwertet. Viel häufiger liegt es an den Nieren und ihrer gestörten Fähigkeit, Harnsäure auszuscheiden. Aufgrund der genetischen Störung sind die Organe nicht in der Lage, die normalerweise vorgesehene Menge Harnsäure auszuscheiden. Dabei können die anderen Funktionen der Nieren völlig in Ordnung sein.

Dass es für Gicht eine erbliche Anlage gibt, bedeutet nun aber nicht, dass Menschen mit dieser Veranlagung unausweichlich erhöhte Harnsäurespiegel haben und Gicht bekommen. Erst wenn zudem die nachfolgenden Voraussetzungen vorliegen, wird die Krankheit wahrscheinlicher.

Geschlechtsunterschied

Die längste Zeit des Lebens ist Gicht vor allem eine Männerkrankheit. Bis etwa zum 65. Lebensjahr sind Männer davon viermal häufiger betroffen als Frauen. Das liegt unter anderem daran, dass Frauen bis zu den Wechseljahren vom Östrogen profitieren,

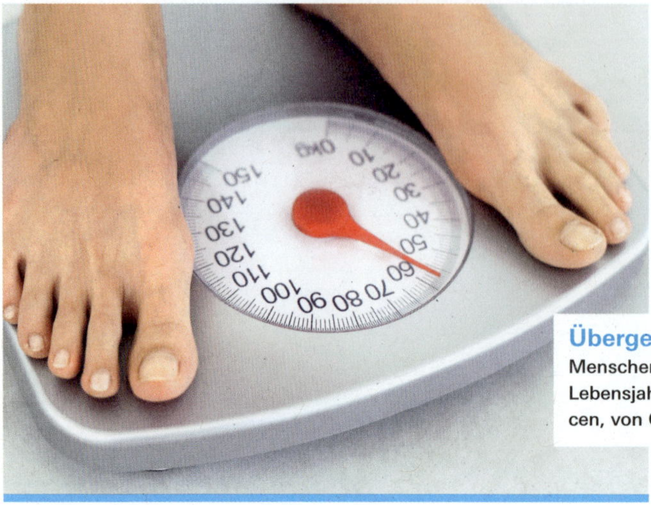

Übergewicht und Gicht
Menschen, die ihr Gewicht ab dem 21. Lebensjahr halten, haben gute Chancen, von Gicht verschont zu bleiben.

dem weiblichen Sexualhormon. Östrogen steigert die Fähigkeit der Nieren, Harnsäure auszuscheiden. Wenn mit den Wechseljahren die Östrogenproduktion rapide sinkt, verliert sich diese Wirkung. Dann kann der Harnsäurespiegel bei mehr Frauen ansteigen und zu einer Gicht führen. Daher nähert sich die Gichthäufigkeit bei Männern und Frauen etwa ab dem 65. Lebensjahr an; sie erreicht aber nie einen Gleichstand.

Purinreiche Ernährung

Es ist völlig unstrittig, dass eine Ernährung, die reichlich Purine aus Fleisch und Meeresfrüchten liefert, den Harnsäurespiegel ansteigen lässt. Pflanzliche Lebensmittel mit höherem Puringehalt wirken sich dagegen entgegen früherer Vermutungen nicht oder kaum auf den Harnsäurespiegel aus. Sie müssen also nicht auf Hülsenfrüchte, Spinat und anderes Gemüse verzichten.

Getränke

Schon seit Langem ging man davon aus, dass Alkohol Gicht begünstigt. Nachgewiesen werden konnte es jedoch erst im Jahr 2004. Da wurde nämlich das Ergebnis einer Studie zu der Frage veröffentlicht, welchen Einfluss das Trinken von Alkohol auf die Entwicklung von Gicht hat. Zwölf Jahre lang, zwischen 1986 und 1998, befragte man mehr als 47 000 Männer wiederholt nach ihrem Alkoholkonsum. Am Ende zählte man die Gichtkranken. Es waren 730. Verglichen mit den Männern, die abstinent lebten, stieg das Gichtrisiko in dem Maße an, in dem die täglich konsumierte Alkoholmenge zunahm.

Für das Gichtrisiko spielt auch eine Rolle, welches alkoholische Getränk getrunken wird. Bier erhöht den Harnsäurespiegel ganz erheblich, aber auch Hochprozentiges wirkt sich deutlich aus. Der Genuss von Wein und Sekt erhöht die Gichtwahrscheinlichkeit dagegen kaum.

Die Auswirkungen von Alkohol auf den Harnsäurespiegel erklären sich daraus, wie der Körper Alkohol in der Leber verarbeitet. Dabei entstehen zum einen Produkte, die die Produktion von Harnsäure ankurbeln. Zum anderen fallen Substanzen an, die die Harnsäureausscheidung der Nieren hem-

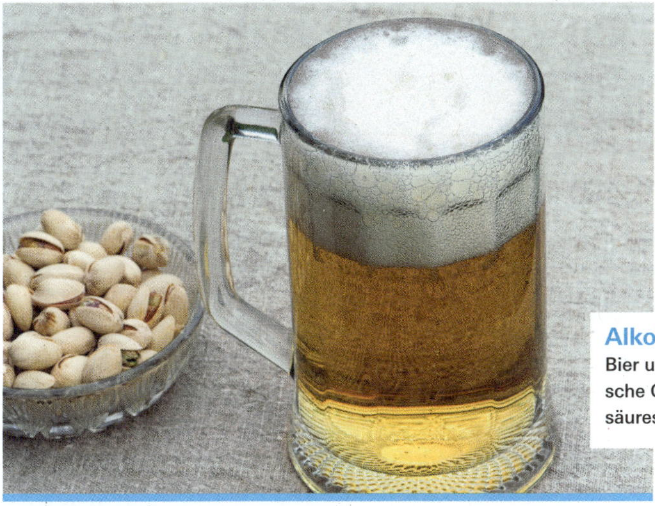

Alkoholkonsum
Bier und hochprozentige alkoholische Getränke erhöhen den Harnsäurespiegel erheblich.

men. Dass diese Stoffe außerdem die Blutflüssigkeit etwas stärker sauer reagieren lassen, schafft die Voraussetzungen dafür, dass Harnsäure auskristallisiert, sodass ein Gichtanfall ausgelöst werden kann.

Bei Bier kommt zur Alkoholwirkung hinzu, dass das Getränk selbst reichlich Purine enthält. Diese werden dann auf dem üblichen Weg zu Harnsäure abgebaut.

Auch manche Softdrinks, also Limonaden und andere alkoholfreie Getränke, lassen den Harnsäurespiegel ansteigen – nämlich dann, wenn sie mit Fruchtzucker (Fructose) gesüßt sind, der häufig als Ersatz für normalen Zucker in spezieller Diabetesnahrung eingesetzt wird.

Kaffee und Tee enthalten zwar auch Purine, aber andere als zum Beispiel Fleisch. Die Purine in Kaffee und Tee werden vom Körper auf andere Weise abgebaut als die von Fleisch oder zum Beispiel Bier. Tee beeinflusst den Harnsäurespiegel nicht. Dass Kaffee den Harnsäurespiegel sogar geringfügig senken kann, hat mit den Purinen allerdings nichts zu tun. Das liegt wahrscheinlich eher an anderen Inhaltsstoffen des Kaffees.

Übergewicht

Menschen mit Übergewicht bekommen häufiger Gicht als Menschen mit normalem Körpergewicht. Je mehr überschüssige Kilos sich jemand auflädt, desto wahrscheinlicher wird Gicht. Auch ein Vergleich über lange Zeit geht zugunsten der Schlanken aus: Diejenigen, die ihr Gewicht seit dem 21. Lebensjahr in etwa halten – plus/minus 2 Kilogramm –, dürfen mit Recht annehmen, eher von Gicht verschont zu bleiben als diejenigen, die im Laufe der Jahre 15 Kilogramm oder mehr zunehmen.

Und auch das Umgekehrte lässt sich belegen: Wer Übergewicht wieder abbaut – in der Studie dazu waren es im Verlauf von zwölf Jahren 5 Kilogramm oder mehr –, verringert sein Gichtrisiko. Allerdings sollte die Gewichtsreduktion nicht mit einer Fastenkur angegangen werden. Durch die beim Fasten veränderten Stoffwechselprozesse scheiden die Nieren weniger Harnsäure aus, und sie kristallisiert noch leichter aus dem Blut aus. Das kann bedeuten, dass man durch eine zu schnelle Gewichtsreduktion einen Gichtanfall auslösen kann.

Auf welche Weise genau das Gewicht den Purinstoffwechsel beeinflusst, ist noch nicht bekannt. Vielleicht liegt es daran, dass die Ernährung derjenigen, die zu viel auf die Waage bringen, ohnehin sehr purinreich ist. Außerdem begünstigt mangelnde Bewegung wahrscheinlich nicht nur Übergewicht, sondern verstärkt auch das Ansammeln von Harnsäure.

Im Gefolge von Krankheiten

Auch bei einer Reihe von Krankheiten kann sich die Konzentration von Harnsäure im Blut stark erhöhen. Dabei handelt es sich um schwere Erkrankungen, bei denen deutlich mehr Zellen abgebaut und neu aufgebaut werden als gewöhnlich. Wenn die Menge an Harnsäure, die bei diesem Zellabbau anfällt, die Ausscheidungskapazität der Nieren überschreitet, steigt der Harnsäurespiegel im Blut. Dies kann beispielsweise bei manchen Blut- oder Tumorerkrankungen oder beim massiven krankhaften Zerfall von Muskelzellen und bei schwerer Schuppenflechte (Psoriasis) der Fall sein.

Während bei den bisher genannten Krankheiten ungewöhnlich viel Harnsäure produziert wird, greifen Nierenfunktionsstörungen von der entgegengesetzten Seite in das Geschehen ein. Nieren, die nicht mehr die volle Leistung bringen, können sogar die Harnsäure nicht mehr ausscheiden, die bei normalen Abläufen anfällt. Folglich kann auch bei Nierenfunktionsstörungen der Harnsäurespiegel im Blut ansteigen.

Doch auch wenn Menschen mit einer solchen Grundkrankheit einen erhöhten Harnsäurespiegel haben, entwickeln sie nur selten eine Gicht mit Gelenkentzündungen und anderen Folgen.

Medikamente, die den Harnsäurespiegel erhöhen

Eine ganze Reihe von Medikamenten wirkt sich auf die Tätigkeit der Nieren aus. Dabei handelt es sich oft um eine Nebenwirkung, die normalerweise keine Probleme macht und nicht besonders berücksichtigt werden muss, außer vielleicht bei der Dosierung des Medikaments. Wer normale Harnsäurewerte hat, merkt von der Nierenwirkung nichts. Doch bei Menschen, deren Harnsäure überm Limit liegt, ist das anders. Wenn Arzneimittel zum Beispiel die Fähigkeit der Nieren, Harnsäure auszuscheiden, einschränken, kann der Harnsäurespiegel deutlich ansteigen. So manche Gicht hat womöglich darin ihre Ursache. Folgende Arzneistoffe erhöhen den Harnsäurespiegel:

- **Entwässernde Medikamente.** Diese in der Fachsprache Diuretika genannten Medikamente gehören zu den Mitteln der ersten Wahl, um hohen Blutdruck zu behandeln. Da mit zunehmendem Alter immer mehr Menschen hohen Blutdruck haben, nehmen viele diese Medikamente ein. Entwässerungsmittel lassen die Harnsäuremenge im Blut auf zweierlei Weise ansteigen. Zum einen verliert der Körper durch diese Mittel

Wasser. Dadurch verringert sich die Menge an Blutflüssigkeit. Wenn sich die vorhandene Harnsäure nun aber auf weniger Flüssigkeit verteilt, steigt die Konzentration. Zum anderen verringern Diuretika auch die Fähigkeit der Nieren, Harnsäure auszuscheiden. Müssen Menschen mit erhöhtem Harnsäurespiegel ihren hohen Blutdruck medikamentös behandeln, sollte das nicht mit einem Diuretikum geschehen. Stattdessen sollte aus den verschiedenen Gruppen von Blutdrucksenkern, die zur Verfügung stehen, eher ein Präparat aus einer anderen Wirkstoffgruppe gewählt werden. Selbstverständlich gilt es, bei jeder Veränderung der Medikation die individuellen Ziele, Risiken, Möglichkeiten und Vorlieben abzuwägen.

- **Ciclosporin, Tacrolimus.** Menschen, denen ein fremdes Organ transplantiert wurde, müssen in der Regel lebenslang Medikamente einnehmen, um die Abstoßung des fremden Gewebes zu verhindern. Zu diesen Medikamenten können Ciclosporin und Tacrolimus gehören. Durch diese Substanzen erhöht sich bei etwa der Hälfte der Transplantatempfänger der Harnsäurewert. Bei 10 von 100 treten unter der Therapie mit Ciclosporin oder Tacrolimus Gichtanfälle auf.
- **Acetylsalicylsäure, abgekürzt ASS.** Dieser Wirkstoff ist als Schmerzmittel unter dem Handelsnamen Aspirin be-

30 SEKUNDEN FAKTEN

7,3 MILLIONEN MAL

wurden 2019 Gichtmittel verordnet

138,7 MILLIONEN EURO

zahlten 2019 die Krankenkassen für Gichtmittel

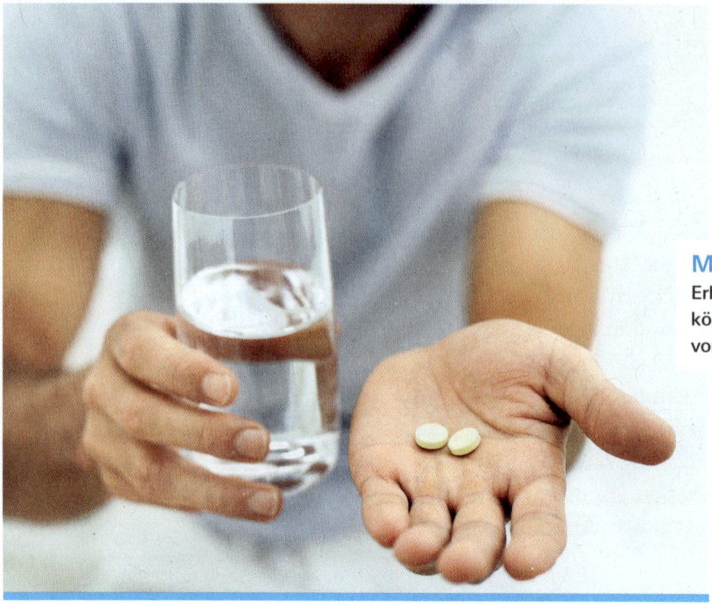

Medikamente
Erhöhte Harnsäurewerte können auch die Folge von Medikamenten sein.

kannt. In viel geringerer Dosierung als gegen Schmerzen wird er eingesetzt, um bei Menschen mit koronarer Herzkrankheit das Risiko für Herzinfarkt und Schlaganfall zu verringern. Hier nutzt man, dass Acetylsalicylsäure die Blutgerinnung abschwächt. Im Nebeneffekt wirkt Acetylsalicylsäure auch auf den Harnsäurestoffwechsel. Das Kuriose dabei: Je nachdem, welche Menge eingenommen wird, senkt sie den Harnsäurespiegel oder sie erhöht ihn. Sind es mehr als 3 Gramm ASS pro Tag – was bei der Behandlung von Gelenkschmerzen, zum Beispiel bei Arthrose und entzündlichem Rheuma, schon mal sein kann –, fördert sie die Ausscheidung von Harnsäure. Wird von ASS jedoch nur eine geringe Dosis eingenommen, wie bei Herzpatienten üblich, scheiden die Nieren weniger Harnsäure aus.

- **Chemotherapie.** Mittel bei Krebserkrankungen, mit denen eine Chemotherapie durchgeführt wird. Diese Medikamente sollen rasch möglichst viele Krebszellen zerstören. Auch andere Körperzellen gehen dabei zugrunde. Diese zerfallenen Zellen muss der Körper beseitigen. Ein Endprodukt des Abbaus dieses Zellmaterials ist Harnsäure. Da aber so viel mehr Zellen abgebaut werden müssen, als der Stoffwechsel üblicherweise vorsieht, kann nicht das gesamte Material wiederverwertet werden. Der Überschuss an Harnsäure geht ins Blut und erhöht den Harnsäurespiegel.
- **Harnsäurespiegel erhöhende Medikamente.** Weitere Medikamente, die den Harnsäurespiegel erhöhen, sind Ethambutol und Pyrazinamid, mit denen Tuberkulose behandelt wird, Levodopa, das bei Parkinsonkrankheit eingesetzt wird, Ribavirin zur Behandlung von chronischer Hepatitis Teriparatid, ein Medikament gegen Osteoporose, das gespritzt werden muss.

Medikamente, die den Harnsäurespiegel senken

Mit Vitamin C werden in aller Regel keine Krankheiten behandelt. Es ist ein regelmäßiger Bestandteil der normalen Ernährung und dient allenfalls als Zusatz zur alltäglichen Ernährung. Der normale Tagesbedarf an Vitamin C liegt bei 100 mg, bei Schwangeren und stillenden Müttern bei 150 mg (DGE). Es fiel aber auf, dass Menschen, die zusätzlich Vitamin C als Nahrungsergänzung einnahmen, seltener an Gicht litten.

Die genauere Untersuchung ergab, dass Personen, die täglich mindestens 1 500 Milligramm Vitamin C einnahmen, ein um 45 Prozent geringeres Gichtrisiko hatten als die, die das nicht taten. Dabei spielte es keine Rolle, ob die Leute zum Beispiel Übergewicht hatten, Alkohol tranken, Diuretika einnahmen oder Nierenfunktionsstörungen hatten – also Risikofaktoren für Gicht aufwiesen. Die Vitamin-C-Einnahme senkte das Gichtrisiko bei allen, denn Vitamin C verstärkt bei allen die Harnsäureausscheidung durch die Nieren.

Dieser Effekt scheint an die Vitamin-C-Menge geknüpft zu sein. Beispielsweise verdoppelt sich die ausgeschiedene Menge Harnsäure nach einer einmaligen Dosis von 4 Gramm Vitamin C. Mit der Einnahme von 8 Gramm Vitamin C für drei bis sieben Tage lässt sich der Harnsäuregehalt des Blutes um 2 bis 3,1 mg/dl senken. Eine so große Menge Vitamin C wird allerdings nicht mehr problemlos vertragen. Die meisten Menschen bekommen bei solchen Mengen starken Durchfall und 5–6 g/Tag über einen längeren Zeitraum führen zur Bildung von Nierensteinen. Die Einnahme von täglich mehr als 250 Milligramm kann jedoch ein Versuch sein, den Harnsäurespiegel zu senken.

Eine Überprüfung dieser Studienergebnisse lässt allerdings Zweifel aufkommen, ob sich eine Vitamin-C-Einnahme wirklich so positiv auf den Harnsäurewert auswirkt. Als man Gichtpatienten acht Wochen lang täglich 500 Milligramm Vitamin C verabreichte, sank der Harnsäurewert im Blut kaum. In jedem Fall ist der Effekt nur etwa ein Zehntel so stark wie der von Allopurinol – dem Medikament, mit dem Gichtpatienten üblicherweise behandelt werden. Außerdem hatte die Vitamin-C-Einnahme keinen Einfluss auf die Häufigkeit von Gichtanfällen, es konnte weder die Schmerzen vermindern noch die Funktion der Gelenke verbessern, und auch die Gichtknoten verkleinerten sich nicht. Das Vitamin scheint also höchstens bei der Vorbeugung von Gicht zu helfen.

Weitere Medikamente, die den Harnsäurespiegel senken, sind Calcitonin, ein Injektionsmittel bei Osteoporose, Citrate, mit denen Harn- und Nierensteinen vorgebeugt werden soll, Östrogen, wie es in der Pille zur Empfängnisverhütung und bei Wechseljahresbeschwerden eingesetzt wird, Fenofibrat zur Behandlung von Fettstoffwechselstörungen und Losartan, ein Mittel bei hohem Blutdruck sowie SGLT-2-Hemmer, eine Gruppe von Diabetesmedikamenten.

Abwarten oder behandeln?

Ein erhöhter Harnsäurewert ist meist kein Grund, zur Tablette zu greifen. Vielmehr sollten Sie prüfen: Wie ernähren Sie sich? Wie steht's um Ihr Gewicht?

Vor der Einnahme von Medikamenten stellt sich immer die Frage: In welchem Verhältnis stehen Nutzen und Risiko? Erhöhte Harnsäurewerte sind nicht gleichbedeutend mit Gicht. Ärzte sprechen von Hyperurikämie, also erhöhten Harnsäurewerten, wenn die Harnsäuremenge im Blut die Grenze überschreitet, ab der Harnsäurekristalle ausfallen können. Gicht ist eine Krankheit, bei der der Harnsäurestoffwechsel gestört ist und es im Körper Entzündungen gibt, die auf abgelagerten Harnsäurekristallen beruhen (Arthritis urica) oder bei der sich Gichtknoten gebildet haben. Fast immer gibt es ohne viel Harnsäure im Blut keine Gicht, aber die meisten Menschen mit erhöhten Harnsäurewerten bleiben trotzdem von Gicht verschont.

Untersuchungen haben ergeben, dass jedes Jahr 5 von 1000 Personen mit einem Harnsäurespiegel zwischen 7 und 9 mg/dl einen akuten Gichtanfall erleiden. Liegt der Harnsäurespiegel jedoch über 9 mg/dl, sind es bereits 45 von 1000 Personen. Für diejenigen, deren Harnsäurewert dauerhaft über 9 mg/dl liegt, wird das Risiko für einen Gichtanfall innerhalb von fünf Jahren mit 22 Prozent angegeben.

Warum nicht jeder Mensch mit erhöhtem Harnsäurespiegel Gicht bekommt, erklärt man sich so: In den Geweben gibt es Faktoren, die das Auskristallisieren von Harnsäure befördern, und solche, die es verhindern. Nur die Menschen, bei denen die Förderer überwiegen, bekommen Gicht. Ob jemand gichtfördernde oder gichtbremsende Faktoren aufweist, ist wohl genetisch angelegt. Feststellen kann man das derzeit allerdings nicht. Daher ist eine Gichtvorhersage nicht möglich.

Je höher der Harnsäurespiegel ist und je länger er die Grenze überschreitet, desto wahrscheinlicher werden schmerzhafte, akute Gichtanfälle.

Unabhängig von der Anlage spielen bei der Entstehung von Gicht aber zwei andere Faktoren eine zentrale Rolle, wie die Zahlen zeigen: wie hoch der Harnsäurespiegel ist und wie lange dieser Zustand schon anhält. Je

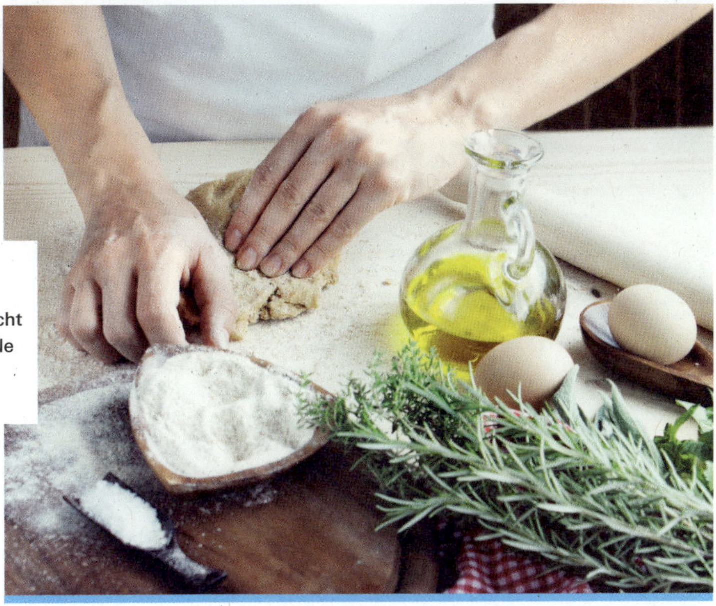

Selbst kochen
Bei selbst gekochtem Essen behalten Sie leicht den Überblick, wie viele Purine Sie zu sich nehmen.

höher der Harnsäurespiegel ist und je länger er die Grenze überschreitet, desto wahrscheinlicher werden schmerzhafte, akute Gichtanfälle.

Auf den ersten Gichtanfall folgt in der Regel bald der nächste und danach vielleicht wieder einer. Ohne Behandlung werden die beschwerdefreien Zeiten bei den meisten Menschen öfter von akuten Gichtanfällen unterbrochen.

Im Laufe der Zeit kann die Gicht dann chronisch werden. Etwa ein Drittel der Menschen, die trotz eines Gichtanfalls nichts gegen ihre erhöhten Harnsäurewerte unternehmen, muss damit rechnen, innerhalb von fünf Jahren eine chronische Gicht zu bekommen.

Ein erhöhter Harnsäurespiegel ist also ein Hinweis, ein Warnzeichen für eine mögliche Entwicklung, der Sie besser gegensteuern. Dazu haben Sie verschiedene Möglichkeiten.

Wenn also zum Beispiel ein Mann ein familiäres Risiko für Gicht aufweist, aber keine erhöhten Harnsäurewerte im Blut und keine typischen Gelenkschmerzen hat, können für ihn folgende Empfehlungen gelten:

- **Ernährung anpassen.** Gestalten Sie Ihre Ernährung so, dass Sie nicht unnötig viel Purine zu sich nehmen.
- **Kein Alkohol.** Schränken Sie Ihren Alkoholkonsum zumindest ein und wählen Sie Getränke, die die Harnsäure nicht ansteigen lassen.
- **Abnehmen.** Bauen Sie Übergewicht ab.

Kontrollen der Harnsäurewerte bei Ärztin oder Arzt zeigen dann, ob die Anpassungen ausgereicht haben, um den Harnsäurespiegel unterhalb einer definierten Grenze zu halten, die mit der Ärztin oder dem Arzt vereinbart wurde. Aber selbst wenn das nicht der Fall ist und wenn der Arzt nun doch zur Einnahme von Medikamenten rät – die Ernährungsempfehlungen bleiben weiterhin gültig.

Medikamente

Die Einnahme von Medikamenten ist in aller Regel eine Dauerbehandlung. Hier finden Sie eine Entscheidungshilfe, ob für Sie eher der Nutzen oder das Risiko überwiegt.

Jede Behandlung mit Medikamenten will wohlüberlegt und begründet sein. Das gilt ganz besonders für eine Dauertherapie, wie sie die tägliche Einnahme von Medikamenten bei erhöhten Harnsäurewerten darstellt. Dazu braucht die Behandlung eine wissenschaftlich abgesicherte Basis, die dann auf Sie individuell angewandt wird.

Zur Frage, wann eine Dauertherapie erfolgen soll, hat die europäische Rheumaliga eine Leitlinie veröffentlicht. Ihr Inhalt beruht auf den Ergebnissen von zahlreichen Studien, die zusammengefasst und von einem Expertengremium bewertet wurden.

Die einhellige Meinung lautet, dass erhöhte Harnsäurewerte unter folgenden Voraussetzungen mit Medikamenten gesenkt werden sollten:

- **Gichtanfälle.** Es traten wiederholt Gichtanfälle auf.
- **Beschwerden.** Es bestehen Beschwerden in mehreren Gelenken.
- **Gichtknoten.** Es haben sich Gichtknoten gebildet.
- **Nierensteine.** Es sind Nierensteine entstanden.

Weniger Übereinstimmung besteht hinsichtlich der Frage, wie man nach dem ersten Gichtanfall verfährt. Die einen empfehlen sofort eine medikamentöse Behandlung, die die Harnsäurewerte absenkt. Dahinter steht der Gedanke, dass die Behandlung eher erfolgreich sein wird, wenn sich in den Geweben noch nicht so viele Harnsäurekristalle abgelagert haben. Andere tendieren zum Abwarten, weil manche Menschen relativ selten Gichtattacken erleiden. Für sie überwiegt bei einer dauerhaften Medikamenteneinnahme möglicherweise das Risiko.

Wissenschaftlich abgesicherte Therapie

Sie kennen das: Sie erzählen zum Beispiel von Ihren Knieproblemen und bekommen jede Menge Ratschläge. Der Nachbarin hat dies geholfen, dem Schwager jenes und die Freundin nimmt noch etwas anderes. Eine Behandlung, bei der Sie mit einer gewissen Sicherheit absehen können, welchen Nutzen Sie selbst davon haben werden, finden Sie auf diese Weise nicht.

Sich auf die Erfahrungen anderer zu stützen, ist in medizinischen Belangen nur dann

Checkliste

Medikamente – ja oder nein?

Wenn Sie nicht zu dem Personenkreis gehören, für den eine Gichtbehandlung mit Medikamenten klar angezeigt ist, können Sie Ihre Entscheidung an den folgenden Fragen orientieren:

- ☐ Wie hoch ist Ihr Harnsäurewert? Ab 9 mg/dl steigt das Risiko für eine Gicht.
- ☐ Wie alt sind Sie? Mit dem Alter wird eine Gicht wahrscheinlicher.
- ☐ Sind Sie Mann oder Frau? Männer bekommen deutlich häufiger Gicht als Frauen. Allerdings steigt bei Frauen die Gichthäufigkeit ab etwa 65 Jahren an.
- ☐ Sind Sie übergewichtig? Wenn ja, erhöht sich das Gichtrisiko.
- ☐ Hatten Sie schon einmal einen Gichtanfall? Trinken Sie Alkohol, vor allem Bier? Wenn ja, macht das eine Gicht wahrscheinlicher.
- ☐ Nehmen Sie Medikamente ein, die den Harnsäurespiegel erhöhen? Besprechen Sie mit dem Arzt, ob Sie sie durch andere ersetzen können.
- ☐ Haben Sie hohen Blutdruck, eine Fettstoffwechselstörung, koronare Herzkrankheit oder Diabetes? Dann ist Ihr Gichtrisiko erhöht. Die Behandlung muss sich an der Gesamtsituation orientieren, nicht an einem einzelnen Laborwert.
- ☐ Haben Sie Gichtknoten an den Fingern oder Zehen?

eine Option, wenn es keine wissenschaftlich verlässlichen Aussagen gibt. Diese findet man nur mithilfe von Studien, die auf eine bestimmte Weise aufgebaut sind. Über diesen Studienaufbau, Methodik genannt, gibt es eine internationale Übereinkunft. Auch wie die in solchen Studien erzielten Ergebnisse zu bewerten sind, ist übereinstimmend geregelt. Für die Gichtbehandlung gibt es zahlreiche verlässliche Studien.

Fortwährend werden zu gleichen oder ähnlichen medizinischen Fragestellungen neue Studien gemacht. Das ist keine überflüssige Forschung, sondern dient dazu, die Ergebnisse immer weiter zu präzisieren. Meist lassen sich bei den Studienergebnissen Tendenzen erkennen: Diese Therapie

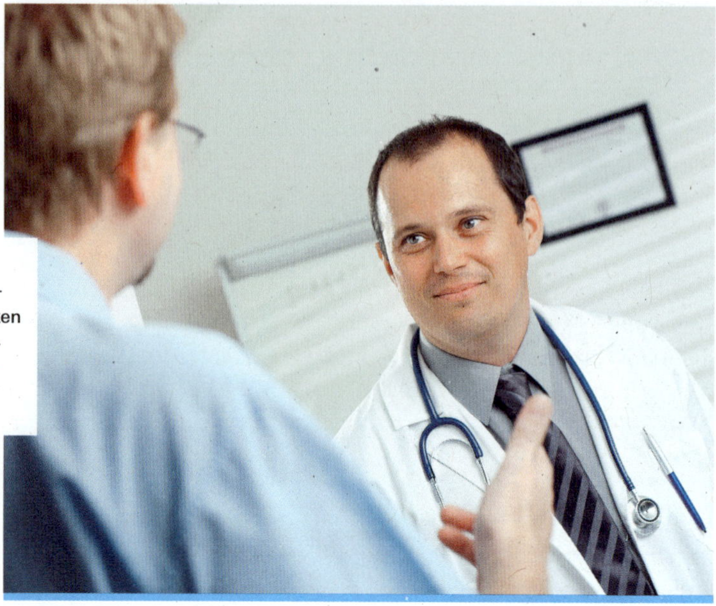

Therapie.
Am besten Sie besprechen Nutzen und Risiken einer Therapie vertrauensvoll mit Ihrem Arzt oder Ihrer Ärztin.

hilft besser als eine andere, jene hat mehr Nebenwirkungen als diese. Die im Laufe von Jahren zu einer speziellen Frage gemachten Studien lassen sich in systematischen Übersichtsarbeiten bündeln und gemeinsam auswerten. Das Ergebnis einer solchen Übersichtsarbeit dokumentiert dann den momentan besten Stand des Wissens zu dieser Frage.

Die Frage, mit welchem Medikament man erhöhte Harnsäurewerte am besten senkt, ist in vielen Einzelstudien und auch systematischen Übersichtsarbeiten untersucht worden. Aus diesen Arbeiten lässt sich mittlerweile recht gut ableiten, welchen Nutzen ein Patient mit einer bestimmten Risikokonstellation von einer Behandlung erwarten kann.

Das bedeutet natürlich immer noch nicht, dass Sie ganz sicher in Zukunft keinen Gichtanfall mehr erleiden werden, solange Sie nur ein bestimmtes Medikament regelmäßig nach Vorschrift einnehmen.

Doch bei einer Therapie, die derart wissenschaftlich abgesichert ist, wissen Sie zumindest, wie wahrscheinlich es im Durchschnitt ist, dass Sie Gichtanfällen und den möglichen Folgen einer chronischen Gicht entgehen.

Das Ziel einer Gichtbehandlung

Die Medikamenteneinnahme hat zum Ziel, dem Körper dabei zu helfen, bestehende Harnsäurekristalle aufzulösen und zu verhindern, dass sich neue bilden. Um das zu erreichen, muss der Harnsäurespiegel im Blut dauerhaft unter 6 mg/dl liegen. Bei diesem Wert kann man davon ausgehen, dass in den Geweben keine Harnsäure auskristallisiert.

Dass diese Strategie erfolgreich ist, haben verschiedene Studien gezeigt. Bei einem Harnsäurewert unter 6 mg/dl bilden sich Gichtknoten tatsächlich langsam, aber deutlich zurück, nicht jedoch, wenn der Wert über 8,2 mg/dl liegt. In einer Studie hat man beispielsweise bei den Studienteilnehmern die Gelenkflüssigkeit im Knie untersucht und es stellte sich heraus, dass sich die Menge an Harnsäurekristallen verringert, wenn es gelingt, ein Jahr lang einen Harnsäurewert von 6 mg/dl einzuhalten.

Das Risiko der Behandlung

Der Entscheidung, ob Sie regelmäßig Medikamente einnehmen, sollte immer eine Abwägung von Nutzen und Risiko sein. Mit Risiko sind die Nebenwirkungen der Medikamente gemeint. Sie werden unterschiedlich gewichtet, je nachdem, wie häufig sie auftreten, wie schwerwiegend sie sind und ob sie schon bei kurzzeitiger Einnahme zu erwarten sind oder erst wenn man das Mittel monate- und jahrelang einnimmt.

Wie unterschiedlich diese Nutzen-Risiko-Abwägung ausfallen kann, lässt sich am Beispiel der Behandlung von erhöhten Harnsäurewerten mit dem Wirkstoff Allopurinol ablesen. Allopurinol kann eine schwere allergische Reaktion auslösen. Diese führt zu Hauterkrankungen, die lebensbedrohlich verlaufen können. Sie tragen die Namen Stevens-Johnson-Syndrom und toxische epidermale Nekrolyse. Diese Nebenwirkung ist sehr selten. Das heißt, sie tritt nur bei deutlich weniger als einem von 10 000 Behandelten auf. Weil Allopurinol aber von sehr vielen Menschen über lange Zeiträume genommen wird, ist es in Europa doch die häufigste Ursache für diese schweren allergischen Hauterkrankungen. Dieses Risiko tritt normalerweise jedoch hinter dem Nutzen zurück, den Allopurinol bei Gichtkranken hat. Für sie ist das Risiko groß, dass Harnsäurekristalle Gelenke und Nieren ernsthaft schädigen. Anders sieht das aus, wenn Allopurinol von jemandem eingenommen wird, dessen Harnsäurewert nur gering erhöht ist. Dann kann das Risiko dieses Medikaments den Nutzen überwiegen. In jedem Fall ist man dann mit Maßnahmen wie einer bewussten Ernährung und einer Beschränkung des Alkoholkonsums auf der sichereren Seite.

Eine Nutzen-Risiko-Abwägung kann also immer nur für jeden Einzelnen individuell erfolgen. Sie muss für jedes Medikament gesondert vorgenommen werden und bei langfristiger Einnahme regelmäßig wiederholt und erneuert werden.

Tabletten einnehmen

Möglicherweise fällt es Ihnen schwer, Ihre Tabletten jeden Tag regelmäßig einzunehmen. Da ein hoher Harnsäurewert keine Beschwerden bereitet, erinnert die Gicht Sie nicht an die Tabletteneinnahme. Dass die Behandlung erfolgreich ist, spüren Sie also nicht. Da kann es passieren, dass Sie die Einnahme tagelang vergessen, ohne es zu merken. Doch die ärztliche Anweisung lautet: Nehmen Sie jeden Tag verlässlich und regelmäßig die verordnete Dosis ein, und lassen Sie sich die nächste Packung verschreiben, bevor die Tablettenschachtel leer ist.

Und das wahrscheinlich Jahr für Jahr. Es ist nämlich nicht anzunehmen, dass sich der Harnsäurestoffwechsel von selbst normalisiert. Das Medikament soll die Auswirkungen der Störung begrenzen. Beseitigen kann es sie wahrscheinlich nicht. Harnsäuresenker müssen daher mindestens fünf Jahre lang eingenommen werden, dann sollte die Entscheidung zur Fortführung der Medikation neu überdacht werden.

Dabei tritt das nächste Problem zutage. Vielen Menschen geht es gut, sie fühlen sich gesund und es leuchtet ihnen nur schwer ein, dass sie weiterhin jeden Tag ein Medikament schlucken sollen. Das ist die Crux einer solchen Behandlung: Dass sie gelungen ist, zeigt sich eben genau daran, dass nichts passiert, dass es Ihnen gutgeht und Sie sich gesund fühlen. Dass das das Verdienst des Medikaments ist, müssen Sie voller Vertrauen glauben. Sehen, fühlen oder messen können Sie es nicht.

Die folgenden Hinweise sollen Ihnen helfen, die Tabletten regelmäßig und verlässlich einzunehmen:

- **Gleiche Zeit.** Wenn Sie nur eine Tablette am Tag einnehmen sollen, tun Sie das am besten immer zur gleichen Zeit. Nehmen Sie Ihre Tabletten zum Beispiel immer morgens ein, können Sie den Tablettenstreifen beispielsweise in den Zahnputzbecher stellen. So werden Sie gleich beim morgendlichen Griff zur Zahnbürste an die Medikamenteneinnahme erinnert.
- **Wecker.** Stellen Sie sich den Wecker Ihres Mobiltelefons auf die jeweiligen Einnahmezeiten.
- **Dosierbehälter.** Füllen Sie Ihre wöchentliche Tablettenration in einen Dosierbehälter mit Angaben der Wochentage. Diesen können Sie in der Apotheke kaufen. So sehen Sie mit einem Blick, ob Sie Ihre täglichen Pillen schon eingenommen haben.
- **Verblistern.** Fragen Sie in Ihrer Apotheke, ob sie Ihre Tabletten für Sie in Streifen einschweißen können (Fachwort: verblistern). Auf diese Weise haben Sie die Tagesdosis mit dem Wochentag versehen im Blick.
- Wenn Sie doch einmal die Einnahme einer Tablette vergessen haben sollten, nehmen Sie die nächste Tablette wieder zum gleichen Zeitpunkt in normaler Dosis ein, nicht in doppelter Dosis.

Nierensteine und mehr

Als Krankheit des gestörten Harnsäurestoffwechsels wirkt sich Gicht im gesamten Körper aus.

Der erhöhte Harnsäuregehalt beruht oft auf einer Funktionsstörung der Nieren, doch kann eine Nierenstörung auch die Folge von Gicht sein. Am häufigsten löst Gicht Nierensteine aus. Bei Männern mit Gicht ist es doppelt so wahrscheinlich, dass sie Nierensteine bekommen, wie bei Männern ohne Gicht. Einer von 100 männlichen Gichtpatienten entwickelt im Laufe eines Jahres Nierensteine.

Es gibt verschiedene Arten von Nierensteinen, die sich durch das Material unterscheiden, aus denen sie bestehen. Hier geht es um Nierensteine, deren Ausgangspunkt winzige Kristalle aus Harnsäure sind (Uratsteine). Je mehr Harnsäure sich im Blut befindet, je mehr die Nieren davon in den Urin durchlassen und je saurer der Urin ist, desto eher scheiden sich im Urin Harnsäurekristalle ab. Dieser Urin befindet sich zunächst noch in den Nieren. An die zunächst winzigen Partikel in den Nieren lagern sich andere an. Das Ganze wächst zu Steinchen und Steinen heran, an die sich im Laufe der Zeit auch andere Salze anlagern können.

Nierensteine können lange unbemerkt bleiben. Solange sie den Harnabfluss nicht behindern, verursachen sie meist keine Beschwerden. Erst wenn sich die Steine durch die Harnwege schieben, verursachen sie Schmerzen. Das können dann äußerst schmerzhafte Koliken sein.

Auf Nierensteine wird ein Arzt manchmal zufällig aufmerksam, wenn bei einer Untersuchung Blut im Urin auffällt. Das rührt daher, dass die kantigen Steine die empfindlichen Gewebe der Harnwege leicht verletzen. Auch häufige Harnwegsinfektionen lassen an Nierensteine denken. An den Steinen können sich nämlich Bakterien festsetzen und dann Infektionen auslösen. Ist ein Nierenstein einmal als Harnsäurestein erkannt, wird der Arzt die nötige Therapie einleiten.

Gestörte Nierenfunktion

Bei zu viel Harnsäure im Blut nimmt das Nierengewebe unter Umständen selbst Schaden und die Nieren können ihre Aufgaben nicht mehr oder nur noch teilweise erfüllen. Aus den Untersuchungen von verstorbenen Menschen mit Gicht weiß man, dass sich im Nierengewebe Harnsäure ablagert. Außerdem sind die Blutgefäße in den Nieren bei Menschen mit erhöhtem Harnsäurespiegel öfter als bei anderen Menschen von einer verstärkten Arteriosklerose

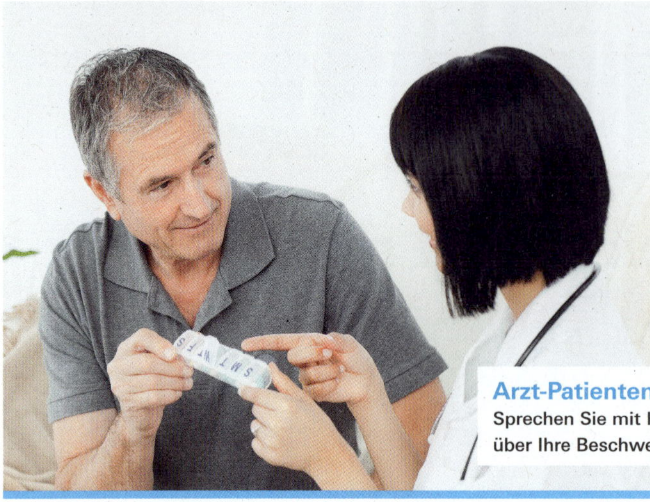

Arzt-Patienten-Verhältnis
Sprechen Sie mit Ihrer Ärztin offen über Ihre Beschwerden.

betroffen. Das alles zusammen verschlechtert die Fähigkeit der Nieren, bestimmte Substanzen auszuscheiden und andere im Körper zurückzuhalten.

Ein erhöhter Harnsäurespiegel gefährdet die Nieren aber nicht erst dann, wenn Harnsäurekristalle ausfallen und das Gewebe mechanisch angreifen. Wahrscheinlich ist der erhöhte Harnsäurespiegel schon selbst ein Risikofaktor für Nierenschäden. Zumindest legt das eine wissenschaftliche Arbeit aus dem Jahr 2005 nahe, in der andere Studien zu dieser Frage zusammen ausgewertet wurden. Viele Studien aus den vergangenen Jahren, in denen die Gesundheit von Personen mit erhöhtem Harnsäurespiegel mit bis dato normaler Nierenfunktion verfolgt wurde, zeigen auf: Wer einen erhöhten Harnsäurespiegel hat, bekommt mit größerer Wahrscheinlichkeit eine Nierenfunktionsstörung als andere. So ergab eine Studie mit 21 000 gesunden Menschen, dass Harnsäurewerte zwischen 7 und 9 mg/dl das Risiko einer Nierenfunktionsstörung verdoppelten im Vergleich zu Werten unter 7 mg/dl.

Während die Nieren bei gesunden Menschen kaum Eiweiß in den Urin durchlassen, ist eine erhöhte Eiweißausscheidung mit dem Urin ein Zeichen für eine gestörte Nierenfunktion. Beruht die eingeschränkte Nierenfunktion auf den Auswirkungen von Harnsäure, spricht man von einer Gichtniere.

„Wer um seinen erhöhten Harnsäurespiegel weiß, könnte das Angebot der Krankenkassen zur Gesundheitsuntersuchung alle drei Jahre wahrnehmen.

Mit einer etwas eingeschränkten Nierenfunktion kann man zurechtkommen, es ist normal, dass die Nierenfunktion im Laufe des Lebens nachlässt. Allerdings muss man sich gegebenenfalls mit der Ernährung darauf einstellen. Das bedeutet, dass Eiweiß nur in begrenzter Menge aufgenommen werden darf. Außerdem muss die Dosierung vieler Medikamente darauf abgestimmt werden, dass die Nieren ihre Ausscheidungsarbeit nicht in dem Maße leisten wie gesunde Nieren. Wer um ein erhöhtes Risiko weiß, eine Gicht zu bekommen, sollte dieses Risiko und das weitere Vorgehen mit seiner Hausärztin oder seinem Hausarzt besprechen.

Das Endstadium einer Nierenfunktionsstörung ist das Nierenversagen. Hierbei sind die Nieren nicht mehr in der Lage, ihre Aufgaben zu erfüllen. Die Arbeit muss von einer Maschine außerhalb des Körpers übernommen werden (Dialyse), wenn keine Nierentransplantation erfolgt.

Gicht und andere Krankheiten

Eine Reihe von Gesundheitsproblemen tritt bei Menschen mit Gicht häufiger auf als bei anderen. Hierzu gehören das metabolische Syndrom und Diabetes, hoher Blutdruck und koronare Herzkrankheit. Dabei fragt man sich: Haben Menschen mit diesen Gesundheitsproblemen deshalb so häufig Gicht, weil diese Störungen erhöhte Harnsäurewerte begünstigen? Oder ist es umgekehrt: Treten solche Gesundheitsprobleme bei Menschen mit Gicht deshalb häufiger auf, weil erhöhte Harnsäurewerte diese Erkrankungen fördern?

Meistens ist nicht auszumachen, was Henne ist und was Ei. Dennoch kann man das Wissen um diesen Zusammenhang für die Gesundheit nutzen. Wer zum Beispiel hohen Blutdruck oder Herzprobleme hat, könnte bei Gelegenheit mal seinen Harnsäurespiegel prüfen lassen. Und umgekehrt: Wer um seinen erhöhten Harnsäurespiegel weiß, sollte mit seiner Hausärztin oder seinem Hausarzt die damit verbundenen Risiken, die Handlungsmöglichkeiten und das weitere Vorgehen besprechen.

Metabolisches Syndrom

„Syndrom" bedeutet in der Medizin: Zu dem, was da beschrieben ist, gehört mehrerlei. Beim metabolischen Syndrom handelt es sich um Faktoren, die im Stoffwechsel (Metabolismus) eine Rolle spielen.

Als metabolisches Syndrom wird eine Kombination aus mehreren der folgenden Faktoren bezeichnet: Übergewicht, bei dem sich das Zuviel am Bauch konzentriert, erhöhter Blutdruck, verringertes Ansprechen bestimmter Körperzellen auf Insulin oder bereits bestehender Diabetes und eine Störung im Fettstoffwechsel mit wenig HDL-Cholesterin und reichlich Triglyzeriden (Blutfette) im Blut. Wo bei den einzelnen Faktoren die Grenze ist, ab der sie zum metabolischen Syndrom beitragen, ist nicht einheitlich geregelt. Nach Definition der amerikanischen Herzgesellschaft müssen drei der folgenden fünf Kriterien erfüllt sein, damit man von einem metabolischen Syndrom spricht:

- **Taillenumfang.** Mehr als 94 Zentimeter bei Männern und mehr als 80 Zentimeter bei Frauen.

- **Triglyzeride.** Über 150 mg/dl oder medikamentöse Behandlung wegen erhöhter Triglyzeridwerte.
- **HDL-Cholesterin.** Unter 40 mg/dl bei Männern, unter 50 mg/dl bei Frauen oder medikamentöse Behandlung wegen zu niedriger HDL-Cholesterinwerte.
- **Blutdruck.** Über 130/85 mmHg oder medikamentöse Behandlung des erhöhten Blutdrucks.
- **Nüchternblutzucker.** Über 100 mg/dl oder medikamentöse Behandlung des erhöhten Blutzuckerspiegels.

Die Ursachen des metabolischen Syndroms sind nicht hinreichend geklärt. Genetische Faktoren scheinen die Wahrscheinlichkeit zu erhöhen, dass sich neben Übergewicht auch Diabetes und Herz-Kreislauf-Erkrankungen entwickeln. Außerdem prägen die Bedingungen, denen das heranwachsende Kind im Mutterleib ausgesetzt ist, und seine Ernährung in der ersten Lebensphase seinen Stoffwechsel und seinen später bevorzugten Lebensstil. Fördern diese Faktoren die Anlage des Kindes für ein metabolisches Syndrom, ernährt es sich als Erwachsener dann überreichlich und lässt es an körperlicher Aktivität fehlen, kann sich dieses Syndrom ausbilden.

Bei allen Unklarheiten und Diskussionen ist entscheidend für das metabolische Syndrom das Übergewicht, vor allem wenn sich das Fett überwiegend im Bereich der Taille ansammelt (Apfeltyp). Insbesondere die Aktivität der Fettzellen im Bauchraum wirkt sich auf den Stoffwechsel ungünstig aus. Sie produzieren Hormone und scheinen damit den Stoffwechsel zu beeinflussen. Das alles hat zur Folge, dass das verringerte Ansprechen von Körperzellen auf Insulin bei den Menschen viel ausgeprägter ist, bei denen sich das Fett vornehmlich am Bauch sammelt, als wenn es sich vornehmlich an Hüften und Oberschenkeln ablagert.

„Es gibt Hinweise, dass erhöhte Harnsäurewerte auch den Blutdruck erhöhen können. Aber erhöhte Harnsäurewerte sind wahrscheinlich auch ein Risikofaktor für koronare Herzerkrankungen.

Menschen, die Faktoren des metabolischen Syndroms aufweisen, müssen im Laufe von Jahren mit einer Reihe von Erkrankungen rechnen. Beispielsweise erkrankten 75 von 100 Menschen mit metabolischem Syndrom an Typ-2-Diabetes. Auch Herz- und Gefäßkrankheiten treten sehr oft auf.

Manche Faktoren, die zum metabolischen Syndrom gehören, treten darüber hinaus bei Menschen mit erhöhtem Harnsäurespiegel so häufig auf, dass das kein Zufall mehr sein kann. Am augenfälligsten ist der Zusammenhang zwischen Übergewicht und erhöhtem Harnsäurespiegel. Auch der Blutzuckerwert fällt dabei auf, doch fällt sein Einfluss hinter dem von Übergewicht zurück. Bei Männern spielen auch noch erhöhte Triglyzeridwerte eine Rolle.

Wer Übergewicht und erhöhte Blutzuckerwerte hat, muss eher mit einem Anstieg der Harnsäurewerte rechnen als andere. Und umgekehrt: Wer erhöhte Harnsäurewerte hat, muss sich eher auf Typ-2-Diabetes gefasst machen.

Zusammenfassend lässt sich sagen, dass Störungen des Stoffwechsels im Zusammenhang mit unserem europäischen Lebensstil ein deutliches Risiko für zahlreiche Krankheiten und Gesundheitsstörungen darstellen, bei denen das Übergewicht eine zentrale Rolle spielt und zu dem auch die Gicht und der erhöhte Harnsäurespiegel gehören.

Hoher Blutdruck und koronare Herzkrankheit

Es gibt vermutlich einen Zusammenhang zwischen Bluthochdruck und erhöhten Harnsäurewerten. Man nimmt an, dass der hohe Gehalt an Harnsäure im Blut die Nieren schädigt. Da die Nieren wesentlich an der Steuerung der Höhe des Blutdrucks beteiligt sind, liegt eine Verbindung zwischen erhöhten Harnsäurewerten und Bluthochdruck nahe.

Auch erhöhte Harnsäurewerte und das Auftreten von koronarer Herzkrankheit und Herzinfarkt hängen vermutlich zusammen. Zwar sind die Studienergebnisse zu dieser Frage nicht eindeutig, aber es gibt deutliche Hinweise, dass ein erhöhter Harnsäurespiegel das Risiko, eine koronare Herzkrankheit zu bekommen oder gar einen Herzinfarkt zu erleiden, erhöht.

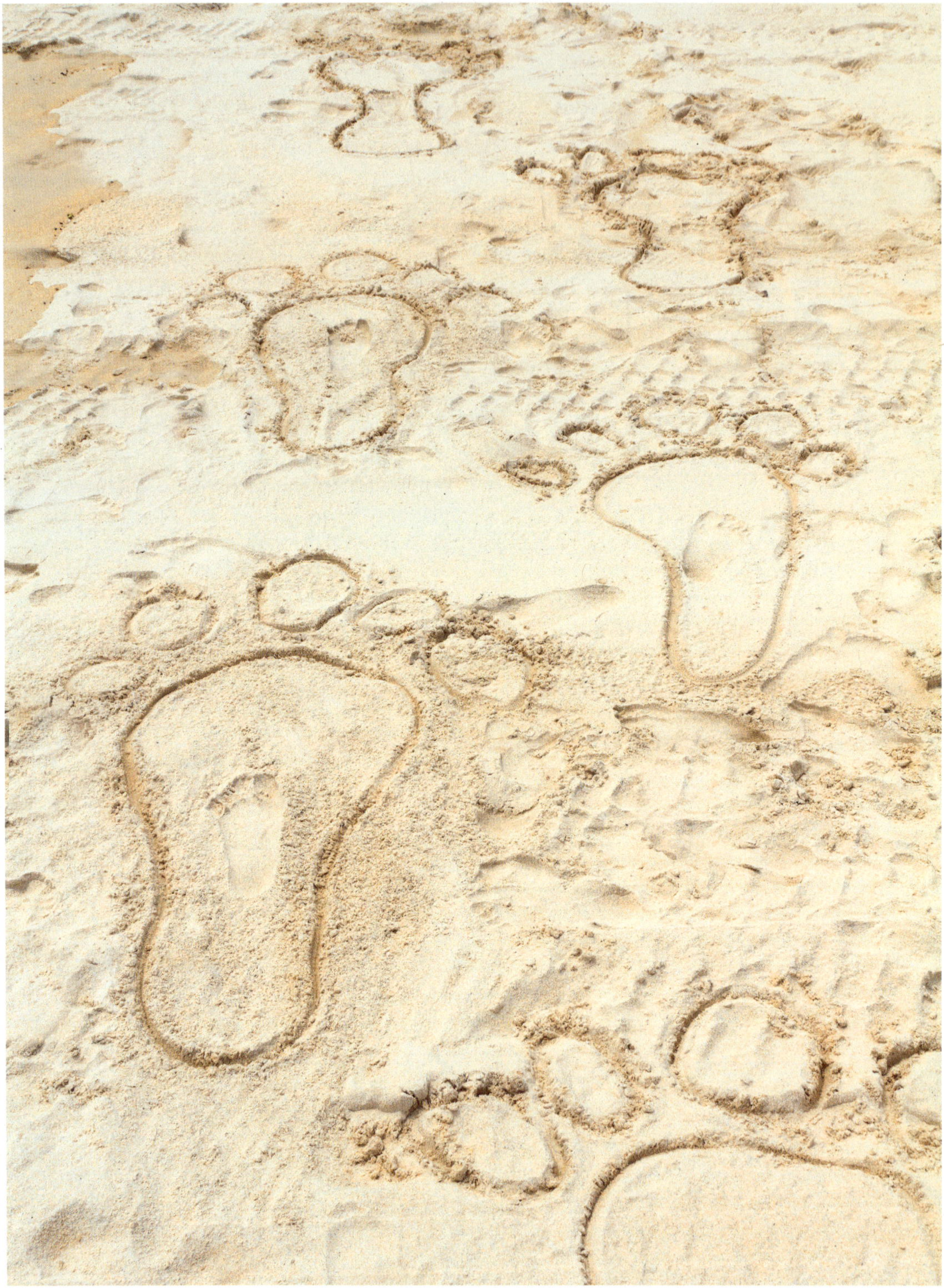

Akuter Gichtanfall

Viele werden durch einen akuten Gichtanfall zum ersten Mal auf ihren gestörten Harnsäurestoffwechsel aufmerksam. Wer diese Schmerzen erlebt, möchte das nicht noch einmal durchmachen. Das akute Geschehen mahnt: Jetzt sollte einiges anders werden.

Ein akuter Gichtanfall erlaubt nicht einmal Socken an den Füßen, wie ein Lehrbuch beschreibt: „Die Verdachtsdiagnose Gicht liegt bereits nahe, wenn ein Patient mit geschwollenem Vorfuß ohne Socken, Schuh oder Verband auf einem Bein in die Praxis gehumpelt kommt." Meistens ist es mitten in der Nacht, wenn der Zeh plötzlich heftig zu schmerzen beginnt, anschwillt, sich rötet und berührungsempfindlich wird. Innerhalb von Stunden werden die Schmerzen fast unerträglich. Manche Menschen bekommen Fieber. Nach einigen Stunden hat das Geschehen seinen Höhepunkt erreicht. Ohne Behandlung dauert es ein bis drei Wochen, bis die Gichtanfall abgeklungen ist.

Warum es vor allem den großen Zeh und den nachts trifft, ist nicht sicher geklärt. Man vermutet, dass sich in diesem Gelenk zu dieser Zeit zwei Bedingungen kombinieren, die die Löslichkeit von Harnsäure herabsetzen: geringe Temperatur und geringe Flüssigkeitsmenge. Das Großzehengelenk liegt an der Körperperipherie und sehr oberflächennah. Dadurch ist es in seinem Innern etwas kühler als in anderen Gelenken, die von mehr Körpergewebe umgeben sind. Dass der Anfall meist nachts beginnt, könnte daran liegen, dass sich in dem Gelenk dann weniger Flüssigkeit befindet als am Tag, wenn Bewegung für fortwährenden Austausch der Gelenkflüssigkeit sorgt. Außerdem gehört das Großzehengelenk zu den ersten Gelenken mit Verschleißerscheinungen. In der dadurch ausgedünnten Knorpelschicht greift eine Entzündung leicht um sich.

Bei manchen Menschen bleibt es bei einem einzigen Gichtanfall. Die meisten ereilt aber in den nächsten sechs Monaten bis zwei Jahren eine weitere Attacke. Spätere Gichtanfälle können nicht nur länger anhalten als das erste Ereignis. Sie können auch mehrere Gelenke ergreifen und nun auch Arme und Hände betreffen.

Harnsäureangriff

Ein Gichtanfall ist eine plötzliche, hochakute Entzündung in einem Gelenk, ausgelöst durch auskristallisierte Harnsäure. Bei der Hälfte bis zwei Dritteln der Betroffenen ereignet sich der erste Gichtanfall im Grundgelenk des großen Zehs an einem Fuß, nicht an beiden. Doch bei einem Teil der Betroffenen reagiert das Sprunggelenk oder die Fußwurzel als Erstes auf den Harnsäureangriff. Seltener ist es das Kniegelenk. Die Gelenke von Händen und Armen sind deutlich seltener der erste Entzündungsort. Nur in Ausnahmefällen ist mal ein Schulter- oder Hüftgelenk betroffen oder der erste Anfall betrifft mehr als ein Gelenk. Der akute Gichtanfall in der großen Zehe ist derart charakteristisch, dass er sogar einen eigenen Namen bekommen hat: das Podagra. Den viel selteneren Gichtanfall von Gelenken der Hand bezeichnen Mediziner als Chiragra. Ein Gichtanfall scheint zwar aus heiterem Himmel zu kommen, doch er hat oft eine Vorgeschichte: eine ausgelassene Feier, bei der gut und reichlich gegessen und getrunken wurde. Das ist das Gemeine am Gichtanfall, typischerweise trifft er einen „aus vollstem Wohlbefinden".

Kälte begrenzt viele Reaktionen, die sich bei Entzündungen im Gewebe abspielen. Das gilt auch bei gichtbedingten Gelenkentzündungen. Lagern Sie das schmerzende Gelenk hoch und kühlen Sie es. Am besten eignen sich Eis- und Kühlkompressen, notfalls tun es auch kalte Umschläge. Schützen Sie die Haut vor Erfrierungen, indem Sie ein dünnes Tuch zwischen Haut und Eiskompresse legen.

Medikamente beim akuten Gichtanfall

Bei einem akuten Gichtanfall wollen Sie nur eines: Die unerträglichen Schmerzen sollen sofort aufhören. Dafür kommen drei Wirkstoffe zum Einsatz: NSAR, Cortison und Colchicin.

Die Behandlung sollte so schnell wie möglich beginnen. Zum einen, um Sie in kürzester Zeit von Ihren Schmerzen zu befreien, zum anderen, weil die Medikamente zu Beginn des Gichtanfalls am wirksamsten sind. Rufen Sie also am besten den ärztlichen Notdienst, damit dieser sofort die medikamentöse Therapie einleitet. Diese müssen Sie bis zum Abklingen der Symptome fortführen, höchstens jedoch zwei Wochen lang.

In der ersten Reihe der Medikamente stehen nichtsteroidale Antirheumatika, abgekürzt NSAR. Sie können sowohl Schmerzen stillen als auch Entzündungen hemmen.

Ihnen ebenbürtig in der Wirksamkeit ist Cortison. Üblicherweise wird es eingesetzt, wenn NSAR aus irgendeinem Grund nicht eingesetzt werden dürfen, nicht vertragen werden oder wenn sie nicht ausreichend helfen. Allerdings kann der Arzt Cortison auch den NSAR vorziehen, weil Cortison, wenn es nur kurze Zeit eingenommen wird, weniger Nebenwirkungen hat als NSAR.

Beim akuten Gichtanfall werden manchmal auch beide Substanzen kombiniert eingesetzt – eine Behandlungsart, die man sonst strikt vermeidet.

Neben diesen drei Optionen, also NSAR oder Cortison oder NSAR und Cortison, kommt als weitere Behandlungsmöglichkeit Colchicin in Betracht. Es stoppt den Gichtanfall verlässlich, aber langsamer als NSAR. Allerdings wird Colchicin von vielen Fachleuten kritisch gesehen, weil die Substanz nur wenig Spielraum bei der Dosierung lässt.

Eine sehr wirksame Behandlung des akuten Gichtanfalls ist die Injektion von Cortison direkt in das entzündete Gelenk hinein. Das ist allerdings nur möglich, wenn nicht mehr als ein Gelenk betroffen ist. In mehrere Gelenke zugleich darf Cortison nicht hineingespritzt werden.

NSAR

Als Wirkstoffe aus der Gruppe der NSAR sind Diclofenac und Ibuprofen als Schmerzmittel bekannt.

→ **NSAR ist die Abkürzung** für nichtsteroidale Antirheumatika. Die Gruppe der nichtsteroidalen Antirheumatika teilt sich in zwei Untergruppen: die älteren Vertreter, die als traditionelle NSAR bezeichnet werden, und die neueren Vertreter, die Coxibe, von denen aber nur Etoricoxib für die Gichtbehandlung zugelassen ist. Der Zusatz „traditionell" soll deutlich machen, dass diese Substanzen schon eingesetzt wurden, bevor die Coxibe entwickelt wurden.

Für die Rheumabehandlung können verschiedene NSAR eingesetzt werden. Um einen akuten Gichtanfall zu behandeln, eignen sich jedoch nur die NSAR, deren Wirkung relativ schnell einsetzt und wieder abklingt. Das sind Diclofenac, Ibuprofen und Ketoprofen. Ihre Wirkung hält etwa vier Stunden lang an. Außerdem sind noch Acemetacin, Indometacin, Meloxicam und Naproxen geeignet; sie wirken ähnlich, aber etwas langsamer und länger.

Wie wirken NSAR?

NSAR lindern Schmerzen und dämmen Entzündungen ein. Eine von drei Personen mit akutem Gichtanfall sagt, dass die Schmerzen nach Einnahme eines solchen Medikaments um mindestens die Hälfte zurückgegangen seien. Wie vergleichende Untersuchungen zeigen, sind die beim Gichtanfall gebräuchlichen NSAR in Hinsicht auf die Schmerzen vergleichbar wirksam – vorausgesetzt, das Mittel ist ausreichend hoch dosiert. Der Effekt ist in etwa vergleichbar.

Die Wirkung der NSAR lässt sich darauf zurückführen, dass sie die körpereigene Produktion von Prostaglandinen hemmen. Dieses sind Gewebehormone, die an der Regulation vieler Organfunktionen beteiligt sind. Unter anderem treiben sie, neben anderen Stoffen, das Entzündungsgeschehen an, bei Gicht also die durch Harnsäurekristalle ausgelöste Entzündung im Gelenk. Wird die Produktion der Prostaglandine gebremst, wird die Entzündung gehemmt.

Wie ist die Dosierung?

Die Schmerzen eines akuten Gichtanfalls sind heftig. Mit „einer Prise" Schmerzmittel kommen Sie da nicht weit. Wenn Sie NSAR vertragen, können Sie im Akutfall die Höchstdosis einnehmen und auf mehrere Einzelportionen am Tag verteilen. Die Höchstmenge einzunehmen, ist nur bis zum Abklingen der Beschwerden vertretbar. Das sind allenfalls wenige Tage. Danach verringern Sie die Dosis.

NSAR sind nicht ohne Risiko. Sie haben unerwünschte Wirkungen, deren Auftreten von der Dosierung abhängt, aber auch davon, wie lange die Mittel eingenommen werden. Da ein Gichtanfall in aller Regel nach einigen Tagen vorüber ist und meist auch nicht so schnell wiederkehrt, spielen die Langzeitwirkungen dieser Medikamente hier eine untergeordnete Rolle.

Dennoch ist es ratsam, sich an den bekannten Grundsatz zu halten: So wenig wie möglich und so kurz wie möglich, aber so viel wie nötig und so lange wie nötig. Und auch das ist zu bedenken: Ältere Menschen scheiden NSAR verzögert aus. Für sie genügt eine geringere Dosis; anderenfalls müssen sie mit vermehrten und schwereren unerwünschten Wirkungen rechnen. Vor allem Magenblutungen bis hin zum Magendurchbruch kommen bei älteren Leuten häufiger vor als bei jüngeren.

Ob Sie zu dem gefährdeten Personenkreis gehören, sollte Ihr Arzt beurteilen. Üblicherweise meint man mit „Ältere“ Personen über 60 Jahre, doch eine präzise Definition, wer zu den „Älteren“, wer zu den „Jüngeren“ zu zählen ist, gibt es nicht.

Welche Probleme können NSAR machen?

NSAR können Schäden an der Schleimhaut von Magen und Darm verursachen, denn sie schalten die Schutzfunktion aus, die Prostaglandine an diesen Organen haben. Aus diesen Schleimhautschäden kann es bluten; es können sich sogar Geschwüre bilden (bei bis zu 10 von 100 Personen). Daher sollen Menschen, die schon mehrmals ein Magen- oder Zwölffingerdarmgeschwür hatten, NSAR nur unter besonderer Vorsicht einnehmen.

Als die Coxibe neu entwickelt wurden, hoffte man, dass sie besser magenverträglich seien als die traditionellen NSAR. Wie sich gezeigt hat, ist dieser Vorteil für Magen und Darm aber allenfalls gering. Das gilt auch für Etoricoxib. Um Magen und Darm bei Einnahme von NSAR weniger zu belasten, wird oft ein weiteres Mittel verordnet, das die Säureproduktion des Magens bremst und die Schleimhaut von Magen und Darm schützt. Diese Magenmittel erkennen Sie daran, dass der Name des Wirkstoffs auf „-prazol“ endet. Gemäß der Leitlinie einer amerikanischen Gesellschaft für Magen-Darm-Erkrankungen ist diese zusätzliche Medikation allenfalls angebracht, wenn Personen mit spezieller Risikokonstellation NSAR dauerhaft einnehmen. Das trifft für die Behandlung eines akuten Gichtanfalls in der Regel nicht zu.

Für Menschen mit Allergien und vor allem Asthma sind NSAR nicht geeignet, ebenso für Personen mit einer gestörten Blutgerinnung.

Vorsichtig mit der Einnahme von NSAR sollten Menschen sein, die eine koronare Herzkrankheit, Durchblutungsstörungen in den Beinen oder im Gehirn haben oder bereits einen Schlaganfall oder Herzinfarkt erlitten haben. Das gilt vor allem für Diclofenac und Etoricoxib. Dass sich diese Substanzen auf Herz und Gefäße auswirken, ist schon länger bekannt. Doch im Jahr 2013 wurde ihre Verträglichkeit anhand klinischer Studien neu beurteilt. Danach ergab sich für Diclofenac und Etoricoxib ein erhöhtes Risiko für Herz-Kreislauf-Ereignisse wie Herzinfarkt und Schlaganfall. Menschen mit den oben genannten Risikofaktoren dürfen diese beiden Substanzen daher nicht einnehmen. Dagegen besteht bei der Einnahme von Ibuprofen in der üblichen Dosierung kein erhöhtes Risiko für Herzereignisse, wie eine Überprüfung durch die europäische Zulassungsbehörde ergeben hat. Gefährlich kann es aber werden, wenn die maximale Tagesdosis, also 2400 Milligramm und mehr, eingenommen werden.

Wie werden NSAR beurteilt?

NSAR sind zuverlässige Medikamente, um die starken Schmerzen und die akute Entzündung wirksam zu bekämpfen. In allen Leitlinien zur Behandlung eines akuten Gichtanfalls werden sie aufgeführt. Trotzdem müssen viele Menschen auf andere Medikamente ausweichen, weil sie aufgrund der Nebenwirkungen keine NSAR einnehmen dürfen. Zu ihnen zählen auch die Älteren. Und gerade sie sind eher als Jüngere von Gichtanfällen betroffen.

Viele Ärzte sehen in Colchicin eine Alternative zu NSAR bei der Behandlung von akuten Gichtanfällen. Ob eher das eine oder das andere eingesetzt wird, scheint wohl davon abzuhängen, was der behandelnde Arzt gewohnt ist und womit er persönlich gute Erfahrungen gemacht hat. Argumente, die für das eine oder das andere sprechen, gibt es zahlreiche, keines konnte aber bisher als stichhaltig belegt werden. Bisher sind die beiden Substanzen noch in keiner Studie direkt miteinander verglichen worden.

Phenylbutazon: Ambene

Das Präparat Ambene enthält als Wirkstoff ebenfalls ein NSAR, nämlich Phenylbutazon. Allerdings gilt für dieses Mittel das, was über NSAR gesagt wurde, nicht. Die internationalen Leitlinien sehen diese Substanz bei der Behandlung von Gicht nicht vor. In Deutschland gibt es dagegen seit Jahrzehnten Tabletten mit Phenylbutazon und ein Phenylbutazon-Injektionsmittel zur Anwendung bei Gichtanfällen.

Phenylbutazon wird sehr kritisch gesehen, weil seine Wirkung bis zu fünf Tage lang anhält und es oft schwere Nebenwirkungen hat. Diese betreffen vor allem den Magen-Darm. Etwa jeder Zehnte bekommt durch die Behandlung ein Magengeschwür. Betroffen sind davon vor allem Menschen über 60 Jahre. Aber auch bei eingeschränkter Leber- oder Nierenfunktion oder bei schwerer Herzschwäche darf es nicht eingesetzt werden. Diesem Risiko steht kein erkennbarer Vorteil im Vergleich zu den anderen NSAR gegenüber. Diese wirken zuverlässig und sind weniger risikobehaftet.

Colchicin

Colchicin ist das Medikament mit der längsten Tradition zur Behandlung eines akuten Gichtanfalls.

Colchicin ist ein Inhaltsstoff aus den Samen oder Blüten der Herbstzeitlose. Es lindert die Schmerzen eines akuten Gichtanfalls beträchtlich und bessert auch die anderen Symptome deutlich. In seiner Wirksamkeit scheint es mit den NSAR vergleichbar zu sein. Allerdings setzt die Wirkung von Colchicin etwas später ein als nach der Einnahme von NSAR.

Colchicin hat nur wenige andere Anwendungsgebiete als den akuten Gichtanfall. Dabei ist seine Wirkung so spezifisch, dass man es bei diesem Erscheinungsbild quasi als Hilfsmittel zur Diagnose ansehen kann: Wenn Colchicin hilft, muss es sich um einen Gichtanfall handeln, denn Gelenkentzündungen aus anderer Ursache sprechen in der Regel darauf nicht an. Colchicin verhindert, dass weiße Blutkörperchen Harnsäurekristalle aufnehmen. Es zerfallen keine Blutkörperchen mehr, die die Entzündungsreaktion in Gang setzen. Das Geschehen kommt zum Stillstand.

Wie ist die Dosierung?

Bei der Antwort auf die Frage nach der Dosierung sind sich alle einig: Eine geringe Dosis ist völlig ausreichend. Ein Milligramm – das entspricht zwei Dragees oder 50 Tropfen – genügen, um die Schmerzen auf ein erträgliches Maß zu bringen. Falls erforderlich, können Sie aber am ersten Behandlungstag noch zweimal je 0,5 Milligramm Colchicin einnehmen. Das Medikament höher zu dosieren bedeutet, sich einem größeren Nebenwirkungsrisiko auszusetzen. Früher hat man eine solche Hochdosisbehandlung zwar für erforderlich gehalten. Doch Studienergebnisse zeigen, dass die niedrigere Dosierung die gleiche Wirkung hat.

Welche Probleme kann Colchicin machen?

Wer Colchicin einnimmt, kann Durchfall bekommen oder muss sich übergeben. Diese Nebenwirkungen werden heftiger, je höher Colchicin dosiert wird.

Gerade die Dosierung ist bei Colchicin ein Problem. Die Grenze zwischen der Dosis, die zur Wirksamkeit notwendig ist, und der, ab der unerwünschte Wirkungen überhandnehmen, ist sehr schmal. Wird sie überschritten, können die möglicherweise einsetzenden Durchfälle lebensgefährlich werden. Außerdem können lebensgefährliche Blutungen und Herzversagen eintreten. Pro Gichtanfall sollen Sie nicht mehr als 6 Milligramm Colchicin einnehmen. Da lebensgefährliche Überdosierungen vornehmlich bei älteren Menschen aufgetreten sind, kann man davon ausgehen, dass für sie aber bereits diese Menge zu viel sein kann. Das gilt ganz besonders, wenn ihre Leber- und Nierenfunktion schon eingeschränkt ist – und das ist mit zunehmendem Alter eher die Regel als die Ausnahme.

Auch mit vielen anderen Medikamenten darf Colchicin nicht gemeinsam eingenommen werden, weil dann entweder die Nebenwirkungen von Colchicin verstärkt auftreten oder die der anderen Medikamente häufiger werden.

Zu diesen Medikamenten gehören bestimmte Antibiotika (bei bakteriellen Infektionen), Mittel wie Indinavir und Ritonavir (bei HIV-Infektionen) und Verapamil (bei koronarer Herzkrankheit). Wenn Sie Colchicin und Ciclosporin einnehmen, können starke Muskelschmerzen sowie Leber- und Nierenfunktionsstörungen eintreten. Ferner ist bei Statinen große Vorsicht geboten, da es zu schweren Muskelerkrankungen mit Nierenversagen kommen kann.

Ferner dürfen Sie bei einer Behandlung mit Colchicin keinen Grapefruitsaft trinken. Er verstärkt die Wirkung von Colchicin. Damit werden Nebenwirkungen wahrscheinlicher. Keinesfalls darf Colchicin bei Schwangeren oder stillenden Müttern eingesetzt werden und Frauen, die schwanger werden können, müssen während der Behandlung mit Colchicin und noch drei Monate danach für eine sichere Verhütung sorgen.

Der Wirkungsmechanismus von Colchicin sowie Tierversuche legen den Verdacht nahe, dass der Embryo geschädigt werden kann.

Wie wird Colchicin beurteilt?

Über die Position von Colchicin in der Behandlung eines akuten Gichtanfalls ist sich die Fachwelt nicht einig. Die europäische Rheumaliga und die deutsche hausärztliche Fachgesellschaft DEGAM stellen NSAR und Colchicin gleichwertig nebeneinander. In ihrer Wirksamkeit sind sie sicherlich vergleichbar. Beide Mittel haben Nebenwirkungen, die nicht zu vernachlässigen sind, wenn auch unterschiedliche. Während bei den NSAR das Risiko für Magen und Darm, Herz und Blutgefäße im Vordergrund steht, ist es bei Colchicin vor allem der Durchfall, der unter Umständen lebensgefährlich werden kann.

Deutsche Rheuma-Experten meinen hingegen, Colchicin solle wegen der Gefahr von Nebenwirkungen nur angewandt werden, wenn andere Mittel der ersten Wahl nicht infrage kommen oder nicht ausreichend wirken.

Über die Behandlung eines akuten Gichtanfalls hinaus gibt es für Colchicin ein zweites Einsatzgebiet. Wenn eine Dauerbehandlung der Gicht beginnt, soll im ersten halben Jahr begleitend Colchicin in niedriger Dosis eingenommen werden. In dieser Zeit können nämlich Gichtanfälle auftreten, und das kann Colchicin verhindern.

Cortison

Das Wort „Cortison" lässt viele Menschen an erhebliche Nebenwirkungen denken. Das ist jedoch ein Vorurteil.

Der schlechte Ruf des Wirkstoffs Cortison stammt aus der Anfangszeit der Cortisontherapie. Cortisone wurden eher unkritisch eingesetzt, zu hoch dosiert und zu lange verwendet. Das ist heute anders. Cortisone sind hochwirksame Medikamente von unschätzbarem Nutzen. Sie sind unentbehrlich, wenn schwere akute Entzündungen eingedämmt werden müssen.

Im Alltag ist für gewöhnlich von „Cortison" die Rede. Für Fachleute handelt es sich dabei aber um eine Gruppe von Substanzen, von denen Cortison nur eine ist. In der Fachsprache heißen sie Glucocorticoide. Es sind Hormone, die in den Nebennieren gebildet werden. Ihre Produktion wird von einer Drüse im Gehirn gesteuert und kontrolliert. Das wichtigste Glucocorticoid des Körpers ist Cortisol (Hydrocortison).

Als Arzneimittel werden aber nicht die körpereigenen Hormone, sondern chemisch veränderte Cortisone eingesetzt. Dabei gibt es eine Gruppe von Cortisonen, deren Wirkdauer sich in Stunden bemisst, und eine andere Gruppe von Substanzen, deren Wirkung lange Zeit anhält. Zu den kürzer wirkenden Cortisonen gehören Methylprednisolon, Prednisolon und Prednison. Sie werden meistens als Tabletten eingenommen. Methylprednisolon und Prednisolon können allerdings auch gespritzt werden (Injektion).

Zu den Kortisonen mit Langzeitwirkung gehören Dexamethason und Triamcinolon. Auch von Prednisolon gibt es eine Zubereitung mit langer Wirkdauer. Sie erkennen sie an dem Namenszusatz Kristallsuspension. Diese Mittel können bei Gicht unter bestimmten Umständen direkt in das entzündete Gelenk gespritzt werden.

Wie wirken Cortisone?

Cortisone sind in der Lage alle Beschwerden eines akuten Gichtanfalls zurückzudrängen. Als Tabletten eingenommen, sind sie ebenso wirksam wie NSAR. Ins Gewebe injiziertes Cortison wirkte in Studien rascher als ein NSAR.

Ganz besonders effektiv ist es, wenn Cortison bei einem akuten Gichtanfall direkt in das entzündete Gelenk hineingespritzt wird. Das ist allerdings nur möglich, wenn nur ein einziges Gelenk betroffen ist. Mehrere Gelenke zugleich dürfen nicht so behandelt werden, da die Cortisondosis sonst zu hoch wird.

Auf welche Weise genau Cortisone ins Entzündungsgeschehen eingreifen, ist nicht völlig geklärt.

Wie ist die Dosierung?

Die einzelnen Cortisone wirken unterschiedlich stark. Um sie vergleichen zu können, wird die Wirkung von Prednisolon als Bezugsgröße genutzt. Der Wirkung von 5 Milligramm Prednisolon entsprechen:

- 5 Milligramm Prednison
- 4 Milligramm Methylprednisolon oder Triamcinolon
- 0,7 bis 0,8 Milligramm Dexamethason

Um beim Gichtanfall die akute Entzündung zu durchbrechen, ist zunächst eine relativ hohe Dosis notwendig, bei einer schweren Attacke zum Beispiel 40 Milligramm Prednisolon am Tag. Soll der Gichtanfall ausschließlich mit Cortison behandelt werden, nehmen Sie fünf Tage lang jeweils diese Menge ein. Besteht die Behandlung des Anfalls in der Einnahme sowohl von Cortison als auch von NSAR, wird Cortison anders dosiert. Dann nehmen Sie am ersten Tag 40 Milligramm Prednisolon ein, am nächsten 30 Milligramm, dann 20 Milligramm, danach 10 Milligramm und an jedem Tag zusätzlich die verordnete Menge NSAR.

Ist eine längere Therapie mit Cortison erforderlich, sollte die Dosierung spätestens nach einer Woche verringert werden, und zwar möglichst auf eine Tagesdosis, die 7,5 Milligramm Prednisolon entspricht oder noch darunter liegt. Das ist der Menge an Cortisol vergleichbar, die der Körper jeden Tag selbst produziert. Bekommt der Körper längere Zeit eine deutlich größere Cortisonmenge als Arzneimittel zugeführt, bilden seine Nebennieren weniger eigenes Cortisol. Um das zu verhindern, sollten Sie die gesamte Cortison-Tagesdosis morgens zwischen sechs und acht Uhr einnehmen. Bis zu dieser Zeit haben die Nebennieren den größten Teil ihrer Arbeit getan. Noch günstiger kann es sein, die Tabletten nur alle zwei Tage morgens einzunehmen. Das sollten Sie mit dem Arzt bzw. der Ärztin besprechen.

Eine Cortisonbehandlung, die länger als zehn Tage gedauert hat und bei der am Tag mehr als 7,5 Milligramm Prednisolon eingenommen wurde, muss „ausschleichend" beendet werden. Das bedeutet, dass die Dosierung des Medikaments im Verlauf von fünf bis sieben Tagen nach und nach verringert wird. Dieses Vorgehen ist unbedingt notwendig, damit die Nebennieren Zeit bekommen, ihre eigene Cortisolproduktion langsam wieder anzufahren. Bis sie wieder das Normalmaß erreicht hat, unterstützt das Medikament noch den Körper.

Bei einer Injektion ins Gelenk kommt direkt am Ort der Entzündung schlagartig eine erhebliche Menge Cortison zur Wirkung. Sie hält mindestens vier Wochen lang an, da es sich entweder um ein Cortison mit ohnehin langer Wirkdauer handelt oder um eines, das durch seine Zubereitungsart lange wirkt.

Welche Probleme kann Cortison machen?

Manche Menschen berichten von unerwünschten Wirkungen der Medikamente wie Kopf- und Gelenkschmerzen, Übelkeit und Schwäche, wenn sie Cortison einnehmen. Gravierende Nebenwirkungen sind bei einer kurzzeitigen Behandlung jedoch nicht zu befürchten. Wer öfter oder höhere Dosierungen Cortison einnimmt, hat ein deutlich erhöhtes Risiko, eine Osteoporose zu entwickeln und Knochenbrüche zu erleiden.

Das ist anders, wenn das Medikament monatelang eingenommen werden muss. Bei Gicht kommt eine solche Langzeitbehandlung aber üblicherweise nicht vor.

Die Injektion von Cortison direkt in das Gelenk birgt das Risiko, dass Bakterien ins Gelenkinnere gelangen und sich eine bakterielle Infektion entwickeln kann. Unter anderen Umständen könnte das Abwehrsystem des Körpers die Keime vielleicht selbst beseitigen. Da Cortison aber das Immunsystem unterdrückt, ist dieser körpereigene Schutzmechanismus geschwächt. Deshalb ist vor einer Injektion in das Gelenk eine ausführliche Aufklärung notwendig und es muss ausdrücklich das Einverständnis für diesen Eingriff gegeben werden.

Wie wird Cortison beurteilt?

Cortison ist eine sehr wirksame Alternative zur Behandlung eines akuten Gichtanfalls, wenn NSAR oder Colchicin nicht eingenommen werden dürfen oder nicht ausreichend wirken. Manche Leitlinien stufen es sogar als gleichwertig mit NSAR oder Colchicin ein. Die Einnahme sollte allerdings auf wenige Tage begrenzt bleiben. Ist nur ein Gelenk akut entzündet, kann eine Cortisoninjektion direkt in das Gelenk die Beschwerden für mehrere Wochen sehr effektiv bessern. Der übrige Körper wird dabei nicht mit unerwünschten Wirkungen belastet. Injektionen ins Gelenk dürfen frühestens nach vier Wochen, besser erst nach drei Monaten wiederholt werden. Öfter als drei- bis viermal jährlich darf nicht ins Gelenk gespritzt werden.

Wenn NSAR, Cortison und Colchicin nicht helfen können, ist Canakinumab die letzte Alternative. Canakinumab ist ein monoklonaler, also aus einer einzigen Zelllinie gentechnisch hergestellter Antikörper. Das Mittel muss unter die Haut gespritzt werden. Bei Gicht ist es als Mittel der letzten Reserve vorgesehen. Es darf nur angewandt werden, wenn sich häufige Gichtanfälle durch andere Medikamente nicht verhindern lassen oder diese nicht eingesetzt werden dürfen. Canakinumab hat erhebliche schwere Nebenwirkungen und kann nur in einzelnen begründeten Ausnahmefällen angewandt werden.

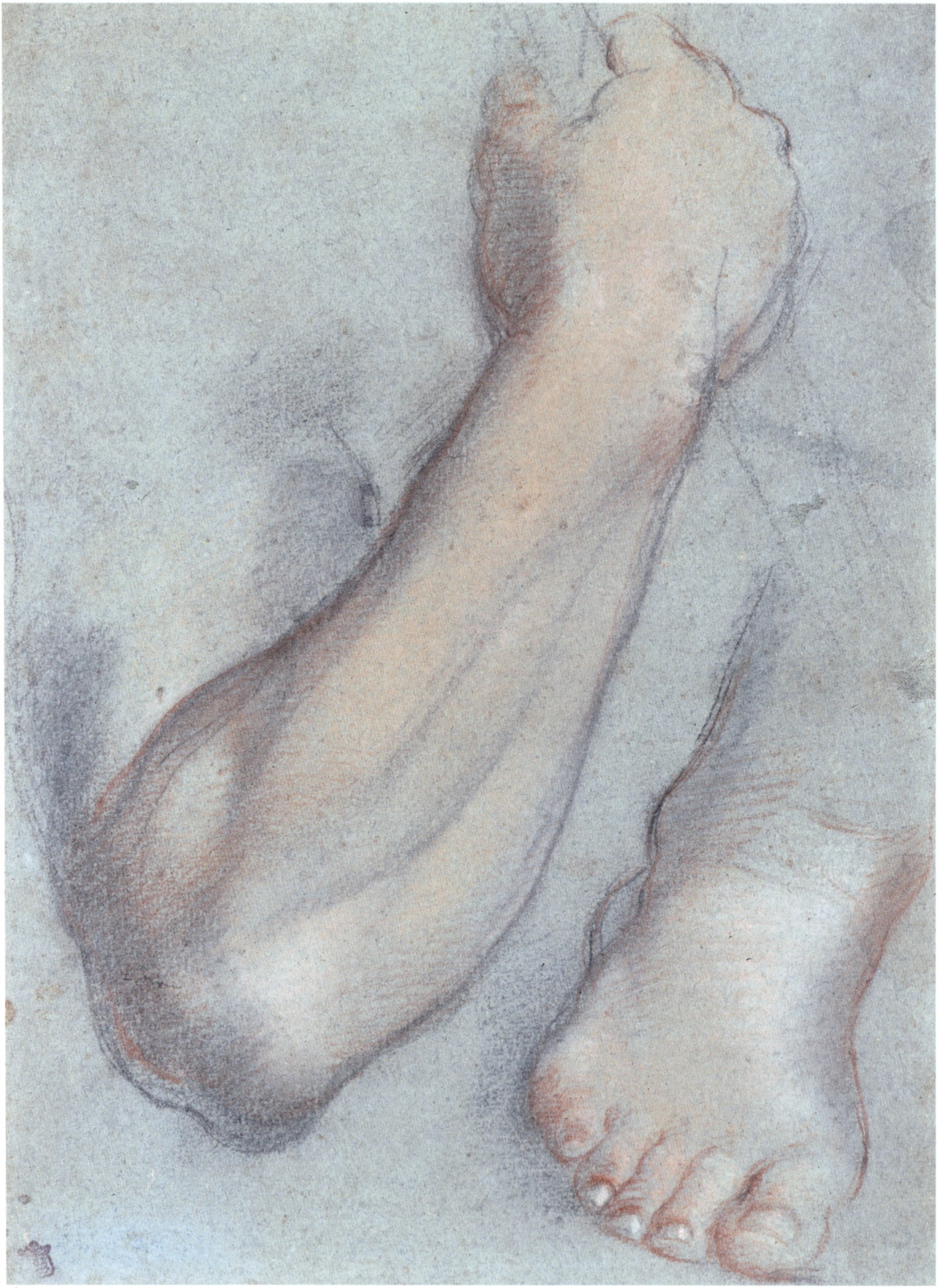

Chronische Gicht

Gichtknoten an Fingern und Zehen, Harnsäureablagerungen in der Ohrmuschel – diese typischen Zeichen einer chronischen Gicht sollte es heute nicht mehr geben. Medikamente können den Harnsäurespiegel niedrig halten. Ablagerungen können sich sogar wieder auflösen.

Die im Folgenden beschriebenen Gichtsymptome kann es nur geben, wenn man erhöhten Harnsäurewerten nicht entgegentritt. Und doch sind es keine historischen Schilderungen. Bei manchen Menschen wird man tatsächlich erst sehr spät auf den gestörten Harnsäurestoffwechsel aufmerksam. Und längst nicht jeden ereilt ein akuter Gichtanfall, der dann die Vorgänge im Körper ans Licht bringt.

Wenn sich über längere Zeit zu viel Harnsäure im Blut befindet, lagert sie sich nach und nach in verschiedenen Geweben ab, vor allem in Geweben mit sehr langsamem Stoffwechsel. Zu diesen gehören unter anderem Knorpel, Schleimbeutel und Sehnenscheiden.

Die Innenauskleidung von Gelenken und die Knorpelkappen, mit denen die Knochenenden im Gelenk überzogen sind, sind bevorzugte Lagerstätten von Harnsäure. Dort rufen die Harnsäurekristalle eine Entzündung hervor. Doch muss das nicht notwendigerweise zu einem Gichtanfall führen. Die Beschwerden können auch erträglich bleiben. Trotzdem greift die Ent-

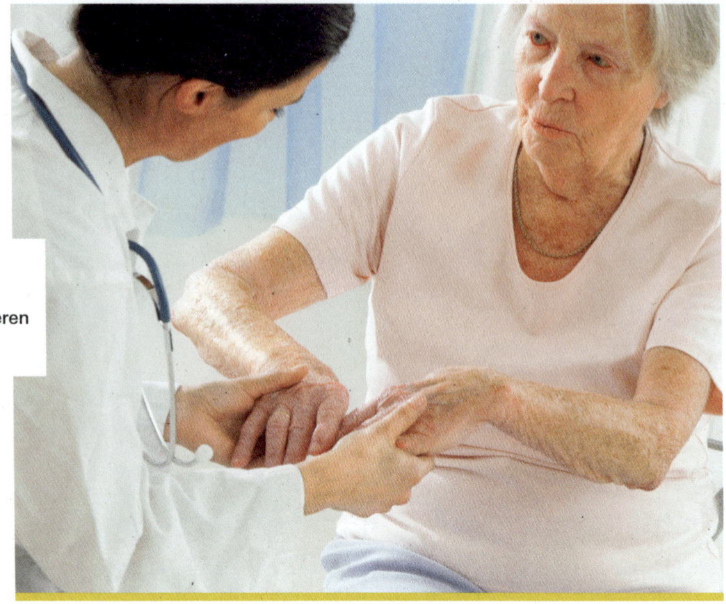

Gichtknoten
Sie verformen die Gelenke und erschweren die Beweglichkeit.

zündung im Laufe der Zeit die Gelenkstrukturen an, sodass sie versteifen und sich verformen können.

Außerdem können sich Harnsäurekristalle als Knoten in verschiedenen Geweben ablagern. Mediziner sprechen von Tophi. Diese Knoten entstehen als Abwehrreaktion des Körpers, mit der er die Kristalle abkapselt und neutralisiert.

Gichtknoten finden sich vor allem am Rand der Ohrmuschel, an der Achillessehne am Fußknöchel und an anderen Sehnen, an den Finger- und Zehengelenken und den Knien. Selten gibt es Gichtknoten auch einmal an anderen Körperstellen, sie können grundsätzlich aber in allen bindegewebigen Strukturen auftreten.

Die Knoten verursachen zwar keine Schmerzen, doch sie verdrängen und zerstören das Gewebe, in dem sie sitzen. Diese Veränderungen und die Verformungen an Gelenken erschweren die Beweglichkeit. Die Finger lassen sich nicht mehr wie gewohnt beugen: Das Greifen macht Mühe. Die Zehen verbiegen sich: Das Gehen bereitet Schmerzen. Wenn die Knoten die Funktionsfähigkeit von Sehnen einschränken, fallen Bewegungen schwer. Wenn sie einen Nerv beeinträchtigen, der in ihrer Nähe entlangläuft, können sie Nervenstörungen auslösen. Ist zum Beispiel der mittlere Handnerv beeinträchtigt, kann das zum sogenannten Karpaltunnelsyndrom führen. Auf diese Weise kann eine chronische Gicht das alltägliche Leben nach und nach recht mühsam machen. Etwa ein Drittel der Menschen, die ihren deutlich erhöhten Harnsäurewert nicht senken, entwickeln innerhalb von fünf Jahren diese Symptome einer chronischen Gicht.

Medikamente zur Dauerbehandlung

Drei Medikamente kommen dafür infrage. Weil sie schwere Nebenwirkungen verursachen können, ist vor der Einnahme eine Nutzen-Risiko-Abwägung besonders wichtig.

Die vier Arzneistoffe für die Dauerbehandlung erhöhter Harnsäurewerte sind Allopurinol, Benzbromaron, Febuxostat und Probenecid. Allopurinol und Febuxostat bremsen die Bildung von Harnsäure. Benzbromaron und Probenecid erhöhen demgegenüber die Ausscheidung von Harnsäure durch die Nieren. Das Mittel der ersten Wahl ist Allopurinol. Alternativ dazu kommt Febuxostat infrage.

Benzbromaron und Probenecid sind Mittel aus der zweiten Reihe. Das liegt zum einen an deren Wirkmechanismus, der bei einem gestörten Harnsäurestoffwechsel nicht immer Erfolg verspricht. Zum anderen gibt es mit diesen Stoffen deutlich weniger Erfahrungen als mit Allopurinol. Und zum Dritten kann Benzbromaron die Leber zwar sehr selten, dafür aber sehr schwer schädigen. Benzbromaron wird gelegentlich als Kombinationspräparat mit Allopurinol eingesetzt.

Alle diese Medikamente verursachen unerwünschte Wirkungen. Sie treten zwar nicht besonders häufig auf, können aber schwerwiegend sein. Daher ist vor der Anwendung eines dieser Medikamente die Abwägung gegenüber „Abwarten" besonders wichtig. Auch die Möglichkeiten einer Ernährungsumstellung und einer Gewichtsabnahme sollten vorher ausgeschöpft sein. Gelingt es mit Ernährungsumstellung nicht, den Harnsäurewert unter 8,5 mg/dl zu halten, oder bestehen bei einem Harnsäurewert von mehr als 7 mg/dl Gelenkbeschwerden, sollte eine medikamentöse Behandlung in Erwägung gezogen werden.

Es ist dabei nicht sicher, ob es notwendig ist, den Harnsäurewert unter Therapie regelmäßig zu kontrollieren und einen bestimmten „Zielwert" anzustreben, oder ob es ausreicht, über einen definierten Zeitraum mit einem bestimmten Medikament zu behandeln und nur beim Auftreten neuer Beschwerden die Dosierung nach oben oder unten anzupassen. Beide Behandlungsstrategien haben Vor- und Nachteile, die man individuell abwägen muss.

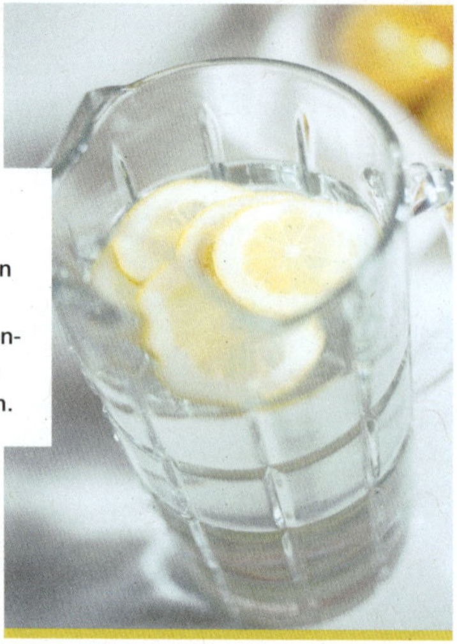

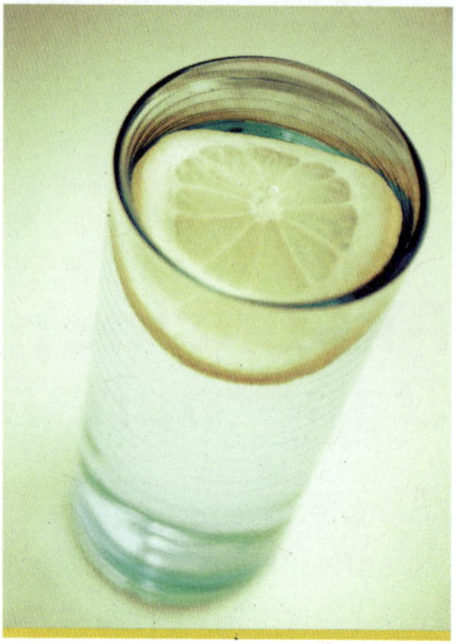

Viel trinken
Um Nierensteinen vorzubeugen, sollten Sie täglich so viel trinken, dass Sie mindestens 2 Liter Urin am Tag ausscheiden.

Depots auflösen

Mit der Einnahme eines harnsäuresenkenden Mittels soll erst ein bis zwei Wochen nach dem Abklingen eines akuten Gichtanfalls begonnen werden. Zunächst soll sich die Entzündung gelegt haben und der Harnsäurespiegel in den Geweben soll gesunken sein, bevor durch das neue Medikament die Harnsäurekonzentration im Blut stark absinkt. Wenn das geschieht, beginnen sich nämlich die in den Geweben abgelagerten Kristalle wieder aufzulösen. Dann werden sie wieder ins Blut und zur Ausscheidung gebracht.

Solange die Entzündung noch besteht, die den Gichtanfall ausgelöst hat, soll dieser Auflösungsprozess nicht angeheizt werden.

Colchicin zur Begleitung

Es kann also sein, dass in der ersten Zeit der Einnahme von Allopurinol, Febuxostat oder Benzbromaron durch die wieder mobilisierten Harnsäureablagerungen noch Gichtanfälle auftreten. Um das zu verhindern, sollte eine Dauerbehandlung der Gicht im ersten halben Jahr von der Einnahme von niedrig dosiertem Colchicin begleitet werden. Das heißt, Sie nehmen Allopurinol, Febuxostat oder Benzbromaron ein und zusätzlich ein Dragee oder 30 Tropfen Colchicin. Bei dieser geringen Dosis ist das Risiko von Nebenwirkungen durch Colchicin recht begrenzt. Nach etwa einem halben Jahr kann diese Begleitbehandlung enden, weil danach allenfalls noch eine geringe Menge Harnsäure aus den Geweben freigesetzt wird.

Allopurinol und Febuxostat

Allopurinol und Febuxostat greifen in die körpereigene Produktion von Harnsäure ein. Damit setzen sie an einer der Ursachen des gestörten Harnsäurestoffwechsels an.

Allopurinol und Febuxostat greifen in die Entstehung von Harnsäure aus Purinen ein. Sie verhindern, dass aus Purinen fortlaufend viel Harnsäure neu gebildet wird.

Beim Abbau von Purinen zu Harnsäure entstehen verschiedene Zwischenprodukte. Damit aus diesen Zwischenprodukten Harnsäure wird, ist ein Enzym notwendig. Allopurinol und Febuxostat hindern das Enzym an dieser Arbeit. Das hat zwei günstige Auswirkungen: Zum einen entsteht weniger Harnsäure, zum anderen lösen sich die Zwischenprodukte, die nun übrig bleiben, recht gut in Wasser. Sie können also viel besser mit dem Urin ausgeschieden werden als Harnsäure.

Allopurinol ist zur Langzeitbehandlung von Gicht das Mittel der ersten Wahl. Im Vergleich zu ihm ist Febuxostat noch wenig erprobt. In Studien war es in den ersten Behandlungsmonaten zwar wirksamer als 300 Milligramm Allopurinol am Tag, später verlor sich diese Überlegenheit jedoch. Ob Febuxostat Gichtanfälle und Folgeerkrankungen der Gicht besser verhindern kann als Allopurinol, ist nicht nachgewiesen. Auch über seine Langzeitverträglichkeit ist noch wenig bekannt. Daher soll Febuxostat erst eingesetzt werden, wenn Allopurinol nicht ausreichend wirkt oder nicht eingesetzt werden kann.

Wie ist die Dosierung?

Zwischen Allopurinol und dem Harnsäurespiegel gibt es einen Zusammenhang: je mehr Allopurinol, desto niedriger der Harnsäurespiegel. Mit jeder Steigerung der Dosis um 100 Milligramm sinkt der Harnsäurespiegel um etwa 1 mg/dl. Trotzdem ist es nicht sinnvoll, die Behandlung sofort mit voller Power zu beginnen. Im Gegenteil, die Strategie heißt vielmehr „langsam runter". Das hat mehrere Vorteile: Man provoziert weniger akute Gichtanfälle, riskiert weniger Nebenwirkungen und kommt dem Ziel einer individuellen Therapie, bei der die Arzneimitteldosis den persönlichen Bedürfnissen optimal angepasst ist, viel eher nahe.

Die europäische Rheumaliga empfiehlt, die Behandlung mit 50 bis 100 Milligramm Allopurinol pro Tag zu beginnen. Nach 24 Stunden fallen dann die Harnsäurewerte. Wenn es erforderlich ist, kann nach zwei bis vier Wochen die Dosis um die Menge gesteigert werden, mit der die Behandlung begonnen wurde, also 50 oder 100 Milligramm. Allopurinol ist dann richtig dosiert, wenn der Harnsäurewert unter 6 mg/dl bleibt. Anders als von der europäischen Rheumaliga empfohlen, verordnen viele Ärzte in Deutschland jedoch gleich zu Beginn der Behandlung 300 Milligramm Allopurinol und verringern die Dosierung auch im Laufe der Behandlung nicht.

Allopurinol braucht nur einmal am Tag eingenommen zu werden, denn die Wirkung hält sehr lange an.

Febuxostat wird zunächst mit einmal täglich 80 Milligramm dosiert. Ist der Harnsäurespiegel nach zwei bis vier Wochen noch nicht weit genug gefallen, kann die Dosis auf 120 Milligramm pro Tag erhöht werden.

Welche Probleme können Allopurinol und Febuxostat machen?

Zu Beginn der Therapie mit Allopurinol und Febuxostat können immer noch Gichtanfälle auftreten. Ihnen begegnet man mit der zeitlich begrenzten Einnahme von Colchicin. Bedenklich ist, dass bei immerhin 4 von 100 mit Allopurinol Behandelten die Haut juckt und sich zu röten beginnt.

Dass jemand auf Allopurinol allergisch reagiert, zeigt sich üblicherweise bald zu Beginn der Behandlung. Diese Reaktion ist meist harmlos, sie kann aber auch heftig ausfallen und verschiedene Organe erfassen. Vor allem die Nierenfunktion kann sich verschlechtern, Leberzellen können zerfallen und es kann sich ein schwerer Hautausschlag zeigen. Auch Fieber kann auftreten. Daher muss das Arzneimittel bei den ersten Anzeichen einer allergischen Reaktion in jedem Fall sofort abgesetzt werden.

Bei der schwersten Form von Überempfindlichkeitsreaktion können sich auf der Haut Blasen bilden und die Haut kann sich großflächig ablösen. Diese Krankheitsbilder heißen Stevens-Johnson-Syndrom oder toxische epidermale Nekrolyse und sind äußerst selten, aber sehr gefährlich. Die Reaktionen betreffen unter Umständen nicht nur die sichtbare Haut, sondern können auch die Schleimhaut von inneren Organen wie der Atemwege und der Harnwege schädigen.

Die Hersteller von Allopurinol-Präparaten geben an, dass diese lebensbedrohliche Folge bei weniger als 1 von 10 000 mit Allopurinol Behandelten auftritt. Das erscheint zunächst wenig, doch eine Untersuchung aus dem Jahr 2007 zeigte, dass in Europa unter allen Arzneimitteln, die solche Hautreaktionen hervorrufen können, Allopurinol am häufigsten die Ursache ist. Das könnte daran liegen, dass sehr viel mehr Menschen Allopurinol einnehmen als die anderen Medikamente, die derartige Störwirkungen an der Haut auslösen können.

2013 wurde eine Übersichtsarbeit veröffentlicht, in der alle in den Jahren 1950 bis 2012 in Fachzeitschriften publizierten Fälle einer Überempfindlichkeitsreaktion auf Allopurinol ausgewertet wurden. Danach versterben 14 von 100 Personen, die eine solche Hautreaktion entwickeln.

Das Risiko für eine derart schwerwiegende Hautreaktion ist bei einer Tagesdosis von 200 Milligramm Allopurinol größer als bei einer geringeren Dosierung. In den ersten Wochen einer Allopurinolbehandlung ist das Risiko am höchsten. Gefährdet sind insbesondere Menschen mit asiatischer Abstammung sowie ältere Personen mit eingeschränkter Nieren- oder Leberfunktion.

Diese gravierenden Nebenwirkungen können bei Febuxostat ebenso auftreten. So präzise Zahlenangaben, wie sie für Allopurinol vorliegen, gibt es für Febuxostat allerdings nicht, da dieses Mittel erst seit vergleichsweise kurzer Zeit auf dem Markt ist und sehr viel seltener verordnet wird.

Febuxostat scheint für Menschen mit eingeschränkter Nierenfunktion vorteilhaft zu sein, da es die Nierenfunktion nicht beeinträchtigt. Dagegen ist bei Personen mit Herzproblemen und gestörter Leberfunktion eher Vorsicht angebracht, wie klinische Studien gezeigt haben.

Wie werden Allopurinol und Febuxostat beurteilt?

Diese Mittel dürfen erst angewendet werden, wenn der Harnsäurespiegel über 8,5 mg/dl liegt und eine entsprechende Ernährung nicht erfolgreich war oder wenn es Anzeichen für Schäden durch Harnsäureablagerungen gibt. Dann aber ist Allopurinol das Mittel der ersten Wahl, um den deutlich erhöhten Harnsäurespiegel zu senken. Febuxostat kann eine Alternative sein.

Viel trinken ist wichtig! Bei der Einnahme von Allopurinol oder Febuxostat können sich Nierensteine bilden. Um dem vorzubeugen, sollten Sie so viel trinken, dass Sie mindestens 2 Liter Urin am Tag ausscheiden. Allerdings sollten Menschen mit Herzschwäche vorher mit ihrem Arzt oder ihrer Ärztin besprechen, ob sie die Trinkmenge derart erhöhen dürfen. Die große Flüssigkeitsmenge kann das Herz zusätzlich belasten.

Benzbromaron

Benzbromaron senkt den Harnsäurespiegel, indem es in den Nieren dafür sorgt, dass mehr Harnsäure ausgeschieden wird.

Benzbromaron greift in den Prozess der Urinproduktion ein. Dabei entsteht zunächst eine Vorstufe. Sie enthält neben anderem auch Harnsäure. Auf dem weiteren Weg der Urinproduktion wird diese Harnsäure jedoch dem Blut wieder zurückgegeben. An dieser Stelle greift Benzbromaron ein: Es hemmt in den Nieren diese Wiederaufnahme von Harnsäure ins Blut. Mithin wird also mehr Harnsäure ausgeschieden.

Benzbromaron darf aber nur angewendet werden, wenn eine Behandlung mit Allopurinol zum Beispiel bei Unverträglichkeit, Überempfindlichkeit oder fehlender Wirksamkeit nicht möglich ist.

Wie ist die Dosierung?

Die Behandlung sollte mit 20 Milligramm Benzbromaron begonnen und langsam gesteigert werden, um unerwünschte Wirkungen zu vermeiden. Die Dosierung bei Dauereinnahme liegt in der Regel bei 100 Milligramm Benzbromaron am Tag.

Welche Probleme kann Benzbromaron machen?

In der Anfangszeit der Therapie mit Benzbromaron können noch Gichtanfälle auftreten. Ihnen begegnet man mit der zeitlich begrenzten Einnahme von Colchicin.

Zu Beginn kann es noch ein weiteres Problem geben. In den Nierenwegen kann Harnsäure auskristallisieren und die Nieren schädigen. Um das zu verhindern, muss ein erhöhter Harnsäurespiegel vor der Einnahme von Benzbromaron gesenkt werden. Das geschieht entweder mit entsprechender Ernährung oder durch die Einnahme von Allopurinol. Medikamente (zum Beispiel die Präparate Uralyt und Blemaren) können Nierensteine verhindern. Sie sorgen dafür, dass der Urin alkalisch reagiert, so bleibt mehr Harnsäure im Urin gelöst. Viel trinken hilft außerdem, die Nieren gut durchzuspülen.

Das gravierendste Problem bei Benzbromaron ist allerdings, dass es die Leber schädigen kann.

Im März 2011 lagen der Arzneimittelkommission der deutschen Ärzteschaft 15 Berichte über Probleme mit Leber und Galle, auch Leberversagen, im Zusammenhang mit der Einnahme von Benzbromaron vor. Menschen mit einer Lebererkrankung dürfen daher kein Benzbromaron einnehmen. Außerdem verbietet sich eine Behandlung mit Benzbromaron, wenn Sie unter einer gestörten Nierenfunktion leiden, schon einmal Nierensteine hatten sowie bei einem akuten Gichtanfall.

Wie wird Benzbromaron beurteilt?

Benzbromaron darf erst dann angewendet werden, wenn der Harnsäurespiegel über 8,5 mg/dl liegt und eine entsprechende Ernährung nicht erfolgreich war.

Zur Senkung eines erhöhten Harnsäurespiegels steht Benzbromaron in der zweiten Reihe hinter Allopurinol. Wenn dieses allerdings nicht infrage kommt oder nicht ausreichend gewirkt hat, ist Benzbromaron mit Einschränkung geeignet. Voraussetzung ist allerdings, dass vor der Einnahme von Benzbromaron mit dem Urin nur wenig Harnsäure ausgeschieden wird.

Kombination aus Allopurinol und Benzbromaron

Manchmal gelingt es mit einem der beiden Wirkstoffe allein nicht, den Harnsäurespiegel zu senken. Doch was in der Theorie naheliegt – gemeinsam eingesetzt, wirken beide Arzneistoffe besser –, entspricht nicht der Praxis. Wie sich gezeigt hat, sinkt der Harnsäurespiegel nicht nennenswert stärker, wenn man beide Wirkstoffe gemeinsam einnimmt. Wahrscheinlich liegt das daran, dass Benzbromaron die Ausscheidung eines Abbauprodukts von Allopurinol erhöht. Also macht die Wirkung der einen Substanz die der anderen teilweise wieder zunichte. Ein Kombinationsmittel (wie Allopurinol-ratiopharm comp.) hat gegenüber Allopurinol keinerlei Vorteile. Wohl aber den Nachteil, dass man sich dem Nebenwirkungsrisiko von zwei Wirkstoffen aussetzt.

Beide Substanzen gemeinsam einzusetzen, ist allenfalls denkbar, wenn ein Wirkstoff allein nachgewiesenermaßen nicht ausreicht, um den Harnsäurespiegel zu senken. Dann ist es aber immer noch besser, die beiden Arzneistoffe getrennt anzuwenden.

Die Anwendung einer fixen Kombination von Allopurinol und Benzbromaron sehen die internationalen Leitlinien zur Behandlung von Gicht nicht vor.

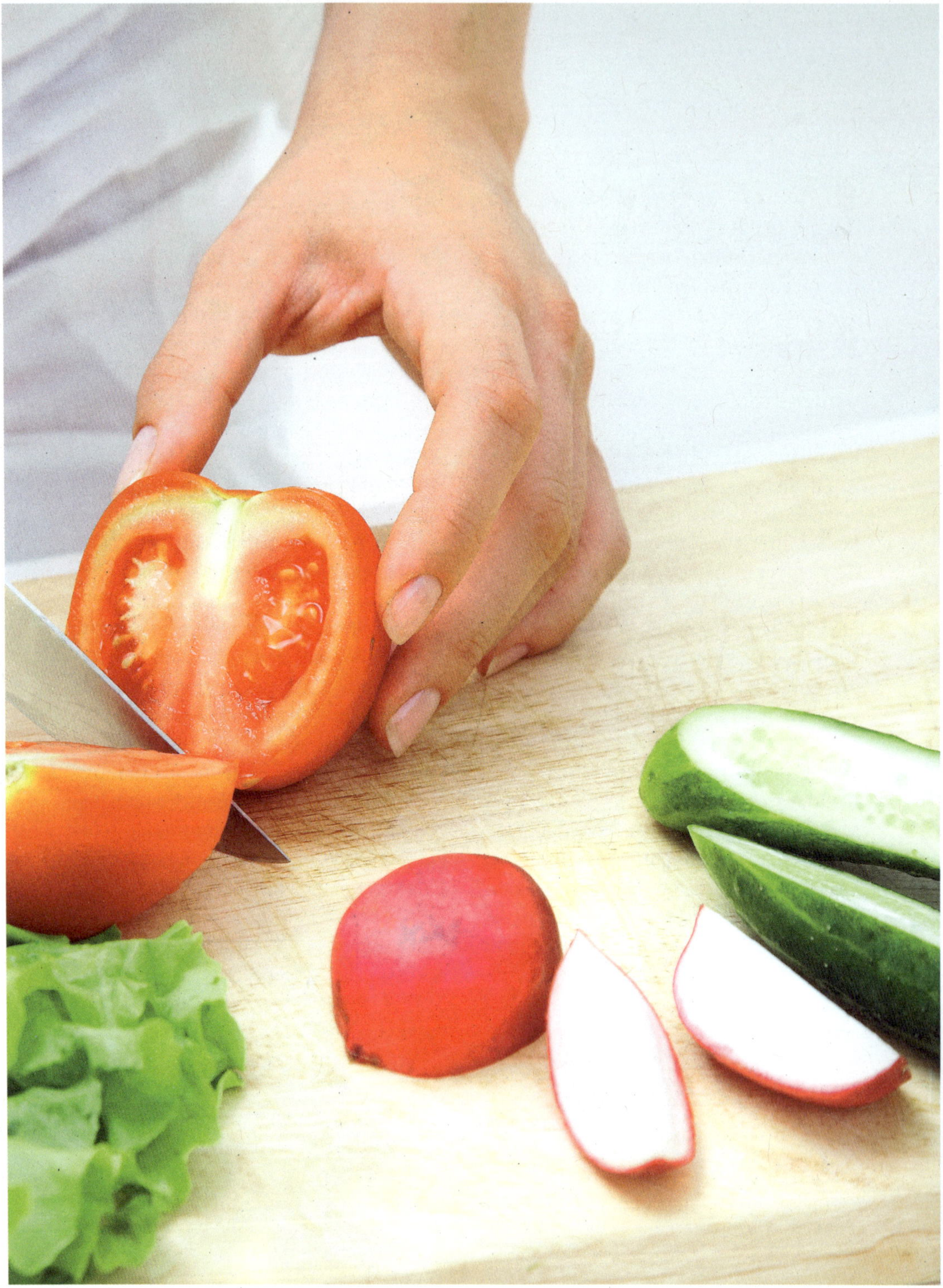

Und wie ernährt man sich richtig?

Purinreiche Kost und alkoholische Getränke können zu Gicht führen. Deshalb gilt: Möglichst purinbewusst essen. Purine kommen in allen Lebensmitteln vor, vor allem in Fleisch, Krustentieren und Fisch. Purinreiche pflanzliche Lebensmittel dagegen haben – anders als man glaubte – keinen Einfluss auf die Gicht.

Viele Risikofaktoren für Gicht haben ebenfalls mit Ernährung zu tun: Übergewicht, Diabetes und ein erhöhter Blutfettspiegel gehen oft mit Gicht einher. Für die Entstehung von Gicht spielen nur die Purine eine Rolle, die zu Harnsäure abgebaut werden. Dies sind Adenin, Guanin, Xanthin und Hypoxanthin. Andere Purine – Alkaloidpurine wie Koffein, Theophyllin und Theobromin in Kaffee, Tee und Kakao – werden auf anderem Weg abgebaut, dabei entsteht keine Harnsäure. Gewebe mit einer hohen Stoffwechselaktivität und Vermehrungsrate, wie z. B. Einzeller (Hefe) oder Innereien (Leber, Niere, Bries) und die Haut (Geflügel und Fisch), sind besonders purinreich. Ausgesprochen purinarm sind dagegen Milch, Milchprodukte und Eier.

Welche Ernährungsform ist ideal?

Eine vegetarische, vollwertige Ernährung ist bei Gicht optimal. Eine einseitige Diät ist dagegen oft riskant. So kann z. B. eine extrem fett- und eiweißreiche und dabei kohlenhydratarme Low-Carb- oder Keto-Diät die Gicht verschlechtern. Das liegt daran, dass bei kohlenhydratarmer Kost vermehrt Ketonkörper gebildet werden, die die Ausscheidung von Harnsäure hemmen. Auch extremes Fasten führt durch den Abbau von Fettgewebe zu reichlich Ketonkörpern mit negativer Wirkung auf die Erkrankung.

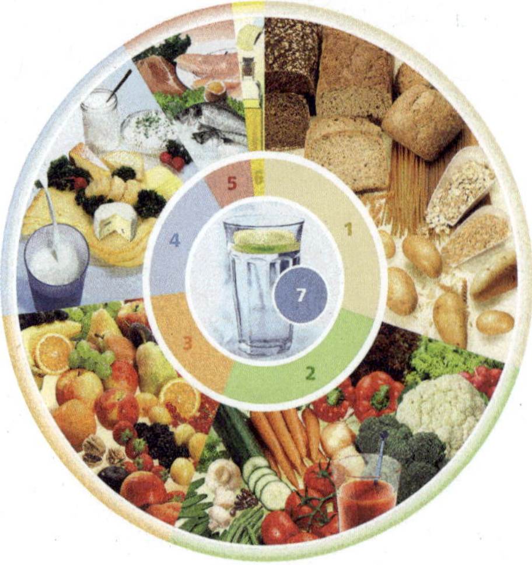

Ernährungskreis der DGE
Auf einen Blick ist hier der Anteil der großen Lebensmittelgruppen an der täglichen Kalorienzufuhr zu sehen. Flüssigkeit steht im Zentrum – weil sie möglichst keine Energie liefern sollte.

Wer bei der Ernährung den Eiweißanteil überbetont, kann ebenfalls Probleme bekommen. Reichlich Eiweiß bedeutet in der Regel auch viel Purin. Und die Kohlenhydrate? Große Mengen an Fructose und den Zuckeraustauschstoffen Sorbit und Xylit können den Harnsäurespiegel kurzfristig erhöhen – insgesamt spielen die Kohlenhydrate aber bei der Krankheit keine große Rolle. Wohl aber insgesamt die Kalorien. Gicht geht oft einher mit Übergewicht. Wird dieses abgebaut, verbessern sich in der Folge auch die Harnsäurewerte. Dabei hilft es nicht nur, weniger zu essen – Sie sollten sich auch mehr bewegen! Deshalb gelten gerade, wenn Sie an Gicht erkrankt sind, die Ernährungsempfehlungen der Deutschen Gesellschaft für Ernährung.

Die Basics einer gesunden Ernährung

Möglichst einfach und naturbelassen – aber purinbewusst

→ **Noch nie war es so einfach**, sich optimal zu ernähren – und noch nie so schwer, aus dem großen Angebot die richtige Wahl zu treffen. Vollwertig bedeutet:

1. ausreichend, aber nicht zu viel Energie, also Kalorien
2. lebensnotwendige Nährstoffe in richtiger Menge und richtigem Verhältnis
3. gesundheitsfördernde Stoffe wie Ballast- und sekundäre Pflanzenstoffe.

Sie brauchen dazu weder Nährwertrechner noch Lebensmittelwaage. Der Ernährungskreis der DGE gibt einen Überblick über das, was Sie brauchen. Einfache, saisonale Lebensmittel versorgen Sie am besten – wenn Sie richtig auswählen, kombinieren und zubereiten. Auch Vollkornprodukte können Sie ohne Bedenken täglich essen.

→ Aufs große Ganze achten!

Auch, wenn Sie auf den folgenden Seiten natürlich sehr viel spezielle Informationen zu einer „harnsäuregesunden" Ernährung bekommen, so sollten Sie dabei nicht das große Ganze aus den Augen verlieren. Nur, wenn Sie so maßvoll essen, dass sich Ihr Gewicht normalisiert und auch Ihr Cholesterinspiegel in Ordnung ist, kann eine purinbewusste Ernährung Ihnen helfen.

- **Reichlich Getreideprodukte** wie Brot, Nudeln, Reis, Getreideflocken und Kartoffeln verzehren. Diese kohlenhydratreichen Sattmacher enthalten kaum Fett, aber reichlich Vitamine, Mineralstoffe und besonders wirksame Ballaststoffe (Ernährungskreis Teil 1).
- **Gemüse und Obst – 5 am Tag.** Genießen Sie drei Portionen Gemüse und zwei Portionen Obst am Tag, möglichst frisch. Auf Saft lieber verzichten – vor allem, wenn er viel Fructose enthält. Keine Lebensmittelgruppe liefert so viele Vitamine, Mineralstoffe, Ballaststoffe und sekundäre Pflanzenstoffe (z. B. Carotinoide, Flavonoide) pro Kalorie! (Ernährungskreis Teil 2 + 3)
- **Tierische Lebensmittel.** Die tägliche Ration Lebensmittel tierischer Herkunft sollte deutlich kleiner ausfallen. Eine vegetarische Wahl ist ideal: Vor allem Milch und Milchprodukte sollten nicht fehlen – sie enthalten viel Kalzium und kein Purin. Auch Ei versorgt purinarm mit wertvollem Eiweiß und Vitaminen. Fisch, Fleisch und vor allem Wurst nur in Maßen genießen. Aber auch nicht ganz meiden, denn sie liefern wichtige Nährstoffe, wie Jod (Fisch), Eisen, Zink, Vitamin B1, B6 und B12 (Fleisch). Bevorzugen Sie fettarme Produkte, denn Fette tierischen Ursprungs enthalten viel zu viel gesättigte Fettsäuren im Hinblick auf eine gesunde Ernährung und verstecken sich gerne in Wurst und Käse! Fettreiche Fische sind dagegen wegen ihrer Omega-3-Fettsäuren zu empfehlen (Ernährungskreis Teil 4 + 5).
- **Fett.** Bevorzugen Sie pflanzliche Öle und Fette wie Raps-, Walnuss-, Soja- und Olivenöl und daraus hergestellte Streichfette, also Margarine! (Ernährungskreis Teil 6)
- **Wasser.** Getränke wie Wasser, ungesüßte Früchte- oder Kräutertees und dünne Saftschorlen versorgen Sie mit Flüssigkeit. Mindestens 1,5 Liter pro Tag sollten es sein, mindestens 2,5 bis 3 Liter bei Patienten mit Nierensteinen (Ernährungskreis Teil 7).

Was bedeutet das ganz praktisch für die Menge? Das Handmaß hilft weiter (s. u.).

Tipps für den Ess-Alltag

Wer sich beim Einkauf und Kochen am Ernährungskreis orientiert, isst automatisch gesund und kalorienbewusst. Bereiten Sie die Gerichte dabei möglichst schonend zu:

- Bei niedriger Temperatur dünsten oder dämpfen – mit wenig Wasser und wenig Fett. Das erhält nicht nur den natürlichen Geschmack, sondern schont auch die Nährstoffe und verhindert die Bildung schädlicher Verbindungen.
- Kleine Extras wie Süßigkeiten und Snacks sollten maßvoll genossen werden. Das Gleiche gilt für Salz. Lieber kreativ würzen mit Kräutern und spannenden Gewürzen. Verwenden Sie, wenn keine ärztliche Empfehlung entgegensteht, Salz mit Jod und Fluorid.
- Essen Sie regelmäßig, am besten dreimal am Tag. Wer ständig snackt, weiß am Ende nicht mehr, wie viel er wirklich gegessen hat!
- Nehmen Sie sich Zeit und genießen Sie Ihr Essen bewusst. Das macht satt.
- Bleiben Sie in Bewegung! Das ist ebenso wichtig wie die Ernährung.

Handmaß für die richtige Portion

Eine grobe Orientierung über die Mengen, die wir täglich von den verschiedenen Lebensmittelgruppen brauchen, gibt das Handmaß – darin spiegelt sich unsere Größe und damit der individuell unterschiedliche Kalorienbedarf: Eine zarte Frau braucht eine kleinere Portion als ein großer Mann.

Daumen	1 Portion Schokolade, Nuss-Nougat-Creme, Butter, Margarine oder Öl
Mittelfinger	1 Portion Gebäck, Bonbons, Marmelade, Nüsse, Hartwurst, Weichkäse
Handteller	1 Scheibe Wurst oder Käse
Ganze Handfläche	Flaches Stück Fleisch oder Fisch, Scheibe Brot
Faust	1 Portion klein geschnittenes Fleisch, Fisch, Meerestiere
Gewölbte Handvoll	Reis, Nudeln, Kartoffeln, Obst, Gemüse, Milch, Joghurt
Zwei Handvoll	Blattsalat

Mit Messer, Gabel und Glas gegen Gicht

Langfristig können ein gesundes Gewicht, purinbewusste Ernährung und gutes Trinkverhalten der Gicht vorbeugen.

Bei einem Harnsäuregehalt im Serum von über 9 mg/100 ml steigt auf Dauer das Risiko für Gicht. Medikamente können bei Betroffenen verhindern, dass die Gicht chronisch wird. Auch bei einem akuten Gichtanfall geht es nicht ohne Medikamente. Die richtige Ernährung, ein gesundes Körpergewicht und ausreichend Bewegung können Medikamente auf Dauer überflüssig machen. Es lohnt sich also, Ernährung und Lebensstil langfristig umzustellen – manchmal geht es dann ganz ohne Pillen. Entscheidend sind drei Aspekte:

Ein gesundes Gewicht

Bei gleichzeitigem Auftreten von Gicht und Übergewicht ist es sinnvoll, das Körpergewicht zunächst zu reduzieren. Damit erreichen Sie oft schon einen niedrigeren Harnsäurespiegel. Ein totales Fasten zur Gewichtsabnahme dagegen verschlechtert die Situation. Machen Sie auch keine strikten Modediäten, sondern versuchen Sie täglich, die Kalorienzufuhr etwas zu senken. Die folgenden einfachen Tipps helfen Ihnen dabei:

- Essen Sie dreimal am Tag – nicht zwischendurch.
- Erhöhen Sie den Anteil an Gemüse und Obst auf Ihrem Speisezettel.
- Verzichten Sie auf Zuckriges, Süßigkeiten, aber auch auf salzige Snacks.
- Bevorzugen Sie als Getränk Wasser, Tees und Kaffee – am besten ohne oder nur mit wenig Zucker.
- Achten Sie auf möglichst ursprüngliche Zutaten, statt Fertigprodukte zu verzehren. Diese enthalten viel Fett, Zucker, Salz sowie Zusatzstoffe.

→ Wann sollten Sie abnehmen?

Ein BMI von unter 25 ist ideal, um einer Gicht vorzubeugen. Aber lassen Sie sich nicht entmutigen: Bereits das Senken des BMI um einen Punkt bringt gesundheitliche Vorteile. So berechnen Sie Ihren BMI: Körpergewicht in kg, geteilt durch das Quadrat der Körpergröße in m. Beispiel: 58 / 1,65 x 1,65) = BMI 21,3. Auch vermehrtes Bauchfett ist ein Risiko für Erkrankungen. Bei Männern gehört ein Taillenumfang von mehr als 102 Zentimetern zu den Risikofaktoren, bei Frauen sind es mehr als 88.

Abnehmen – aber wie?

Vielleicht haben Sie schon einmal versucht abzuspecken? Und dabei festgestellt, dass Ihnen das gar nicht bekommen ist? Tatsächlich kann eine „Diät" oder Fastenphase zu einer Hyperurikämie führen, also die Gicht verschlimmern. Wann kann das passieren?

Fasten – auch Intervallfasten – schadet

Was passiert beim Fasten? Unser Körper schlägt Alarm, wenn der Energienachschub ausbleibt. Bekommt der Körper auf Dauer weniger als 500 Kilokalorien pro Tag – das passiert also auch beim Saftfasten – legt der Stoffwechsel den Hebel automatisch um, der Körper zapft seine eigenen Energiespeicher an. Zuerst sind die Kohlenhydratreserven in Leber und Muskeln dran. Sie liefern für etwa 24 Stunden Energie. Danach fährt der Stoffwechsel zweigleisig: Weil das Gehirn, die roten Blutkörperchen und das Nierenmark unbedingt Traubenzucker (Glucose) brauchen, bildet der Körper diesen aus körpereigenem Eiweiß. Gleichzeitig holt er sich die fehlende Energie aus den Fettspeichern. Dabei entstehen Ketonkörper, aus denen die Muskeln Energie gewinnen können. Nach einigen Tagen kann dann auch das Gehirn Ketonkörper verwerten – ein schlauer Schachzug der Natur, denn es schont die Eiweißreserven. In dieser Eiweiß-Sparphase holt sich der Körper rund 95 Prozent der Energie aus Fett. Doch die Ketonkörper hemmen die Harnsäureausscheidung. Und das wiederum lässt die Harnsäurekonzentration im Blut steigen. Gerade das sollte aber vermieden werden.

Low Carb oder Keto sind riskant

Ähnliches passiert auch bei eiweißreichen Diäten wie Low Carb, Keto oder Atkins, die gerade wieder sehr aktuell sind. Sie bauen darauf, dass der Körper in erster Linie Fett statt Eiweiß abbaut. Dazu werden kaum Kohlenhydrate verzehrt, sondern vorwiegend Eiweiß und Fett. Und genau dabei werden Ketonkörper frei. Zur Kontrolle der Wirksamkeit kann man die Ketonkörper mit einem Diagnostikstreifen im Urin messen. Es kann sogar zu einer sogenannten Ketoazidose kommen. Und das erhöht erst recht die Harnsäurekonzentration im Serum!

Nehmen Sie sich Zeit!

Crash-Diäten, also schnelles Abnehmen, ist in jedem Fall riskant. Deshalb ist es wichtig, langsam abzunehmen, um den Körper nicht mit Ketonkörpern zu überfluten. Gleichzeitig sollte diese kalorienbewusste Ernährung purinarm sein. Ideal ist eine vollwertige, vegetarische Kost mit Milchprodukten und Ei. Fleisch und Fisch am besten nur ab und zu in kleinen Mengen essen, wenn man gar nicht auf sie verzichten möchte. Vegetarische Ersatzprodukte können den Verzicht leichter machen. Und auf Vollkorn Wert legen – die enthaltenen Ballaststoffe machen satt und helfen bei der

Kalorienreduzierung. Das trifft noch stärker auf Gemüse zu: wenig Kalorien, viel Wasser, viel Ballaststoffe. Milch und Milchprodukte sollten eher fettarm sein. Dann können sie sogar helfen, den Harnsäuregehalt im Blut zu senken.

Und wie viel Abnahme ist sinnvoll? Mehr als 500 g pro Woche sollten es nicht sein. Gleichzeitig ist es wichtig, sich mehr zu bewegen, regelmäßig Sport oder Fitnesstraining zu betreiben. Das erhöht auf Dauer die Muskelmasse und dadurch den Energiebedarf und beugt so dem JoJo-Effekt vor.

Eine purinarme Ernährung

Je nach Puringehalt der Nahrung wird zwischen einer mehr und einer weniger strengen Diät unterschieden. Früher wurde eine streng purinarme Kost meist nach einem akuten Gichtanfall empfohlen. Dieser Rat gilt heute nicht mehr, denn es gibt keine verlässlichen Studien über die Wirkung einer streng purinarmen Diät. Auf eine purinbewusste Ernährung sollten Sie trotzdem Wert legen: Zum einen kann sie den Harnsäurespiegel in akzeptablen Grenzen halten. Zum anderen lassen einzelne Studien außerdem vermuten, dass sehr purinreiche Lebensmittel wie Fleisch, Fisch und Meeresfrüchte Gichtattacken auslösen können.

Bei einer purinarmen Kost beschränken Sie die Harnsäurezufuhr auf max. 500 mg am Tag. Dies beruht auf einem Fleisch-, Fisch- und Wurstkonsum von insgesamt 100–150 g pro Tag. Hin und wieder ist ein Glas Wein oder Sekt erlaubt. Das Kunststück bei dieser Kostform besteht darin, purinarm zu essen, aber trotzdem dabei ausreichend Eiweiß zu bekommen. Das ist durch gute Kombination von Vollkorngetreide, Hülsenfrüchten, Milchprodukten und Ei relativ einfach geworden. Studien zeigen, dass purinreiche pflanzliche Lebensmittel keinen oder nur geringen Einfluss auf den Harnsäurespiegel oder auf das Risiko eines Gichtanfalls haben. Je besser Sie über die Puringehalte der unterschiedlichen Lebensmittel Bescheid wissen, desto leichter fällt eine purinbewusste Ernährung.

Ein gesundes Trinkverhalten

Wer einen erhöhten Harnsäurespiegel hat, sollte auf eine ausreichende Flüssigkeitszufuhr achten: Mindestens 2 bis 3 Liter Flüssigkeit gut verteilt über den Tag hinweg trinken – am besten kalorien- und alkoholfrei. Das erleichtert den Nieren ihre Arbeit und beugt Schäden vor. Tee und Kaffee sowie Kakao sind gegenüber früheren Verboten in Bezug auf den Puringehalt freigegeben. Denn sie enthalten die Alkaloid-Purine, die sich nicht auf den Harnsäurespiegel auswirken. Kaffee scheint sogar gut zu tun. Alkoholische Getränke dagegen können den Harnsäurespiegel erhöhen – vor allem, wenn sie hochprozentig sind oder gar so viel Purine enthalten wie Bier. Auch fructosereiche Getränke wirken sich negativ aus: Fructose kurbelt die körpereigene Purinproduktion an.

Purinarm essen leicht gemacht

Die richtige, vielseitige Mischung macht's. Aber vor allem wenig Fleisch und Fisch ist hier das Gebot der Stunde.

Purinbewusst statt purinarm heißt die Devise. Die Auswahl und Zusammenstellung der Lebensmittel sind entscheidend. Tatsächlich spielen die Unterschiede im Puringehalt bei pflanzlichen Lebensmitteln eine untergeordnete Rolle. Das macht die Ernährung einfacher. Denn vegetarische oder vegane Lebensmittel sind im Trend und bereichern das Angebot. Am Ende zählt vor allem der Puringehalt der tierischen Lebensmitteln. Hier sollten Sie Bescheid wissen.

Lebensmittel - bevorzugen, einschränken, meiden

Bevorzugen Purinfreie oder purinarme Lebensmittel	Einschränken Lebensmittel mit einem mittleren Puringehalt	Meiden Purinreiche Lebensmittel
• Gemüse (auch Hülsenfrüchte), Obst, Salate Kartoffeln • Fettarme Milch • Milchprodukte und Käse • Eier • Getreideprodukte, Brot und Backwaren, möglichst aus Vollkorn	• Gekochter Schinken, fettarmes Rinder-, Schweine- u. Geflügelfilet • Ausgewählte Fischarten	• Alle Lebensmittel mit einem Harnsäuregehalt über 250 mg/100 g • Innereien, Fleischextrakte, Haut von Schwein, Geflügel, Fisch • Anchovis, Hering, Makrele, Ölsardinen, Sprotten • Alkoholhaltige Getränke, u. a. Weizenbier und Spirituosen, Bier, aber auch alkoholfreies Bier • Mit Fructose gesüßte Getränke • Hefe und deren Produkte wie Hefeextrakte und Instantbrühen • Fette Lebensmittel (wie z. B. Wurst) • Lebensmittel mit hohem Anteil schnell resorbierbarer Kohlenhydrate wie Zucker oder weißes Mehl

Die richtige Wahl

Hier finden Sie die besten purinarmen Alternativen für die unterschiedlichen, eher purinreichen Lebensmittel.

Keiner kann über Nacht sein Essverhalten total umkrempeln – und erst recht dann nicht über längere Zeit dabei bleiben. Zu tief sitzen Gewohnheiten und Erfahrungen, gerade was Essen und Trinken angeht. Deshalb ist es sinnvoll, bestimmte Lebensmittel zu ersetzen, sodass Sie nach wie vor vertraute Lieblingsgerichte genießen können – wenn auch leicht verändert.

Reichlich Obst und Gemüse

Die meisten Obst- und Gemüsesorten enthalten kaum Purine, dafür Vitamine, Mineralien und Ballaststoffe.

Weil sie hauptsächlich aus Wasser und Ballaststoffen bestehen, füllen sie den Magen auf kalorienarme Art: Das hilft, Gewicht zu verlieren. Einige Gemüsesorten enthalten überdurchschnittlich viel Purine –, die neueren Studien zufolge ja keinen oder nur einen geringen Einfluss auf das Risiko eines Gichtanfalls haben sollen. Auf der sicheren Seite sind Sie aber, wenn Sie dieses Gemüse – das sind vor allem die Hülsenfrüchte – nur in Maßen genießen.

Getreide: Auch Vollkorn ist ok

Getreideprodukte enthalten unterschiedlich viel Purin. Vollkorn enthält mehr Ballaststoffe, Eiweiß, Vitamine und Mineralstoffe als das polierte Korn oder ausgemahlene Mehle. Es weist einen vergleichsweise hohen Puringehalt auf, scheint aber trotzdem den Harnsäurewert zu senken, wie eine amerikanische Studie mit knapp 17000 Teilnehmern herausfand.

Unproblematisch ist Maismehl, da es den geringsten Puringehalt aufweist. Sie können es zum Binden von Saucen und Suppen, für Pfannkuchen oder Spätzle ähnlich wie Mehl verwenden. Hefegebäck, also auch mit Hefe gebackene Brote, sind eher purinreich. Backen Sie stattdessen mit Sauerteig, Backpulver oder mit Eiern zum Lockern. Maisgrieß eignet sich für Klößchen und eben Polenta. Bei Nudeln sind Eiernudeln am purinärmsten. Insgesamt gilt nach neuesten Erkenntnissen: Vollkorn ist eine gute Wahl. Kartoffeln sind unproblematisch. Egal, ob Pell- oder Salzkartoffeln, Brat- oder Ofenkartoffeln, Kartoffelpuffer oder Püree, alle sind vom Puringehalt relativ gering – egal, ob frisch oder instant.

Grünes Licht für Nüsse & Samen

Nüsse und Samen werden, bis auf einige wenige Ausnahmen, bei Gicht empfohlen. Sie sind reich an gesunden, ungesättigten Fett-

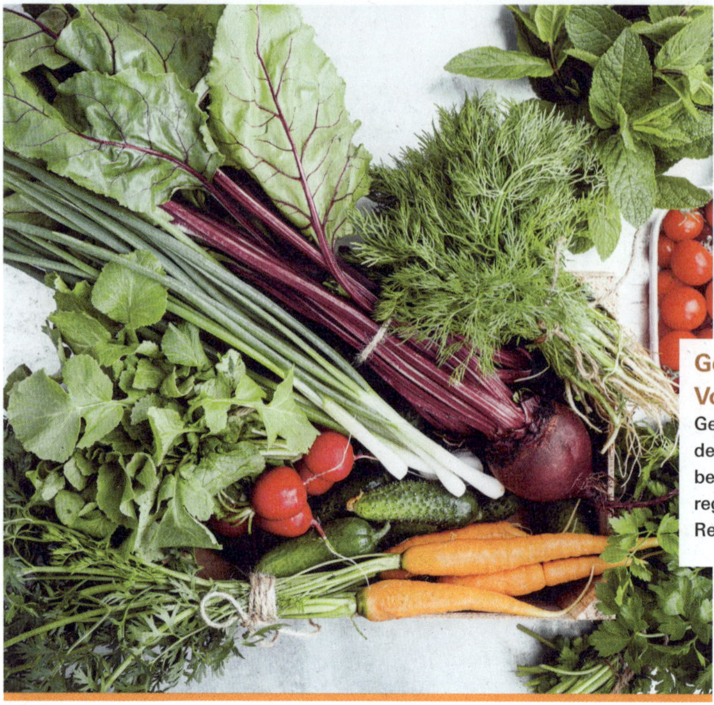

Gerne aus dem Vollen schöpfen: Gemüse ist der Joker der gesunden Ernährung bei Gicht: Saisonal und regional Genuss ohne Reue.

säuren und an Eiweiß, Ballaststoffen und Mineralstoffen. Aber auf eines müssen Sie achten: Sie liefern jede Menge Kalorien. Verwenden Sie sie in der Küche statt Fleisch und Fisch – dann stimmt die Bilanz. Je nach Nusssorte variiert die gebildete Menge an Harnsäure im Körper, hier eine Auswahl:

- Kürbis-/Cashewkerne 0 mg/100 g
- Pinienkerne 0 mg/100 g
- Walnüsse 25 mg/100 g
- Haselnüsse, Mandeln 40 mg/100 g
- Erdnüsse 79 mg/100 g
- Leinsamen 80 mg/100 g
- Sesamsamen 105 mg/100 g
- Sonnenblumenkerne 160 mg/100 g

Prima: Milchprodukte und Eier

Milchprodukte sind nahezu purinfrei, liefern wertvolles Eiweiß und tragen zu einer optimalen Kalziumversorgung bei: gut für Muskeln und Knochen. Sie scheinen sogar den Harnsäurespiegel senken zu können. Besonders empfehlenswert sind fettarmer Joghurt und Magerquark. Bei Käse gilt: Achten Sie auf den Fettgehalt – Weichkäse sollte unter 50 Prozent Fett in der Trockenmasse (i. Tr.) und Hartkäse unter 40 Prozent Fett i. Tr. enthalten. Bei Frischkäse ist es gut, die Rahmstufe oder fettreduzierte Varianten zu bevorzugen. Eier sind der Allrounder schlechthin. Sie sind mit Käse eine gute Alternative zu Aufschnitt.

Lieber weniger Fett

Fettreiche Lebensmittel wie Mayonnaise, fette Käsesorten, Chips und Pommes frites, sollten möglichst reduziert werden – auch wenn sie keine Purine enthalten. Im Übrigen gelten hier die allgemeinen Empfehlungen: Lieber pflanzliche Fette mit viel Omega-3-Fettsäuren wie Raps-, Walnuss-, Soja- oder Leinöl statt Butter oder Schmalz. Auch das moderne Kokosöl hat keine optimale Fettsäurezusammensetzung.

Fleisch bewusst genießen

Fleisch ist sehr purinreich – aber auch hier gibt es Unterschiede. Wie Sie hier Purine sparen können sehen Sie auch der Tabelle auf der folgenden Seite. Putenbrust ohne Haut enthält am wenigsten Purine, fettes Schweinefleisch am meisten. Gleichzeitig ist weißes Geflügelfleisch besonders gesund, es erhöht nicht die Wahrscheinlichkeit, an Krebs zu erkranken, so wie die roten Fleischsorten. Aber selbst bei purinarmen Fleischstücken sollte nicht mehr als 100 g pro Tag gegessen werden. Mit den richtigen Rezepten und Küchentricks, wie Sie sie in diesem Ratgeber finden, lässt sich allerdings aus 100 g eine stattliche Portion zaubern. Gefährlicher als die Hauptmahlzeit sind all die Würste und Aufstriche, die gerne auf Brot gegessen werden, denn schnell nimmt man einen Nachschlag. Magerer Aufschnitt, am besten pur, ist hierbei am günstigsten: Putenbrust, gekochter Schinken, Kasseler oder Bündnerfleisch, hauchdünn geschnitten.

Verzichten Sie lieber auf Brühwurst – hier kann sich durch reichlich Hautanteil viel Purin verstecken. Auch Sülzen sind eher purinreich. Lieber Käse essen und geschickt komponierte Aufstriche. Vorsicht bei veganen Pasten: Wenn sie mit Hefeextrakt hergestellt sind, dann kann der Puringehalt sogar höher als bei Schinken liegen. Wenn Hülsenfrüchte und Nüsse enthalten sind, können Sie zugreifen. Vermutlich sind Veggie-Alternativen auf Basis von Molken-, Weizen- oder Sojaeiweiß ebenfalls verträglich.

Vegetarischer Fleischersatz

Die neuen Veggieprodukte können dabei helfen, Purine einzusparen, ohne auf das typisch würzige Fleischaroma zu verzich-

Mogelpackung Fruchtzucker – Industriell hergestellte Fructose erhöht den Harnsäurespiegel. Eine große Menge Fruchtzucker (Fructose) ist oft in Softdrinks enthalten, aber auch in Müsliriegeln, Fruchtjoghurt, Eis oder in Mineralwässern mit Fruchtgeschmack. Ein hoher Konsum von Fruchtzucker kann Insulinresistenz, Fettleibigkeit und Fettstoffwechselstörungen hervorrufen. Trinken Sie daher höchstens ein Glas Fruchtsaft pro Tag – am besten gespritzt.

Fleisch und Wurst: Die richtige Wahl

Statt ...	Gebildete Harnsäure (mg/100 g)	Besser ...	Gebildete Harnsäure (mg/100 g)
Hähnchenbrust (mit Haut)	180	Putenbrust (ohne Haut)	120
Gans	170	Ente	110
Schweinefleisch	211	Rindfleisch	154
Bockwurst	110	Weißwurst	70
Knackwurst	110	Mettwurst	70
Bratwurst	100	Wiener/Frankfurter Wurst	70/80
Schinken, geräuchert	160	Schinken, gekocht	130
Leberwurst	175	Leberpastete (Brühwurstart)	125
Salami (Schwein)	146	Salami (Rind)	100
Parmaschinken	202	Lachsschinken	126
Lyoner	134	Geflügelmortadella	108
Fleischkäse	94	Fleischwurst	85
Schwartenmagen	377	Rindfleischsülze Kalbfleischsülze	125 132
Kalbsroulade	150	Rindsroulade	120
Rindsroulade	120	Kohlroulade mit Fleischfüllung	24
Fleischpastete	43	Paprikaschote mit Hackfleischfüllung	28

Fisch und Meeresfrüchte: Die richtige Wahl

Statt ...	Gebildete Harnsäure (mg/100 g)	Besser ...	Gebildete Harnsäure (mg/100 g)
Forelle, mit Haut	311	Forelle, ohne Haut	153
Lachsforelle	300	Karpfen	149
Seelachs	180	Seezunge	131
Lachs, rosa	170	Kabeljau	110
Lachs (geräuchert)	180	Thunfisch (natur)	118
Makrele (geräuchert)	170	Rotbarsch	130
Anchovis	260	Schellfisch	140
Sardellen	300	Fischstäbchen	110
Muscheln	> 300	Krabben	147
Karpfen	149	Thunfisch	118
Seezunge	131	Zanderfilet	88
Rotbarsch, gegart	150	Kabeljau	110
Sardinen in Öl (Konserve)	271	Thunfisch in Öl (Konserve)	118
Hering in Öl (Konserve)	165	Makrele in Öl (Konserve)	114
Tintenfisch im eigenen Saft	136	Tintenfisch, frittiert	110
Fischfilet nach Müllerin Art	201	Fischfilet, paniert	64

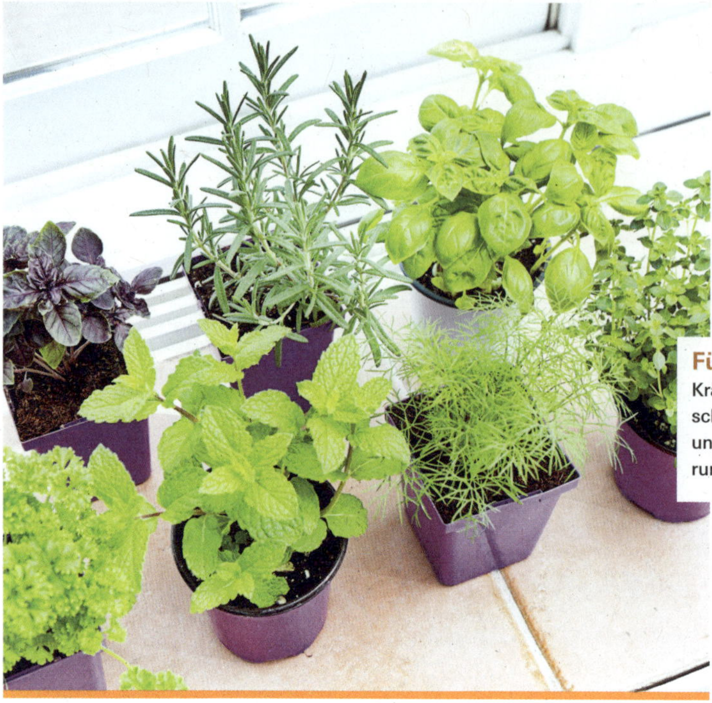

Für volles Aroma
Kräuter machen geschmacklich alles wett und tun gleichzeitig rundum gut.

ten. Oft werden für Aufschnitt, Würstchen oder Schnitzel Eiweißmixe eingesetzt.

Die Sojabohne ist als Hülsenfrucht eher purinreich. Tofu wird daraus hergestellt, enthält jedoch weniger Purin als Putenfleisch. Das gilt allgemein für Fleischersatzprodukte auf Tofubasis. Lupine, ebenfalls eine Hülsenfrucht, die erst vor kurzer Zeit durch Züchtung genießbar wurde, ist noch purinärmer. Wenn Milcheiweiß eingesetzt wird, ist das sehr purinarm. Für pflanzliche Würzen gilt: Helle Sojasauce enthält weniger Purine als gekörnte Brühe. In jedem Fall sollte sie frei von Hefen sein, achten Sie bei Ihrem Einkauf darauf.

Fisch & Meeresfrüchte

Fisch enthält in der Regel ebenso viel Purin wie Fleisch – magere Meeresfrüchte sogar noch mehr! Schade, denn Fisch enthält nicht nur viel Eiweiß, sondern auch viel wertvolle Omega-3-Fettsäuren. Fettarme, weiße Fische wie Kabeljau, Rotbarsch, Dorsch, Seelachs oder Seeteufel sind vom Puringehalt her akzeptabel. Es wird günstiger, wenn Sie daran denken, die Haut vor dem Garen zu entfernen. Makrelen, Sardellen, Lachsforelle oder Muscheln sind alle ausgesprochen purinreich – verzichten Sie lieber darauf!

Mit welchem Fisch Sie hier etwas Purine einsparen können, erfahren Sie auch auf der Tabelle auf der Seite 73.

Bei Zucker gibt es Unterschiede

Zucker wird bei Gicht nur in hohen Mengen gefährlich, da er zu Übergewicht und indirekt zu einem erhöhten Harnsäurespiegel beitragen kann.

Die Zuckeraustauschstoffe Sorbit und Xylit erhöhen im Tierversuch dagegen den Harnsäurespiegel, ebenfalls Fructose (siehe hier auch Kasten „Mogelpackung Fruchtzucker“ Seite 71). Deshalb sollten Sie auf Erfrischungsgetränke, die mit Fructosesirup oder Zuckeraustauschstoffen gesüßt sind, verzichten.

→ Für Süßschnäbel

ist es interessant, zu wissen, dass Zartbitterschokolade purinärmer ist als Milchschokolade. Bei süßen Brotaufstrichen bevorzugen Sie Honig oder Marmelade, besser noch Fruchtaufstriche statt Nuss-Nougat-Creme (siehe Rezept Seite 168).

Problemfall Alkohol

Alkohol hat gleich zwei negative Eigenschaften: Er erhöht die Harnsäureproduktion in der Leber und hemmt gleichzeitig die Ausscheidung in der Niere. Zu viel Alkohol erhöht deshalb das Risiko für einen Gichtanfall. Aber es kommt auch darauf an, was Sie trinken. Ab und zu ein Glas Wein oder Sekt sind kein Problem. Beide enthalten zwar Alkohol, sind aber purinfrei. Bier, auch alkoholfreie Sorten, enthält jedoch jede Menge Purine. Auch harte Spirituosen sind kritisch – ebenso wie Cocktails, die oft noch fructosereich gemixt werden. Ab Seite 175 finden Sie Rezepte für alkoholfreie Getränke.

Kräuter, Würzen & Küchenhelfer

Kräuter und Würzen haben eine pflanzliche Basis und sind deshalb nach neuesten Erkenntnissen unproblematisch. Außerdem sind die eingesetzten Mengen so gering, dass sie ohnehin nicht ins Gewicht fallen. Beim Backen ist es sinnvoll, auf Hefe wegen des hohen Puringehaltes zu verzichten – verwenden Sie stattdessen Backpulver oder lockern Sie den Teig wie bei Biskuit mit Eischnee. Bei pikantem Gebäck ist Sauerteig perfekt. Zum Gelieren von Jellys, Cremespeisen und Sülzen können Sie Gelatine verwenden – Agar-Agar ist sehr purinreich, aber als Pflanzenprodukt ebenfalls akzeptabel. Johannisbrotkernmehl ist ebenfalls eine gute Bindemöglichkeit.

Purinarm kochen

Wissen allein hilft bei Ernährung wenig – es kommt auf die praktische Umsetzung in der Küche an. Hier die besten Tipps.

Bei der Vorbereitung der Rezepte haben wir purinreiche Lebensmittel durch purinarme ausgetauscht und in der Versuchsküche getestet. Schwerpunkt unserer Rezepte sind genau die Gerichte, die normalerweise den Harnsäuregehalt hochschnellen lassen. Sie werden keine Rezepte für Salate oder Gemüsesuppen finden, denn diese sind in der Regel von sich aus purinarm. Sie können also weiter Ihren Lieblingssalat wie gewohnt zubereiten. Nur bei Sattmachersalaten denken Sie daran, Schinken gegen Käse auszutauschen, statt Fleischstreifen gebratene Eierkuchen zu wählen und statt Thunfisch Feta oder Kürbiskerne und Oliven, am besten die grünen, zu verwenden. Auch vegetarische Gerichte, die mit Käse und Milchprodukten hergestellt werden, sind unproblematisch. Kompliziert wird es immer dann, wenn Sie Lust auf „fleischliche" Genüsse haben, auf würzig-herzhafte Gerichte. Wenn Sie grillen möchten, ein Familienfest ansteht oder einfach das traditionelle Sonntagsessen. Wenn Sie mal etwas anderes trinken möchten als Gänsewein – oder nicht so recht wissen, was Sie als Dessert genießen dürfen und was auf Ihrer Brotscheibe landen soll. Genau für diese Situationen haben wir Lösungen ausgetüftelt, um mit möglichst wenigen Purinen möglichst viel Geschmack zu produzieren. Wenn Sie Gerichte für den Tag einplanen, gewöhnen Sie sich daran, grob den Harnsäuregehalt zu überschlagen. Mit der Zeit werden Sie ein Bewusstsein für die richtigen Lebensmittel und die zuträgliche Menge entwickeln. Eine Hilfe sind dabei Purinrechner im Internet, die über den Puringehalt verschiedener Lebensmittel informieren. Natürlich finden Sie unter jedem Rezept unseres Kochbuches den exakten Harnsäurewert.

Selbst kreativ werden

Hier die praktischen Erfahrungen aus unserer Küche:

- **Vorratsschrank entrümpeln.** Entsorgen Sie Brühwürfel, Würzextrakte, fertige Bratensauce, Instantsuppen oder Fixprodukte, die Hefeextrakte enthalten.
- **Dünsten und Dampfen.** Purine werden beim Kochen ins Garwasser ausgeschwemmt. Der Vorteil: Das Fleisch oder Gemüse ist nach dem Kochen purinärmer. Der Nachteil: Auch Mineralstoffe und Vitamine werden ins Kochwasser ausgeschwemmt. Also lieber gleich purinarme Lebensmittel schonend dünsten und dämpfen.

Speiseplan für eine purinarme Kost

Purinarme Kost: <500 mg Harnsäure/Tag. Empfohlene Kalorienzufuhr: 1800–2000 kcal/Tag

Mahlzeit	Lebensmittel	kcal	Gebildete Harnsäure (mg)
1. Frühstück	2 Scheiben Roggenmischbrot (90 g)	189	38
	2 TL Butter oder Margarine (10 g)	71	0
	2 EL Kräuterquark (Rezept S. 92) (40 g)	39	8
	1 Scheibe Putenschinken (20 g)	52	63
	100 g Gurke, als Belag	12	8
	1 Milchkaffee (200 ml)	8	0
2. Frühstück	1 Apfel	104	30
Mittags	Zucchinipfannkuchen mit Käse (Rezept S. 114)	421	66
	dazu: Tomatensalat (200 g) (mit 2 Tomaten, ¼ Zwiebel + Salz, Pfeffer, Essig-Öl-Dressing)	111	20
	Zum Nachtisch: 1 Stück Orangen-Kastanien-Tarte (Rezept S. 172)	252	5
Abends	2 Scheiben mildes Maisbrot (100 g, Rezept S. 98)	213	19
	2 TL Butter oder Margarine (10 g)	71	0
	Scharfe Käsecreme (20 g)	35	1
	2 Buletten (½ Portion, Rezept S. 124)	164	85
	1 Glas Sangria „ohne" (Rezept S. 184)	146	45
Extras	1 Tasse Cappuccino	84	0
	Achten Sie auf eine ausreichende Flüssigkeitszufuhr: mind. 1,5 l Mineralwasser/Tag – ungesüßte Tees und Kaffee mit fettarmer Milch sind ebenfalls erlaubt.		
Gesamt		**1972**	**388**

- **Verlängern.** Hackfleisch nicht nur mit Ei und eingeweichtem Brötchen verlängern, auch fein geraspeltes Wurzelgemüse oder Kartoffeln und Zwiebeln einarbeiten. Insgesamt können die verlängernden Zutaten dem Gewicht des verarbeiteten Hackfleisches entsprechen.
- **Verlängern II.** Panierung, Teigmantel oder Überbacken „verlängern" Fleisch- und Fischportionen und geben vegetarischen Gerichten Würze und Biss.
- **Carob statt Kakao.** Carobpulver, das aus der getrockneten Schote des Johannisbrotes besteht, ist purinfrei, fettarm und leicht süßlich.
- **Rumaroma.** Ist purinfrei und gibt Desserts u. a. alkoholfreien Geschmack.

So kriegen Sie Ihr Fett weg

Um Ihr Körpergewicht zu halten oder sogar zu reduzieren, sollten Sie darauf achten, nicht zu fett zu essen und vor allem gesättigte Fette in Fleisch und Milchprodukten zu sparen. Also trotz des niedrigen Puringehaltes nicht in Sahnigem schwelgen – lieber auf Joghurt und magere Käsesorten umstellen.

- **Kochen, dünsten oder dämpfen** Sie bei den Zubereitungen statt braten oder frittieren. Das spart Fett und schont wertvolle Nährstoffe.
- **Pflanzliche Fette.** Greifen Sie nicht nur bei Salaten, sondern auch beim Kochen und Braten dazu. Sie enthalten viele gesunde, ungesättigte Fettsäuren. Besonders günstig in ihrem Fettsäuremix sind Rapsöl, Walnuss-, Soja- Lein- und Olivenöl. Bei Streichfett sollten Sie hochwertige Pflanzenmargarine bevorzugen. Ab und zu können Sie sich auch mal die Butter aufs Brot gönnen. Die gibt es auch als fettgesunden, streichfähigen Mix mit Rapsöl. Oder wie wäre es hin und wieder mit Quark unter Ihrer Lieblingsmarmelade? Oder Fruchtsenf unterm Käse?
- **Versteckte Fette.** Sie verstecken sich zum Beispiel in Tee- oder Leberwurst, Plätzchen oder Plundergebäck. Manchmal sind es sogar „Transfette". Diese erhöhen nachweislich das Risiko für Herz-Kreislauf-Erkrankungen.

Viel Spaß beim Kochen

Lassen Sie sich nicht die Laune verderben. Purinarme Ernährung bedeutet nicht, zu darben, es gibt Alternativen zum Grillen, zu Aufschnitt und zum Dessert. Denn eins ist klar: Auf Dauer kann und will niemand ständig „Nein" sagen müssen. Eine Ernährungsumstellung schaffen Sie Stück für Stück und Tag für Tag. Deshalb haben wir Alternativen entwickelt, die der ganzen Familie schmecken und die aus Fleisch und Fisch durch Küchentricks mehr machen. Mit einigen extrem purinarmen Rezepten können Sie, wenn Sie wollen, üppigere Gerichte ausgleichen. Für das Abendbrot haben wir kalte Kleinigkeiten zu bieten, die eine echte Alternative zur Wurst sind. Letzten Endes kommt

Speiseplan für eine streng purinarme Kost

Streng purinarme Kost: <300 mg Harnsäure/Tag Empfohlene Kalorienzufuhr: 1800–2000 kcal/Tag

Mahlzeit	Lebensmittel	kcal	Gebildete Harnsäure/mg
1. Frühstück	1 Brötchen (45 g)	63	8
	2 Scheiben Maronenwurst (20 g)	57	0
	1 TL Konfitüre (15 g)	41	1
	1 TL Butter oder Margarine (5 g)	35	0
	1 Kännchen Tee	0	0
	1 Portion Obstsalat (150 g)	130	27
2. Frühstück	1 Glas Molkedrink (200 ml, Rezept S. 180)	60	9
Mittags	Rouladen mit Süßkartoffelpüree (Rezept S. 146)	506	142
	1 kleiner grüner Salat (100 g)	59	9
Abends	3 Scheiben Maisbrot (150 g, Rezept S. 98)	320	28
	3 TL Margarine (15 g)	106	0
	1 Scheibe Gouda (20 g)	73	2
	1 Stück Camembert (20 g)	58	2
	Röstzwiebel-Spread (30 g, Rezept S. 88)	53	4
Extras	Fruchtjoghurt (150 g)	148	1,5
	1 Handvoll Cashewnüsse	170	0
	Außerdem: Viel trinken! (Empfehlungen wie purinarme Kost)		
Gesamt		**1804**	**233**

es der Gesundheit der ganzen Familie zugute, wenn der Fleischkonsum etwas gesenkt wird. Die neuen Forschungsergebnisse ermöglichen die ganze Vielfalt der vegetarischen Küche zu nutzen.

▶ Anregungen dafür finden Sie auch in dem Buch „Familie in Form vegetarisch" der Stiftung Warentest. Die Rezepte unterstützen Sie gleichzeitig dabei, ein gesundes Gewicht zu erreichen.

Rezepte

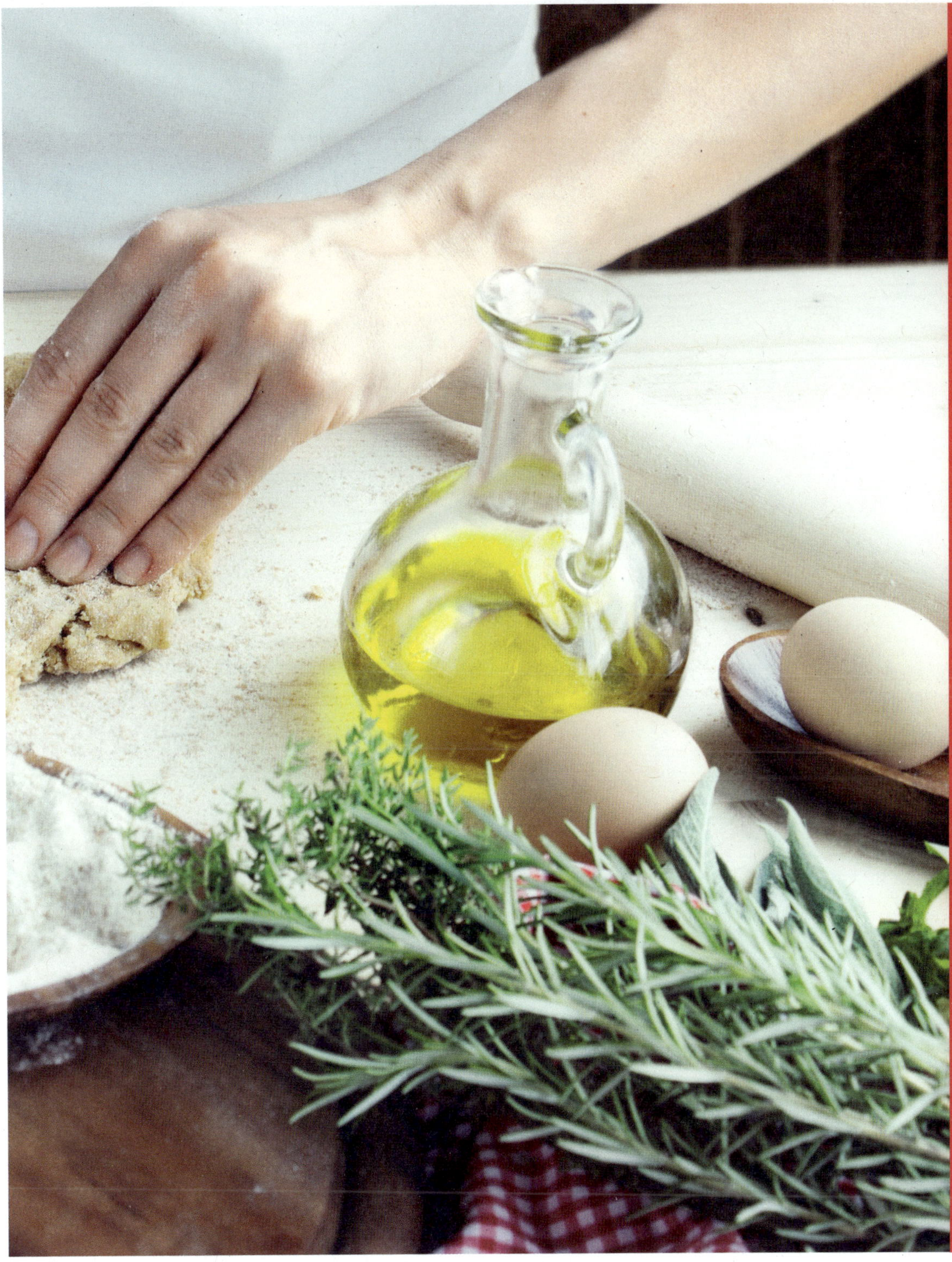

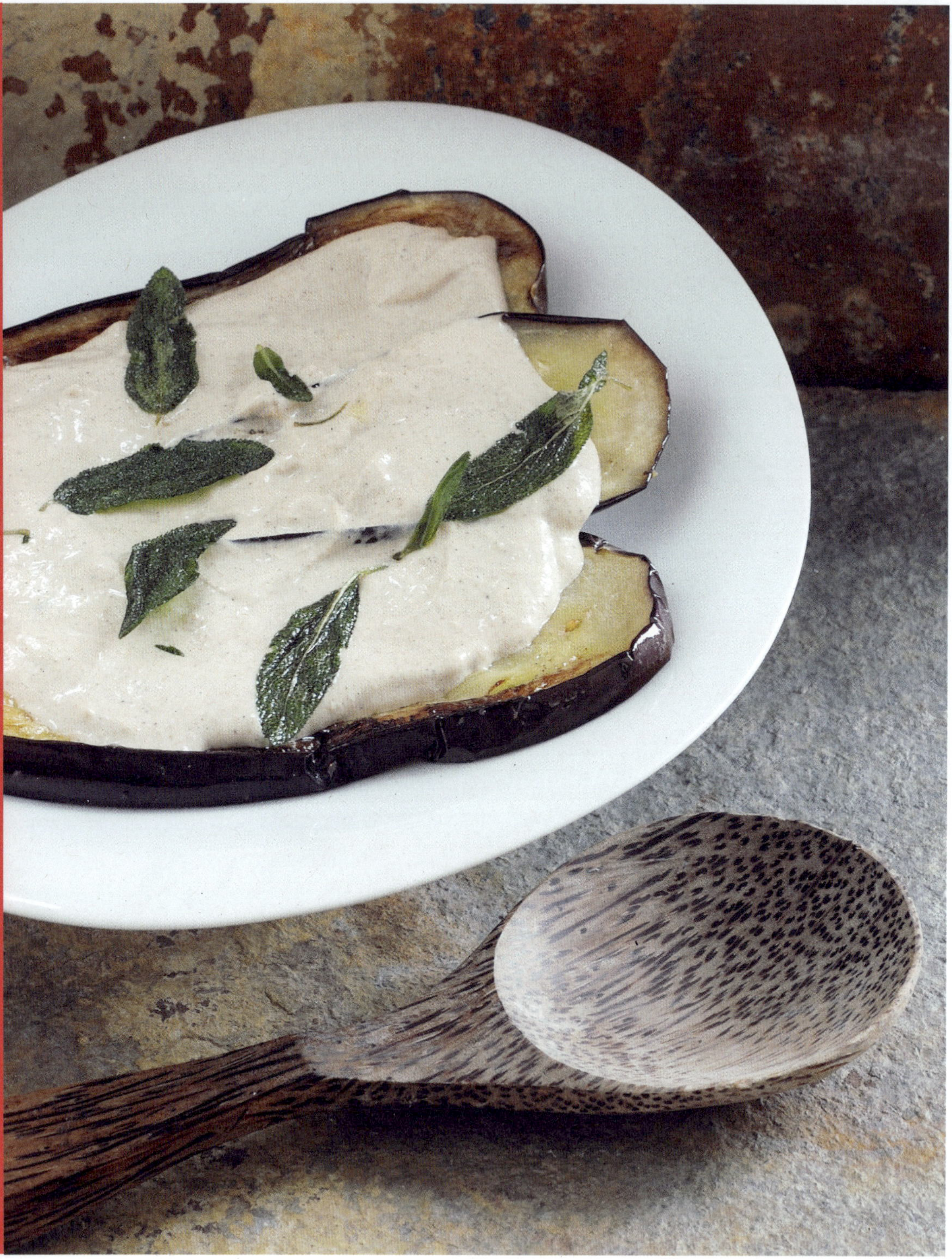

Kalte Küche: Brotaufstriche und pikante Kleinigkeiten

Gibt es neben Käse Alternativen zu würzigem Aufschnitt? Hier sind sie: herzhafte Aufstriche, cremige Pasteten und pikante Kleinigkeiten, die alle so gut wie kein Purin enthalten. Und Brotfans finden Rezepte für Muffins und Brot aus Maismehl – auch das schont Ihre Purinbilanz und ist eine köstliche Alternative!

Kürbissenf süßsauer

Für 15 Portionen (ca. 500 ml)
300 g Kürbis (Hokkaido)
1 säuerlicher Apfel (z. B. Boskop)
1 Zwiebel, 2 Kardamomkapseln (grün)
Ingwerwurzel (ca. 1 cm)
1 Bio-Zitrone
1 TL gem. Kreuzkümmel, 1 TL Salz
200 g Gelierzucker 2:1
3 EL Körnersenf

1. Den Kürbis waschen, halbieren, Kerne entfernen und das Fruchtfleisch grob raspeln. Den Apfel waschen, vierteln, Kerngehäuse entfernen und ebenfalls raspeln. Die Zwiebel schälen und fein würfeln.
2. Die Kardamomkapseln aufdrücken, die Samen im Mörser zerstoßen. Den Ingwer schälen und fein hacken. Zitrone waschen, Schale abreiben und den Saft auspressen.
3. Alle vorbereiteten Zutaten mit Kreuzkümmel und Salz in einen Topf geben. Unter ständigem Rühren bei niedriger Temperatur für 5 Min. erhitzen. Dann den Gelierzucker zufügen und unter Rühren etwa 5 Min. leicht kochen lassen.
4. Zitronensaft und Senf zugeben, nochmals aufkochen. Heiß in Twist-off-Gläser füllen und verschließen.

Tipp: Dieses Chutney ersetzt hefereiche und damit purinreiche Fertigsaucen. Im Kühlschrank hält es sich ca. 1 Monat.
Varianten: Statt Zitrone Orange, statt Ingwer Chili und statt Apfel Zwetschgen macht den Senf schärfer und säuerlicher.
Zeit: 30 Minuten
Gebildete Harnsäure gesamt: 210 mg
Pro Portion (54 g): Harnsäure 14 mg, 79 kcal, 0,7 g F, 17 g KH, 1 g E

Kürbiskernpesto

Für 10 Portionen
50 g Kürbiskerne
50 g Parmesan
1 Zwiebel
100 g Champignons
1 Thymianzweig
200 ml Olivenöl

1. Die Kürbiskerne in einer beschichteten Pfanne ohne Öl anrösten, bis sie duften. Den Parmesan mit einer Küchenreibe fein reiben.
2. Die Zwiebel schälen, halbieren und in grobe Stücke schneiden. Champignons trocken putzen, Stiele nachschneiden und vierteln. Thymian waschen und die Blättchen vom Stiel streifen.
3. Kürbiskerne, Zwiebel, Champignons und das Öl in einen Blitzhacker geben und alles fein zermahlen. Die Masse nun mit Thymian und Parmesanraspeln vermengen und in ein Glas füllen.
4. Schmeckt auf Brot oder zu Nudeln.

Tipp: Gießen Sie immer wieder etwas Öl nach, damit das Pesto nicht trocken wird, so hält es sich 1–2 Monate.
Zeit: 10 Minuten
Gebildete Harnsäure gesamt: 70 mg
Pro Portion (45 g): Harnsäure 7 mg, 228 kcal, 24 g F, 1 g KH, 3 g E

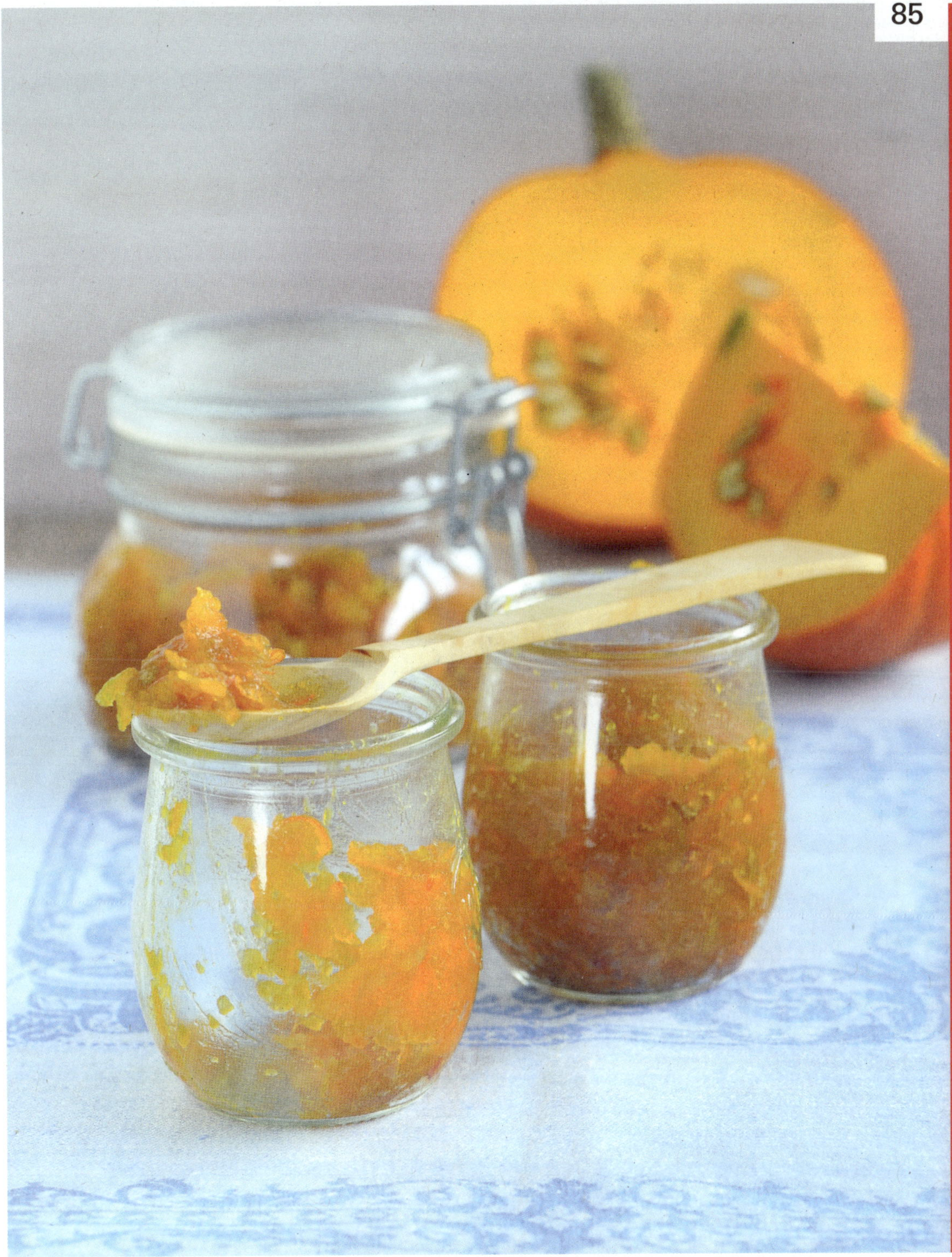

Süße Maronenwurst

Für 20 Portionen
75 g Macadamianüsse
250 g Maronen (vorgegart)
100 ml süße Sahne
2 EL Carobpulver
2 EL Agavendicksaft
1 Prise Zimt

1. Die Macadamianüsse in einer Pfanne ohne Fett rösten. Abgekühlt grob hacken. Maronen mit der Sahne, Carobpulver, Agavendicksaft und Zimt mit dem Pürierstab fein pürieren. Die gehackten Nüsse unterziehen.
2. Die Masse für etwa 3 Std. abgedeckt in den Kühlschrank stellen.
3. Die gekühlte Masse auf ein Stück Klarsichtfolie legen und zu einer Wurst rollen. Die Maroniwurst in die Folie wickeln, Enden zusammendrehen und im Kühlschrank aufbewahren. Die süße Wurst in dünne Scheiben schneiden und als Belag verwenden.

Variante: Anstatt der Maronen können Sie auch Pinienkerne oder Walnüsse in die Masse geben.
Zeit: 10 Minuten + Kühlung 3 Stunden
Gebildete Harnsäure gesamt: 0 mg
Pro Portion (24 g): 73 kcal, 6 g F, 8 g KH, 1 g E

Kartoffelcreme

Für 4 Portionen
200 g mehligkochende Kartoffeln
1 Zwiebel
20 g Frühstücksspeck
50 g Macadamianüsse
1–2 Blättchen Liebstöckel
4–5 EL Molke
Salz, Pfeffer

1. Die Kartoffeln waschen und knapp mit Wasser bedeckt ca. 15–20 Min. garen. Die Zwiebel schälen und fein würfeln. Den Frühstücksspeck ebenfalls in feine Würfel schneiden.
2. Die Macadamianüsse fein hacken. Die Liebstöckelblättchen waschen und ebenfalls fein hacken. Die Speckwürfel in einer Pfanne bei kleiner Hitze braten, Zwiebelwürfel zugeben und glasig dünsten.
3. Die noch heißen Kartoffeln schälen, zerstampfen und mit den übrigen vorbereiteten Zutaten mischen. Bei Bedarf etwas Molke hinzugeben, bis eine cremige Masse entsteht. Mit Salz und Pfeffer abschmecken.

Tipp: Den Brotaufstrich in ein Twist-off-Glas füllen und in den Kühlschrank stellen. So bleibt er mindestens 3–4 Tage frisch.
Varianten: Tauschen Sie die Macadamianüsse gegen Mandeln oder Pinienkerne aus. Statt Molke können Sie Buttermilch verwenden.
Zeit: 25 Minuten
Gebildete Harnsäure gesamt: 60 mg
Pro Portion (90 g): Harnsäure 1 mg, 160 kcal, 12 g F, 9 g KH, 3 g E

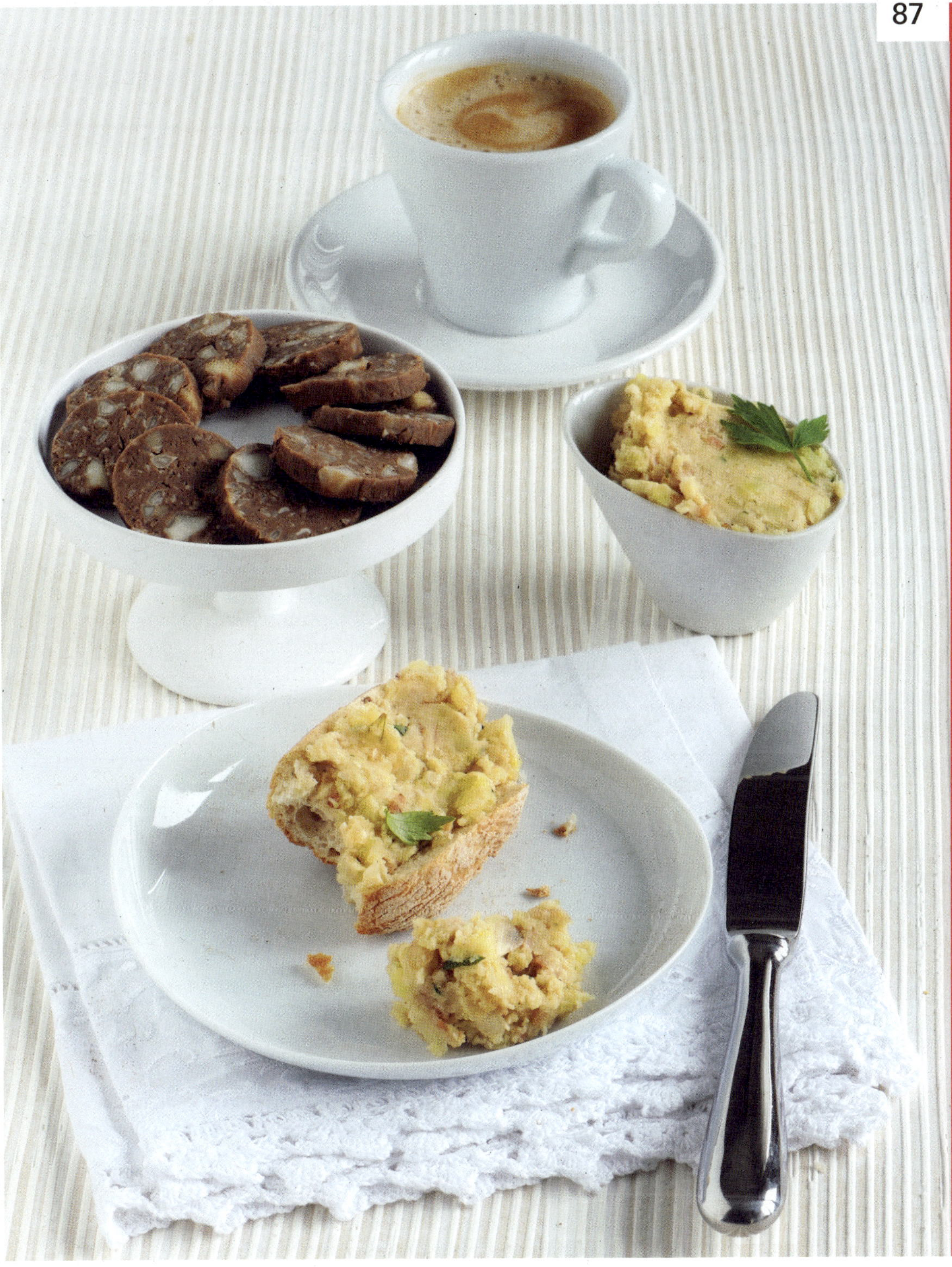

Röstzwiebel-Spread

Für 6 Portionen
200 g mehligkochende Kartoffeln
2 Zwiebeln
20 g Bündnerfleisch
50 g Gänseschmalz
1 TL getrockneter Majoran
2 EL Milch
Salz, Pfeffer

1. Die Kartoffeln mit Schale gar kochen, pellen und durch die Presse drücken. Zwiebeln schälen, halbieren und fein würfeln.
2. Bündnerfleisch in Streifen schneiden. Das Gänseschmalz in einen Topf geben, erhitzen, die Zwiebeln hellbraun rösten.
3. Bündnerfleisch und Majoran zugeben, Kartoffelschnee und Milch unterziehen und mit Salz und Pfeffer abschmecken. Das Spread hält sich in einem Schraubglas im Kühlschrank mind. 1 Woche.

Varianten: Sie können statt Bündnerfleisch verschiedene Kräuter verwenden. Essiggurken in kleinen Würfeln oder gehackte Nüsse eignen sich auch hervorragend. Statt des Gänseschmalzes können Sie 4–5 EL Raps- oder Reisöl verwenden.
Zeit: 35 Minuten
Gebildete Harnsäure gesamt: 48 mg
Pro Portion (60 g): Harnsäure 8 mg, 110 kcal, 9 g F, 6 g KH, 2 g E

Olivencreme

Für 4 Portionen
50 g grüne Oliven (ohne Stein)
50 g schwarze Oliven
100 g Frischkäse
1–2 getrocknete Tomaten
1 TL getrocknete Kräuter der Provence
Salz

1. Die Oliven in ein Sieb geben und kurz abtropfen lassen. Anschließend die grünen Oliven im Blitzhacker mit dem Frischkäse zu einer einheitlichen Creme pürieren.
2. Die getrockneten Tomaten fein hacken, Kräuter zugeben, salzen. Die schwarzen Oliven, wenn nötig, entsteinen und grob hacken. Zusammen mit den gewürzten Tomaten unter die Creme ziehen.
3. Die Creme mind. 1 Std. im Kühlschrank ziehen lassen. Sie ist im Kühlschrank etwa 1 Woche haltbar.

Varianten: Anstelle von getrockneten Tomaten können Sie gehackte Peperoni oder Kapern verwenden und den Frischkäse mit Knoblauch oder gehackten Zwiebeln ergänzen. Besonders würzig mit Ziegenfrischkäse!
Zeit: 15 Minuten + 1 Stunde Kühlung
Gebildete Harnsäure gesamt: 52 mg
Pro Portion (60 g): Harnsäure 13 mg, 88 kcal, 6 g F, 3 g KH, 4 g E

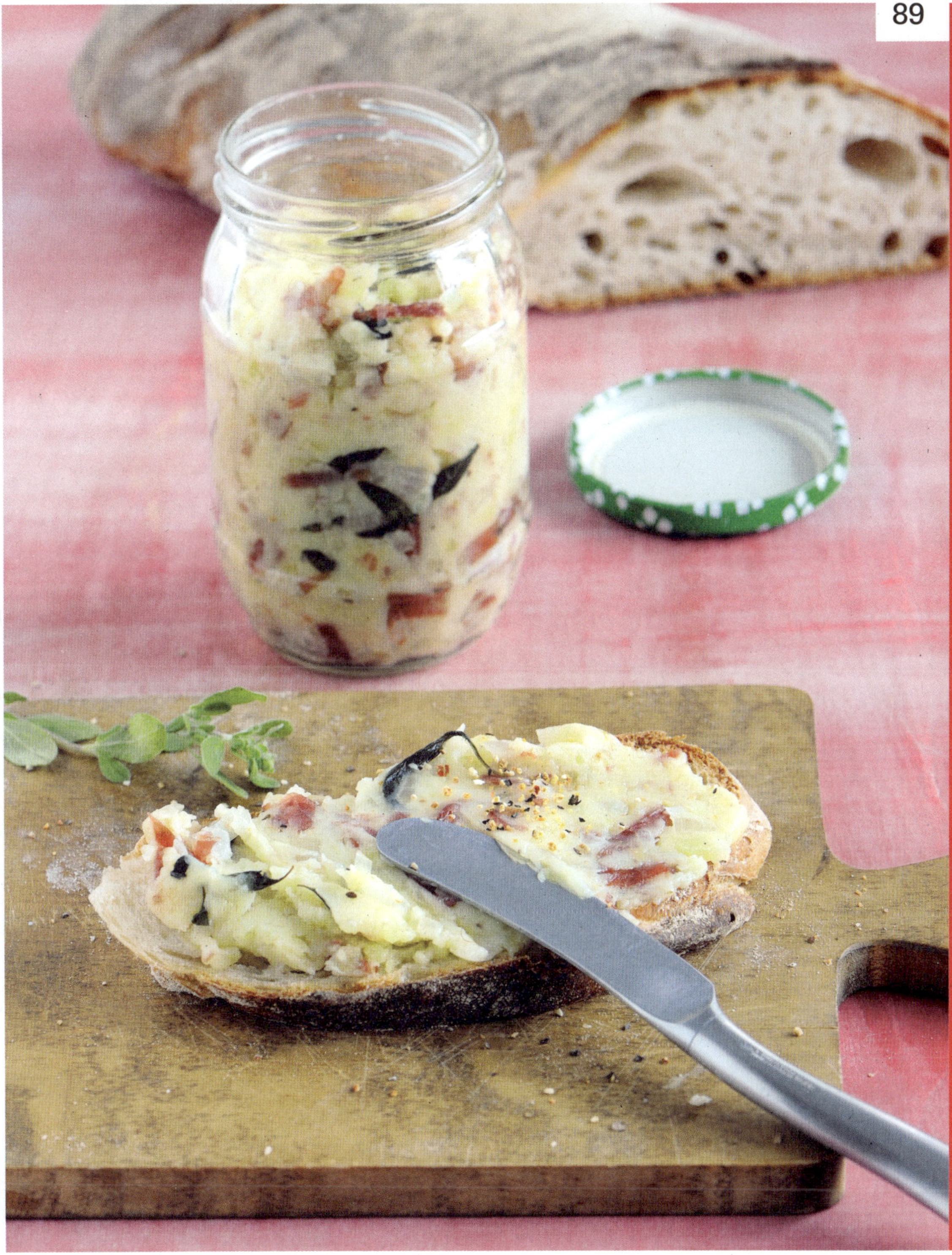

Scharfe Käsecreme

Für 6 Portionen
1–2 in Essig eingelegte grüne Peperoni
3 Frühlingszwiebeln
200 g gereifter Camembert
200 g Magerquark
1 EL Kürbiskernöl
Salz, Pfeffer

1. Peperonistiele entfernen und Fruchtfleisch fein hacken. Die Frühlingszwiebeln waschen, Wurzeln und Welkes entfernen und die Zwiebeln mit ihrem Grün in feine Ringe schneiden.
2. Den Camembert entrinden und mit einer Gabel zerdrücken. Quark, Öl, Salz, Pfeffer, gehackte Peperoni und Zwiebeln unterheben und mit etwas Peperoniessig aus dem Glas abschmecken.
3. Die Käsecreme etwas ziehen lassen.

Tipp: Schmeckt hervorragend mit frischem Bauernbrot.
Varianten: Zusätzlich können Sie in die Käsecreme z. B. gehackte Radieschen oder gehackten Rucola geben. Unterschiedliche Kräuter geben zusätzlich Geschmack.
Mit Munsterkäse oder Toco (feincremiger Weichkäse mit Pfeffernote) wird die Creme noch herzhafter und aromatischer.
Zeit: 15 Minuten
Gebildete Harnsäure gesamt: 29 mg
Pro Portion (80 g): Harnsäure 5 mg, 143 kcal, 10 g F, 2 g KH, 12 g E

Eier-Artischocken-Creme mit grünem Pfeffer

Für 6 Portionen
3 Eier
120 g Artischockenherzen (Dose oder Glas)
2 EL grüner Pfeffer (Glas)
5 EL Salatmayonnaise (50 %, fettreduziert)
1 TL grober Senf
Salz, Pfeffer

1. Die Eier 8 Min. in kochendem Wasser hart kochen, schälen, klein hacken und abkühlen lassen. Die Artischockenherzen in einem Sieb abtropfen lassen. Den Pfeffer mit einem Messer grob zerdrücken.
2. Die Artischockenherzen pürieren und mit Ei, grünem Pfeffer, Mayonnaise, Senf, Salz und Pfeffer vermischen und würzen.

Tipp: Die Creme ist gut verschlossen im Kühlschrank ca. 3 Tage haltbar. Sie schmeckt als Brotaufstrich oder aber auch zu Kartoffeln oder Gemüse.
Zeit: 15 Minuten
Gebildete Harnsäure gesamt: 78 mg
Pro Portion (60 g): Harnsäure 13 mg, 110 kcal, 10 g F, 1 g KH, 4 g E

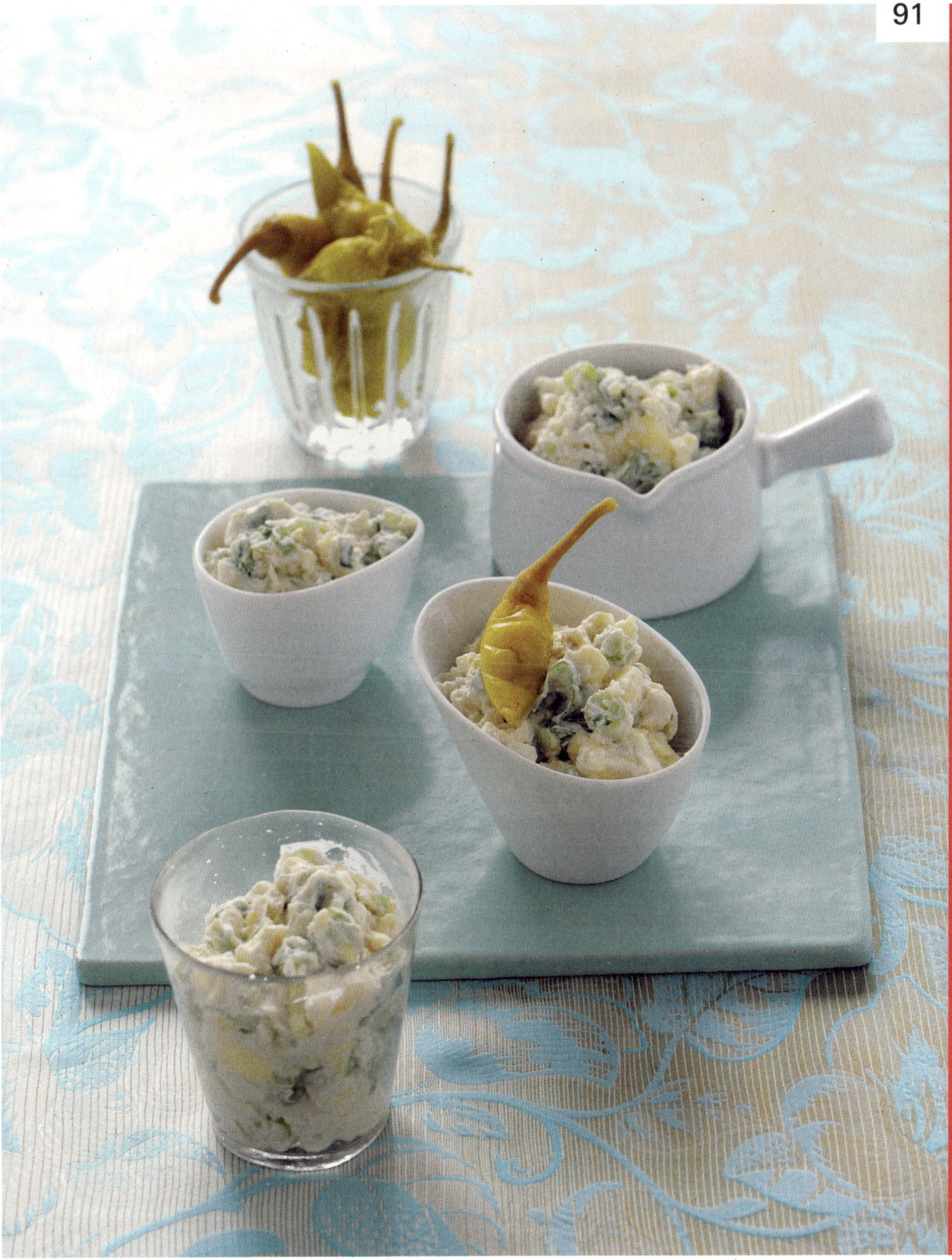

Kräuterquark-Variationen

Für 2 Portionen
2 Frühlingszwiebeln
½ Bund Petersilie
250 g Magerquark
Salz, Pfeffer
2 EL Rapsöl
ein Schuss Mineralwasser

1. Die Frühlingszwiebeln von Wurzel und Welkem befreien, waschen und in feine Ringe schneiden. Petersilie waschen, trocken schütteln, Blättchen fein hacken.
2. Den Quark mit einem Schneebesen aufschlagen, Petersilie dazugeben und cremig rühren. Salzen, pfeffern, Rapsöl und Mineralwasser hinzugeben. Zum Schluss nochmals alles sorgfältig verrühren.

Varianten: Zucchinicreme – Statt Frühlingszwiebeln 1 kleine Zucchini fein raspeln und mit einer zerdrückten Knoblauchzehe, 2 EL gehackten Walnüssen und den übrigen Zutaten vermengen: gebildete Harnsäure p. P. 44 mg; Roquefort-Quark-Creme – 50 g Roquefort fein zerkrümeln, Öl unter den Quark ziehen und mit fein gehacktem Majoran oder Oregano statt Petersilie abschmecken: gebildete Harnsäure p. P. 2 mg
Zeit: 15 Minuten
Gebildete Harnsäure gesamt: 6 mg
Pro Portion: Harnsäure 3 mg, 388 kcal, 21 g F, 15 g KH, 35 g E

Veggie Vitello tonnato

Für 4 Portionen
2 Auberginen à ca. 300 g
Salz, 1 Knoblauchzehe
150 g Joghurt (1,5 %)
80 g Tahin (Sesampaste)
½ Bio-Zitrone
Salz, Pfeffer
Chiliflocken (Pul Biber)
6 EL Olivenöl
1 Handvoll Salbei

1. Die Auberginen waschen, Stiel entfernen und der Länge nach in 1 cm dicke Scheiben schneiden, salzen.
2. Knoblauch abziehen, durch die Presse in den Joghurt drücken, mit Tahin cremig rühren. Zitronenschale abreiben, Saft auspressen, beides zugeben und mit Salz, Pfeffer und Chiliflocken abschmecken.
3. Die Auberginenscheiben zusammenpressen und den Saft mit Küchenpapier aufsaugen. Mit 5 EL Öl einpinseln und auf ein Blech legen. Im Backofen unter dem Grill von beiden Seiten je 3–5 Min. braun grillen oder in einer Pfanne rösten.
4. Salbei waschen, trocken tupfen und im restlichen Öl knusprig braten. Die Auberginen auf eine Platte legen, mit der Sauce überziehen und mit Salbei bestreuen. Durchziehen lassen.

Tipp: Passt zu Baguette und bleibt 2–3 Tage im Kühlschrank frisch.
Varianten: Angeröstete Kürbiskerne und kleine Tomatenwürfel auf den Auberginen geben zusätzlich ein besonderes Aroma.
Zeit: 30 Minuten
Gebildete Harnsäure gesamt: 120 mg
Pro Portion: Harnsäure 30 mg, 281 kcal, 25 g F, 8 g KH, 6 g E

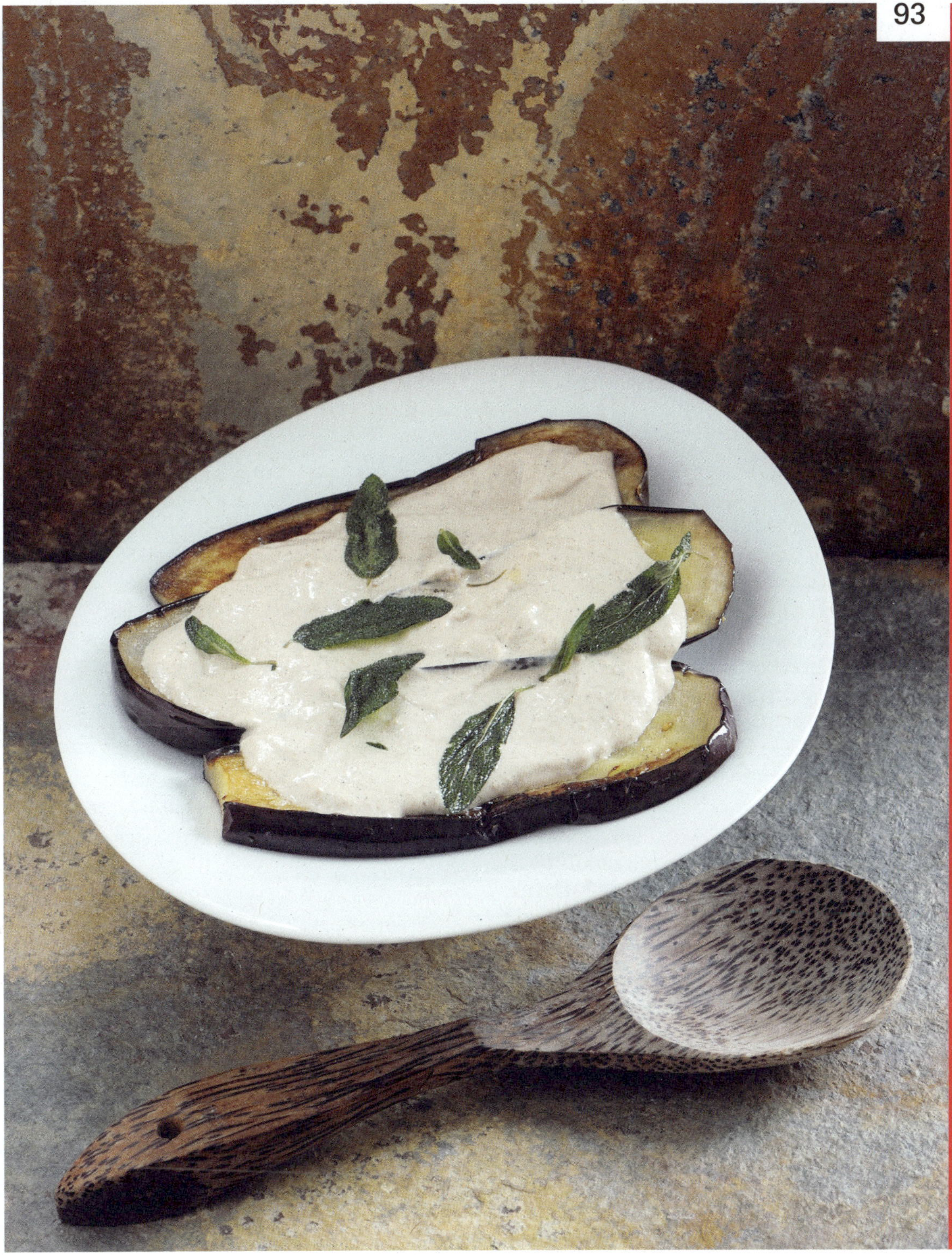

Spargel-Rahm-Parfait

Für 4 Portionen
500 g Spargelbruch weiß (ohne Spitzen)
2 zarte Kohlrabi (300 g)
Salz, Pfeffer
12 Blatt Gelatine
1 Bio-Zitrone
1 reife Avocado (insgesamt 200 g)
200 ml süße Sahne

1. Spargel waschen, schälen, die Schnittflächen nachschneiden. Kohlrabi waschen, putzen, wenn nötig schälen, in 1 cm dicke Stifte schneiden. Das Gemüse mit etwas Salz in 200 ml Wasser zugedeckt ca. 15 Min. weich dünsten. Gelatine in kaltem Wasser einweichen.
2. Die Hälfte der Spargelstücke beiseitelegen. Das übrige Gemüse mit der Garflüssigkeit fein pürieren, hierfür Garflüssigkeit mit Wasser auf 700 ml auffüllen. Gelatine darin auflösen, abkühlen lassen und kalt stellen.
3. Sobald das Gemüsepüree beginnt am Rand zu gelieren, aus dem Kühlschrank nehmen. Zitrone waschen, Schale oberflächlich abreiben und den Saft auspressen. Avocado halbieren und den Kern behutsam entfernen. Dann das Fruchtfleisch vorsichtig herauslösen und in etwa 1 cm große Würfel schneiden. Mit Zitronensaft beträufeln.
4. Sahne steif schlagen und unter das Gemüsemus ziehen, mit Zitronensaft, Salz und Pfeffer kräftig abschmecken. Eine Kastenform (für 1 l Inhalt) mit Klarsichtfolie auslegen und ein Drittel der Sahnecreme hineinfüllen. Ein Drittel Spargel und Avocado einschichten, kalt stellen.
5. Ist die Masse fest, das zweite Drittel Gemüsemus und Gemüsestückchen hineingeben, wieder im Kühlschrank fest werden lassen, dann den Rest zugeben.
6. Folie oben über die Masse schlagen. Die Form für 2 Std. in den Kühlschrank stellen.

Tipp: Gelatine erstarrt bei Kälte und wird bei Wärme flüssig. Deshalb beim Einschichten die Creme bei Zimmertemperatur stehen lassen und die Form zum Gelieren kalt stellen. Vorsicht mit dem Tiefkühlfach: Gefriert die Masse, verliert sie die Gelierfähigkeit.

Zeit: 1 Stunde 25 Minuten + 2 Stunden Kühlung

Gebildete Harnsäure gesamt: 276 mg
Pro Portion: Harnsäure 69 mg, 293 kcal, 27 g F, 7 g KH, 6 g E

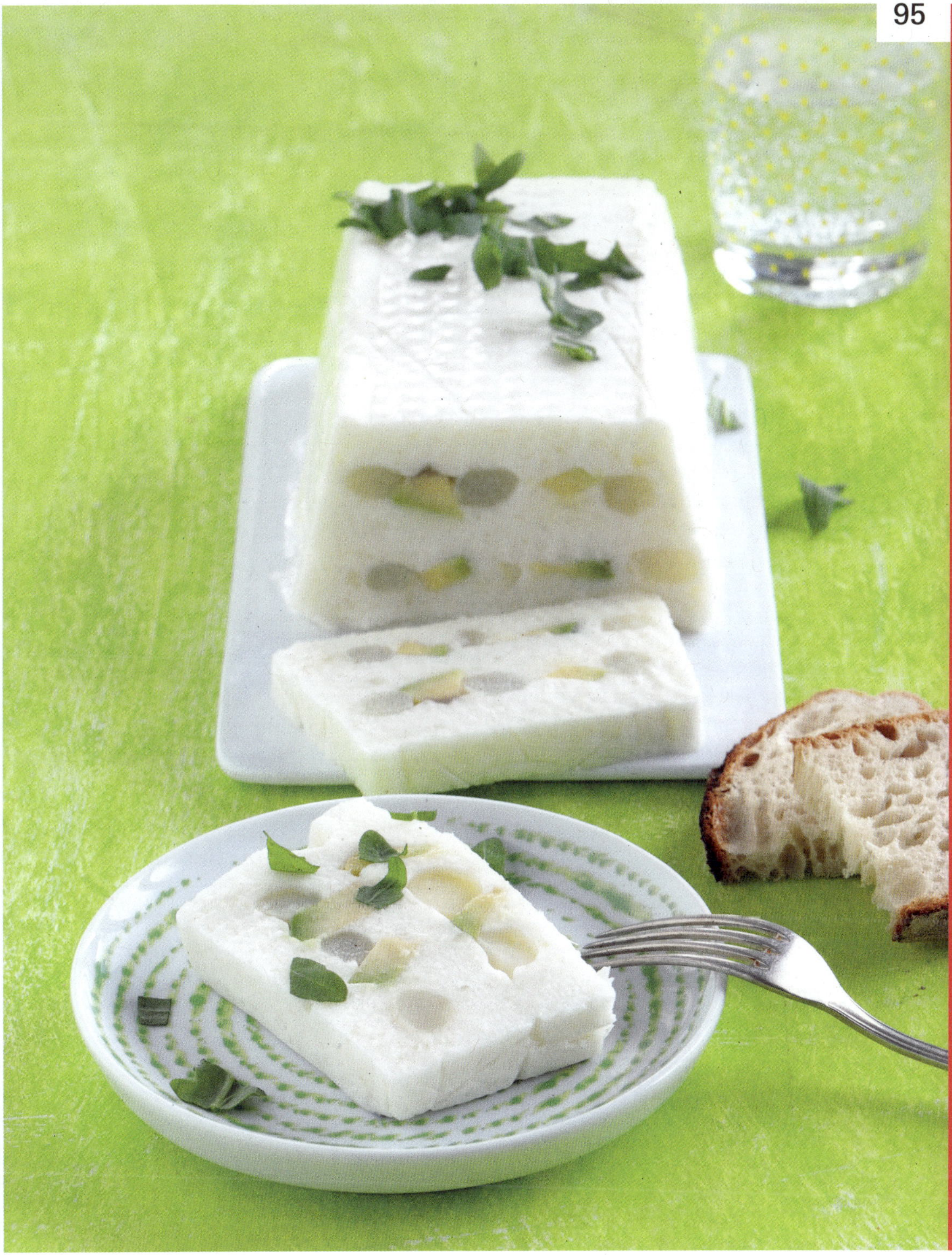

Enntenconfit mit Maronen

Für 15 Portionen
1 Entenbrust (300 g)
1 EL grobes Meersalz
1 Thymianzweig
½ TL Pfefferkörner (schwarz)
2 Gewürznelken
50 g Trockenpflaumen (entsteint)
100 g Maronen (vorgegart)
100 g Enten- oder Gänseschmalz
Pfeffer, Salz

1. Backofen auf 140 °C vorheizen. Die Entenbrust von allem sichtbaren Fett und ihrer Haut befreien. Das Fett und die Haut mit 1 EL Wasser in einem kleinen Topf bei kleiner Hitze auslassen. Durch ein Sieb gießen und Fett dabei auffangen.
2. Die Entenbrust rundum salzen, mit ausgelassenem Fett, Thymian, Pfefferkörnern und Nelken in eine feuerfeste Deckelform geben. Im heißen Backofen zugedeckt etwa 50 Min. garen, bis die Brust weich ist.
3. Dann Thymian, Pfeffer und Nelken entfernen, Brust quer zur Faser in sehr feine Streifen schneiden. Pflaumen und Maronen grob hacken. Entenfleisch, Trockenpflaumen und Maronen mit dem Fond und dem Schmalz verrühren, mit Pfeffer und Salz würzen. In eine Deckelform geben und im Kühlschrank aufbewahren. Das Confit hält sich ca. 1 Monat.

Tipp: Die ausgelassene Entenhaut können Sie Ihren Gästen anbieten. Schneiden Sie sie in kleine Würfel und braten Sie die Haut kurz in der Pfanne. Über einen Salat gestreut, schmeckt das wunderbar.
Hinweis: Entenfett ist gesünder als Butter, Entenfleisch purinärmer als Gans.
Zeit: 70 Minuten + 3 Stunden Kühlung
Gebildete Harnsäure gesamt: 390 mg
Pro Portion (37 mg): Harnsäure 26 mg, 125 kcal, 10 g F, 4 g KH, 4 g E

Aspik mit Artischockenherzen

Für 4 Portionen
200 g Brokkoli
Salz, 6 Blatt Gelatine
1 Dose Artischockenherzen (Abtropfgewicht 240 g)
1 Fleischtomate, 1 hart gekochtes Ei
1 Lorbeerblatt, 1 Thymianzweig
4 Wacholderbeeren
4 Pfefferkörner (schwarz)
½ Bio-Zitrone

1. Brokkoli waschen, die einzelnen Röschen abteilen. In 250 ml Wasser mit etwas Salz ca. 5 Min. garen. Sud aufbewahren. Gelatine in kaltem Wasser einweichen.
2. Artischockenherzen abgießen, Sud auffangen. Tomate heiß überbrühen, häuten, Stielansatz und Kerne entfernen, Fruchtfleisch würfeln. Ei schälen und in dünne Scheiben schneiden.
3. Brokkoli- und Artischockensud mit dem Lorbeerblatt, Thymian, ½ TL Salz, Wacholderbeeren und Pfefferkörnern sowie einem Stück Zitronenschale erhitzen und 5 Min. kochen. Dann abseihen und die ausgedrückte Gelatine zugeben. Mit Wasser auf 500 ml auffüllen, mit Salz und Zitronensaft abschmecken.
4. Mit der Flüssigkeit einen Spiegel in eine Form (1 l Inhalt) gießen, im Kühlschrank erstarren lassen, das dauert je nach Form und Kühlung ca. 20 Min. Die Hälfte Gemüse, Eierscheiben und wieder Flüssigkeit darauf verteilen. Kalt stellen, bis alles geliert ist. Dann die übrigen Zutaten einschichten, mit Flüssigkeit bedecken und alles für 1–2 Std. kühl stellen.

Zeit: 40 Minuten + 2 Stunden Kühlung
Gebildete Harnsäure gesamt: 240 mg
Pro Portion: Harnsäure 60 mg, 60 kcal, 2 g F, 3 g KH, 7 g E

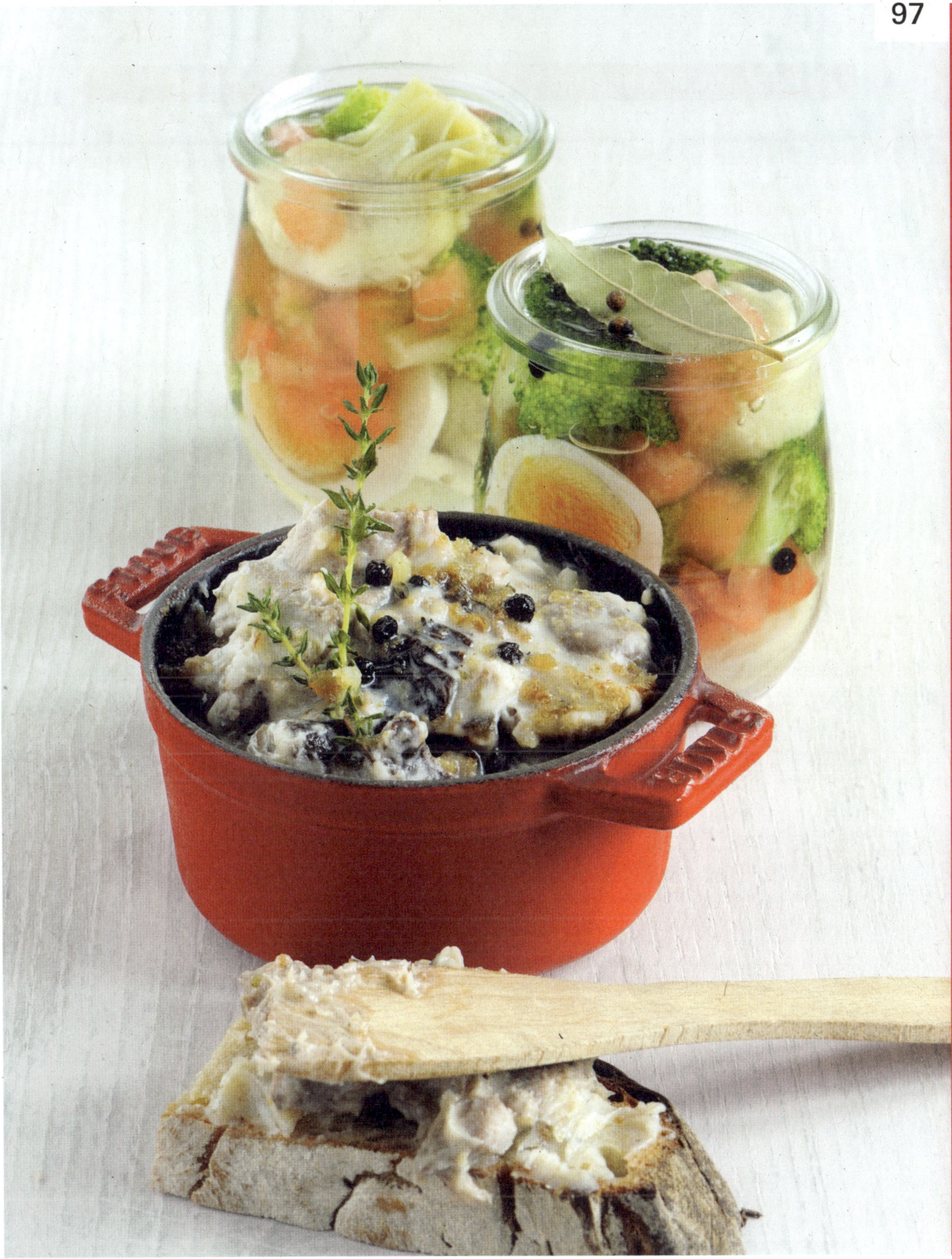

Herzhafte Maismuffins

Für 12 Stück
Fett für die Form
80 g Cashewkerne
2 Möhren (150 g)
5 cm Ingwerwurzel
100 g Mehl (Type 405), 150 g Maismehl
2½ TL Backpulver
2 TL Salz, Cayennepfeffer
geriebene Muskatnuss
50 g würziger Reibekäse
2 Eier, 60 ml Rapsöl
300 g fettarmer Joghurt

1. Backofen auf 180 °C vorheizen. Muffinblech fetten. 12 Cashewkerne beiseitelegen, den Rest hellbraun rösten und fein hacken.
2. Möhren und Ingwer waschen und schälen. Alles fein reiben. Beide Mehlsorten in eine Schüssel geben und mit Backpulver, Salz, Pfeffer und Muskatnuss mischen. Möhre, Ingwer, Käse sowie die gehackten Nüsse hinzufügen und vermengen.
3. Die Eier in einer anderen Schüssel mit Öl und Joghurt verquirlen und unter den Mehlmix ziehen. Den Teig in die Blechvertiefungen einfüllen. Je einen Cashewkern obenauf setzen. Im Backofen (Mitte, Umluft) bei 160 °C 20 Min. backen.
4. Die Muffins aus dem Ofen nehmen, im Backblech 5 Min. ruhen lassen und anschließend aus den Förmchen nehmen.

Variante: Statt mit Ingwer mit Chili, Tabasco oder mit scharfem Paprikapulver würzen.
Süße Varianten: Verwenden Sie nur ½ TL Salz und dafür 2 EL Rohrzucker oder Honig. Dazu passen Mangos oder Kakis.
Zeit: 30 Minuten + 25 Minuten Backzeit
Gebildete Harnsäure gesamt: 120 mg
Pro Muffin: Harnsäure 10 mg, 189 kcal, 10 g F, 19 g KH, 6 g E

Mildes Maisbrot

Für 1 Kastenform (12 Scheiben)
200 g mehligkochende Kartoffeln
300 g Maismehl
100 g Weizenmehl (Type 405)
1 TL Salz
1 Päckchen Backpulver
1 EL Rapsöl
2 EL Honig
200 ml Buttermilch

1. Den Backofen auf 220 °C vorheizen. Die Kartoffeln waschen und in wenig gesalzenem Wasser zugedeckt ca. 20–25 Min. weich kochen. Kalt abschrecken, pellen und durch die Kartoffelpresse drücken. Auf einem Blech oder Brett ausdampfen lassen.
2. Mais- und Weizenmehl, Salz und Backpulver gut vermischen. Öl mit Honig und Buttermilch verquirlen und die Kartoffeln zugeben. Die gesamte Masse mit dem Mehlmix zu einem glatten Teig verrühren.
3. Eine Kastenform (21 cm x 11 cm) mit Backpapier auslegen und die Teigmasse hineingeben. Die Temperatur des Ofens auf 200 °C reduzieren. Das Brot mittig in den Ofen schieben und ca. 50 Min. backen.
4. Nach dem Backen das Brot kurz ruhen lassen und dann erst aus der Form stürzen.

Varianten: Sie können das Brot statt mit Maismehl mit Polenta herstellen, dann wird das Brot etwas krümeliger. Cashewkerne oder Macadamianüsse, unter den Teig gemengt, sorgen für mehr Biss, erhöhen aber gleichzeitig die Kalorien. Sie können auch die Buttermilch durch 2 Eier ersetzen.
Zeit: 40 Minuten + 50 Minuten Backzeit
Gebildete Harnsäure gesamt: 156 mg
Pro Scheibe: Harnsäure 13 mg, 118 kcal, 1 g F, 23 g KH, 3 g E

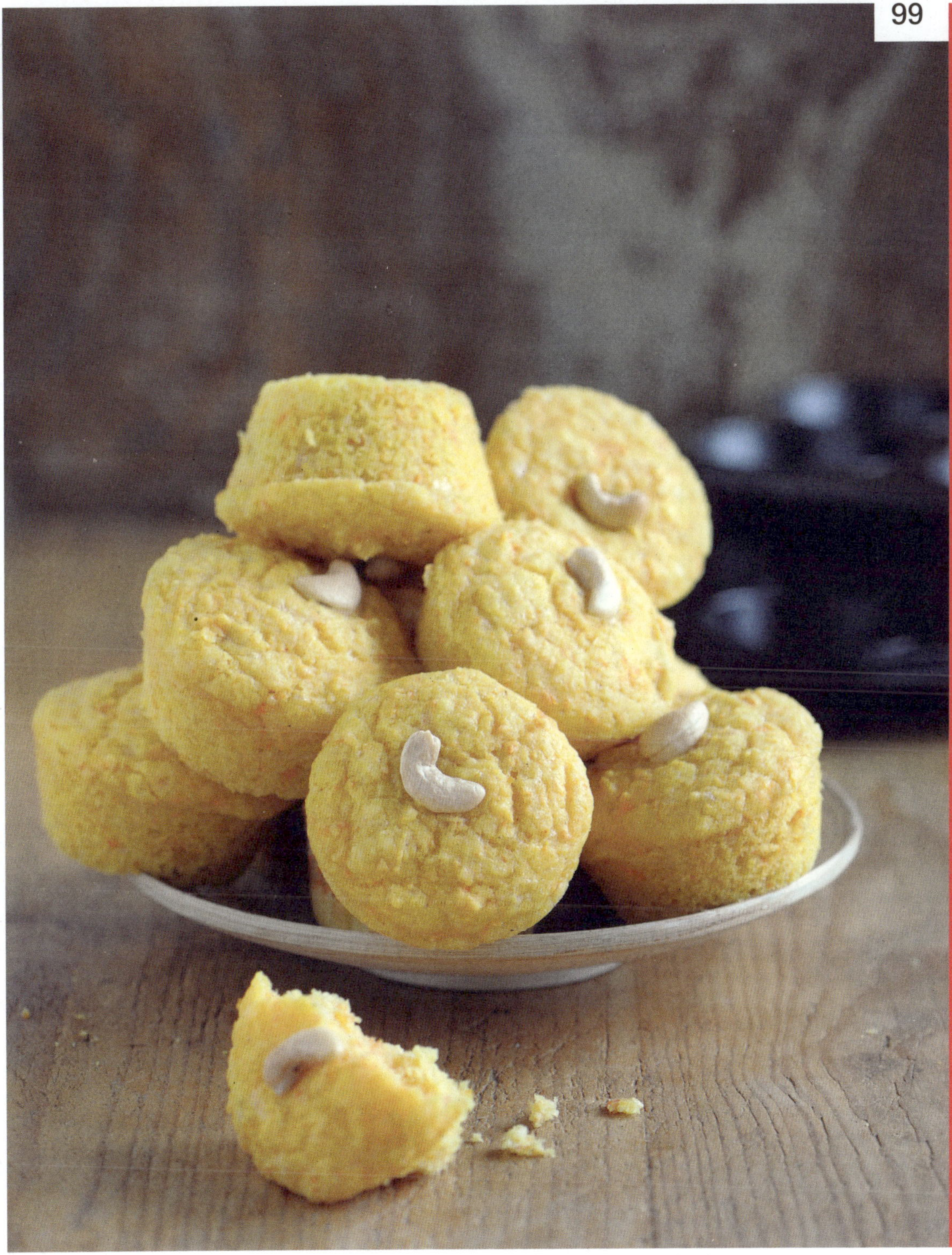

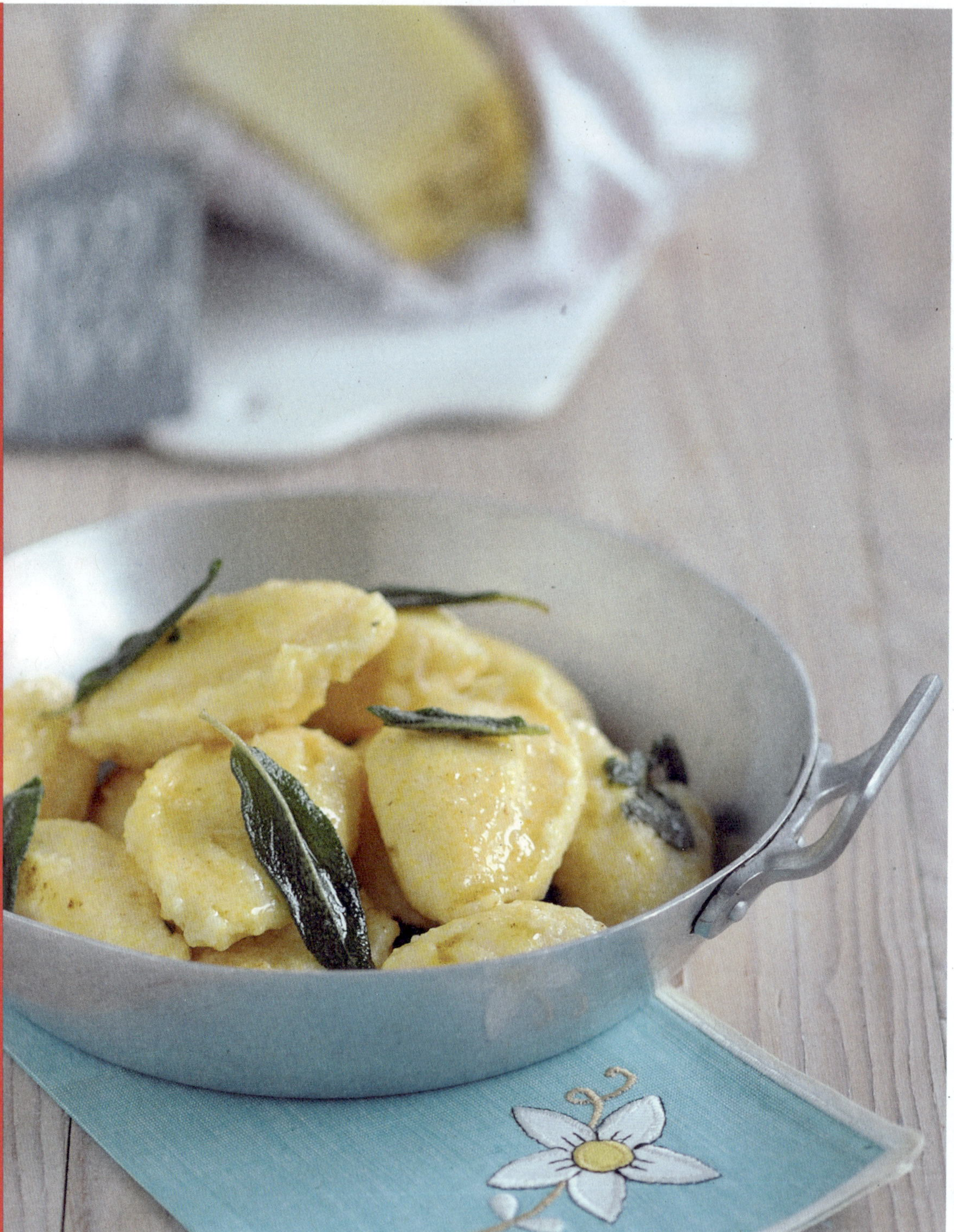

Schnelles Essen für jeden Tag

Hier kommen auch Fleisch- und Fischfans auf ihre Kosten: Geschickt kombiniert mit Käse, Nüssen und Würzgemüse, schmecken Puffer, Lasagne, Schnitzel oder Frikadellen auch purinarm köstlich! Mit diesen Grundrezepten kommen Sie bestens über die Woche.

Gemüsebouillon

Für 2 Portionen
Für die Klößchen:
40 g geriebener Parmesan
100 g Magerquark
1 Ei, 2 EL Semmelbrösel
Salz, Pfeffer, Muskatnuss
Für die Brühe:
250 g Suppengrün (z. B. Möhre, Sellerie, Petersilienwurzel)
1 Zwiebel, 1 reife Tomate
1 EL Rapsöl
1 Stiel Liebstöckel oder 1 Lorbeerblatt

1. Für die Klößchen den geriebenen Parmesan mit Quark, Ei, Semmelbrösel, Salz und geriebener Muskatnuss verrühren und beiseitestellen.
2. Für die Brühe das Suppengrün waschen, putzen und schälen. In 1 cm große Würfel schneiden. Die Zwiebel schälen und halbieren. Tomate waschen, vierteln und den Stielansatz entfernen.
3. 1 EL Öl in einem Topf erhitzen, Zwiebel auf der Schnittfläche darin kräftig anbraten. Die Gemüsewürfel hinzufügen und bei mittlerer Hitze zugedeckt dünsten. Sobald sie beginnen anzusetzen, die Tomatenviertel zugeben und kurz anschmoren. ½ l Wasser und Liebstöckel oder Lorbeerblatt hinzufügen, aufkochen und zugedeckt 5 Min. köcheln lassen.
4. Mit zwei nassen Teelöffeln aus der vorbereiteten Masse etwa 14 Klößchen abstechen und in der Gemüsebouillon ca. 5 Min. gar ziehen lassen. Zwiebelhälften und Tomatenhaut aus der Bouillon angeln, Brühe mit Salz und Pfeffer abschmecken.

Zeit: 30 Minuten
Gebildete Harnsäure gesamt: 86 mg
Pro Portion: Harnsäure 43 mg, 312 kcal, 15 g F, 24 g KH, 20 g E

Borschtsch

Für 2 Portionen
250 g Rote Bete
150 g Weißkohl
1 Zwiebel
2 EL Rapsöl
100 g Rinderhackfleisch
1 TL Kümmel, 1 Lorbeerblatt
Salz, Pfeffer
Spritzer Zitronen- oder Sauerkrautsaft
2 EL Schmand

1. Rote Bete mit einem Sparschäler schälen und klein würfeln. Den Kohl waschen, putzen und in feine Streifen schneiden. Die Zwiebel schälen und würfeln.
2. Öl in einen Topf geben und das Rinderhackfleisch darin krümelig braun braten. Rote-Bete- und Zwiebelwürfel zum Hackfleisch geben. Alles zugedeckt 10 Min. bei kleiner Hitze dünsten.
3. Anschließend Weißkohl, Kümmel und Lorbeerblatt und 50 ml Wasser hinzufügen, damit das Gemüse nicht ansetzt. Alles im geschlossenen Topf weitere 15 Min. garen.
4. Den Borschtsch mit Salz und Pfeffer und mit Zitronen- oder Sauerkrautsaft abschmecken. Mit Schmand anrichten und heiß mit Brot oder Kartoffeln servieren.

Tipp: Wenn Sie Rote Bete schälen, am besten immer mit Handschuhen arbeiten, denn sie färbt. Für ein blitzschnelles Borschtsch können Sie auch vorgegarte Rote Bete und Sauerkraut verwenden.
Zeit: 40 Minuten
Gebildete Harnsäure gesamt: 202 mg
Pro Portion: Harnsäure 101 mg, 334 kcal, 24 g F, 16 g KH, 14 g E

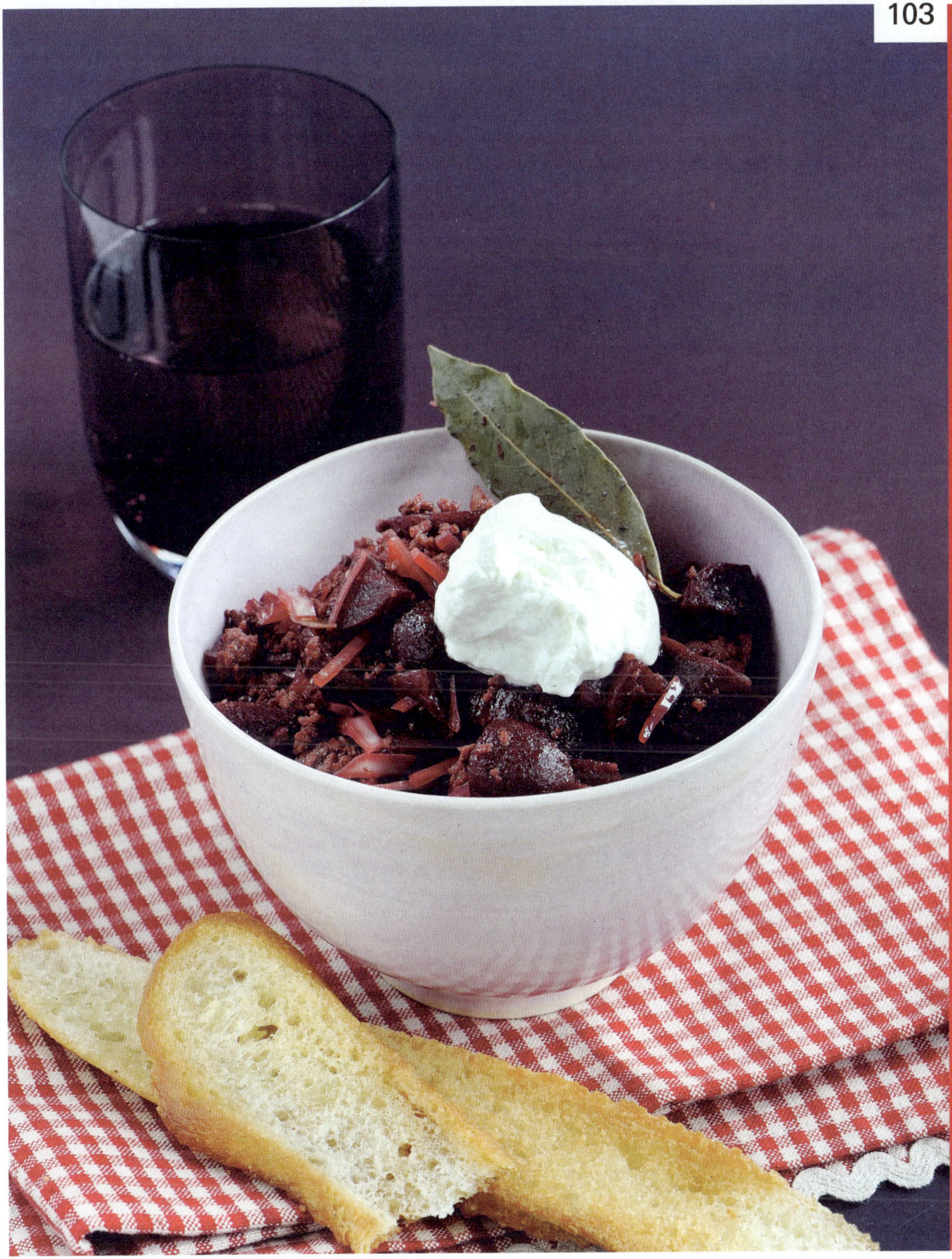

Veggie-Bolognese

Für 2 Portionen
200 g Suppengrün (Karotten, Sellerie, Petersilienwurzel)
1 Zwiebel
1 getrockneter Steinpilz
2–3 Wacholderbeeren
60 g Walnüsse (geschält)
1 EL Rapsöl
250 ml Tomatensaft
1 Thymianzweig, 1 Lorbeerblatt
Salz, Pfeffer
30 g Räucherkäse, 2 EL süße Sahne

1. Das Suppengrün waschen, schälen und fein zerkleinern. Die Zwiebel schälen und fein hacken. Steinpilz und Wacholderbeeren fein mit den Fingern zerkrümeln. Die Walnüsse grob mit dem Messer hacken.
2. Die Zwiebelwürfel in einer Pfanne mit Öl glasig dünsten. Dann das Gemüse und die Nüsse zugeben. Unter Wenden ca. 5 Min. braten, bis alles bräunt.
3. Dann den Tomatensaft angießen, Pilz- und Wacholderkrümel, Thymian, Lorbeerblatt, Salz und Pfeffer zufügen und bei kleiner Hitze etwa 10 Min. einkochen lassen. Dabei einen Spritzschutz auflegen.
4. Den Räucherkäse grob reiben. Mit der Sahne unter die Sauce ziehen, nach Bedarf mit ca. 100 ml Wasser verdünnen. Würzig abschmecken.

Variante: Wer nicht ganz auf Fleisch verzichten mag, kann 100 g Rinderhackfleisch mit den Zwiebeln anbraten – den Käse dann weglassen (geb. Harnsäure p. P. 134 mg).
Zeit: 30 Minuten
Gebildete Harnsäure gesamt: 158 mg
Pro Portion: Harnsäure 79 mg, 418 kcal, 34 g F, 13 g KH, 15 g E

Gemüsewok

Für 2 Portionen
1 Stück Ingwerwurzel (3 cm)
2 Paprikaschoten, 250 g Chinakohl
2 Frühlingszwiebeln, 1 Mini-Ananas
200 g Wasserkastanien (Konserve)
½ Bd. Koriander oder glatte Petersilie (als milde Variante)
1 Mandel-Sesam-Tofu (etwa 250 g)
2–3 EL Rapsöl, Salz, Pfeffer, Chiliflocken
1 TL süßsaure Sauce, helle Sojasauce

1. Ingwer schälen und fein hacken. Gemüse waschen. Paprika halbieren, von Kernen und Trennwänden befreien, in 1 cm breite Streifen schneiden. Chinakohl in 3 cm breite Streifen schneiden. Frühlingszwiebeln von Wurzeln und Welkem befreien, in feine Ringe schneiden.
2. Die Ananas schälen, längs vierteln, Strunk entfernen und in 1 cm dünne Scheiben schneiden. Kastanien abtropfen lassen, Sud aufbewahren. Koriander waschen, trocken schütteln, Blättchen abzupfen und grob hacken.
3. Den Mandel-Sesam-Tofu in 1 cm dicke Scheiben schneiden. Im Wok Öl erhitzen und Tofuscheiben 2–3 Min. von beiden Seiten kross anbraten. Paprika, Wasserkastanien und Zwiebeln hinzufügen und unter Rühren ca. 5 Min. braten.
4. Ananas, Ingwer, Koriander und Chinakohl zugeben und unter Rühren heiß werden lassen. Mit Salz, Pfeffer, Chiliflocken, süßsaurer und Sojasauce abschmecken. Ist die Pfanne zu trocken, einen Schuss Kastaniensud zugeben.

Tipp: Dazu passt Reis.
Zeit: 35 Minuten
Gebildete Harnsäure gesamt: 150 mg
Pro Portion: Harnsäure 75 mg, 498 kcal, 25 g F, 41 g KH, 26 g E

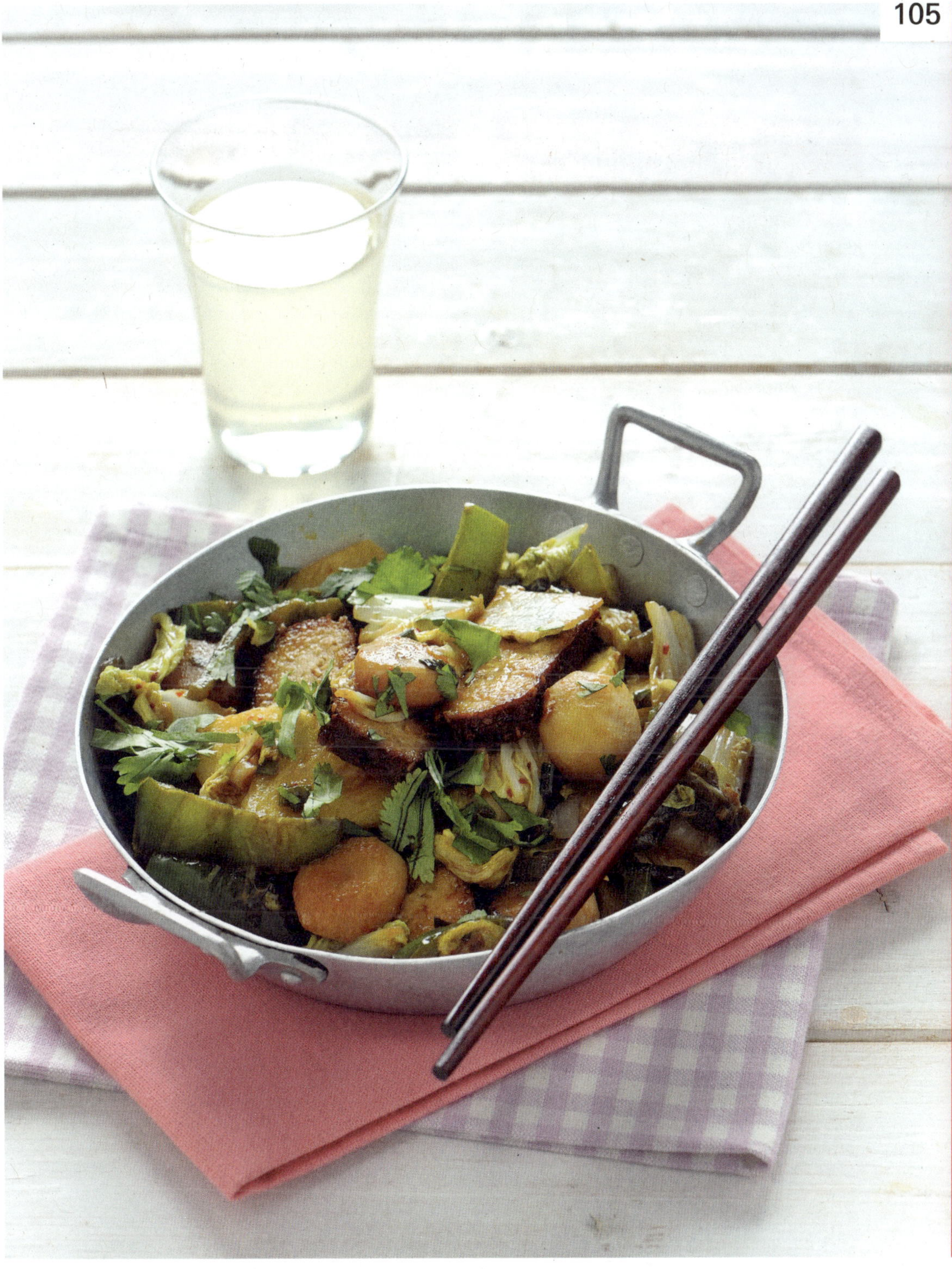

Eier in Senf-Zwiebel-Sauce mit Kräuterkartoffeln

Für 2 Portionen
400 g Kartoffeln (Drillinge)
4 Eier
½ Bd. Petersilie
½ Bd. Schnittlauch
1 große Zwiebel, Salz, Pfeffer
2 EL Rapsöl
5–6 EL süße Sahne
1 Prise Zimt
2 EL Körnersenf
2 EL Kapern

1. Kartoffeln waschen und knapp mit Wasser bedeckt in einem Topf 10–15 Min. kochen. Die Eier für ca. 7 Min. wachsweich kochen.
2. Petersilie und Schnittlauch waschen, trocken schütteln und fein hacken. Die Zwiebel schälen, halbieren und würfeln.
3. 1 EL Öl in einem Topf erhitzen und die Zwiebelwürfel darin 3 Min. glasig dünsten. 100 ml Wasser angießen, salzen und die Zwiebeln zugedeckt bei kleiner Hitze in etwa 15 Min. sehr weich kochen. Mit dem Pürierstab fein pürieren, dann mit Sahne, Salz, Zimt und Senf abschmecken.
4. Die Kartoffeln pellen und in einer Pfanne im übrigen Öl mit den Kräutern, Salz und Pfeffer 2 Min. schwenken.
5. Eier pellen und halbieren. Abgetropfte Kapern unter die Sauce ziehen und mit Kapernsud abschmecken. Eier mit der Sauce und den Kräuterkartoffeln anrichten.

Zeit: 40 Minuten
Gebildete Harnsäure gesamt: 110 mg
Pro Portion: Harnsäure 55 mg, 475 kcal, 27 g F, 38 g KH, 19 g E

Kartoffelgulasch

Für 2 Portionen
1 rote Paprikaschote
2 Zwiebeln
400 g mehligkochende Kartoffeln
2 EL Rapsöl
Paprikapulver (1–2 TL mild, ½ TL scharf)
Salz
1 TL Wacholderbeeren
200 g Sauerkraut
250 ml Tomatensaft
2 EL Schmand

1. Die Paprika waschen, halbieren, putzen und in Rauten schneiden. Zwiebeln schälen, halbieren und grob hacken. Die Kartoffeln schälen und in ca. 2 cm große Würfel schneiden.
2. Das Öl in einem großen Topf erhitzen und die Zwiebeln darin anbraten. Kartoffeln, Paprika, Paprikapulver, Salz und Wacholderbeeren zugeben und bei kleiner Hitze zugedeckt etwa 10 Min. schmoren.
3. Das Sauerkraut hacken, zusammen mit dem Tomatensaft zugeben und weitere 5 Min. schmoren lassen. Eventuell noch etwas Wasser hinzufügen. Das Gulasch abschmecken und mit einem Klacks Schmand servieren.

Tipp: Dazu passen als Einlage Hackfleischklößchen (Rezept S. 124). Achtung: Der Harnsäurewert erhöht sich dadurch. Sie können stattdessen 150 g in Würfel geschnittenen Paprika-Esrom oder Räucherkäse in das Gulasch geben.
Zeit: 30 Minuten
Gebildete Harnsäure gesamt: 156 mg
Pro Portion: Harnsäure 78 mg, 363 kcal, 17 g F, 42 g KH, 9 g E

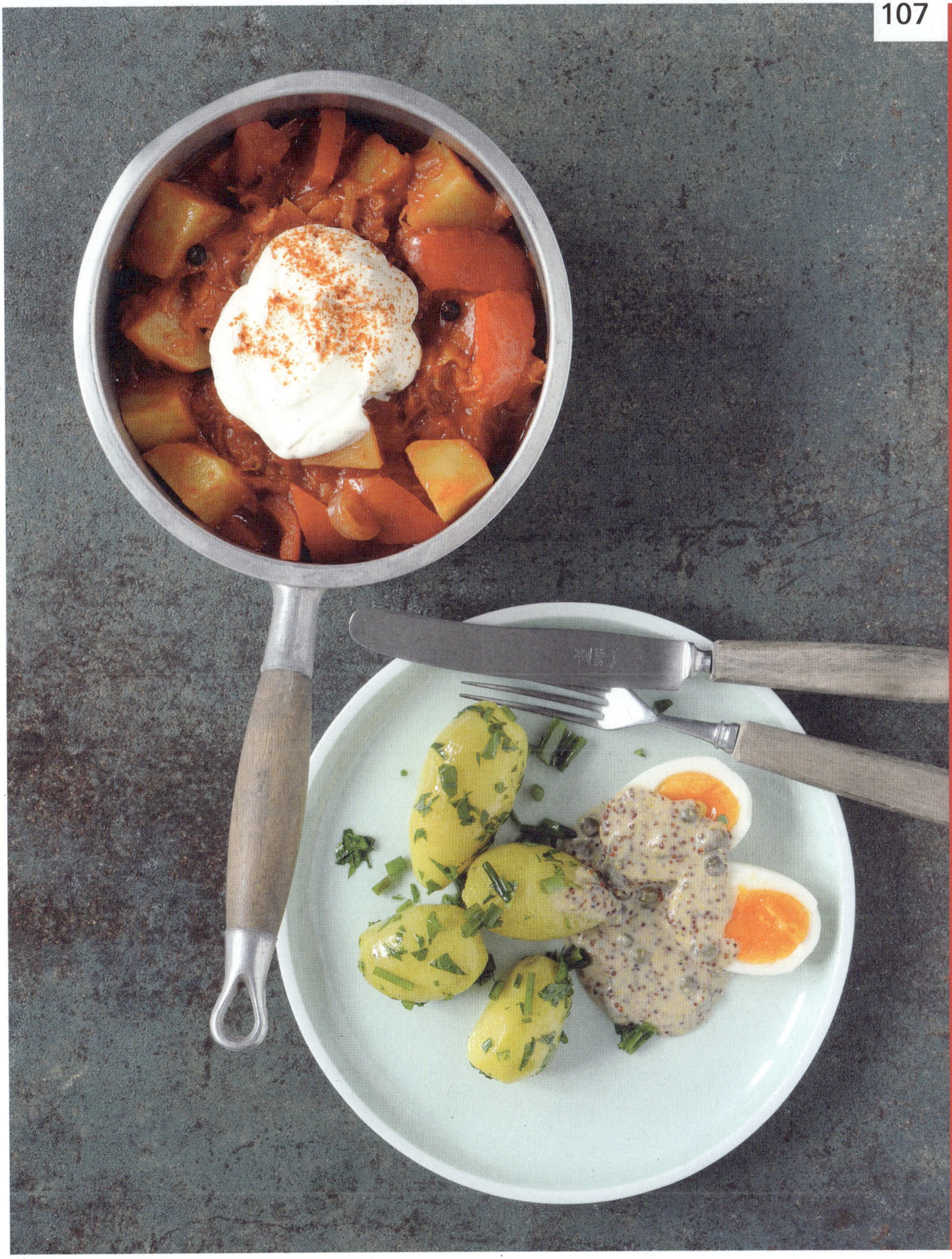

Polentacreme mit Knusperblumenkohl

Für 2 Portionen
400 g Blumenkohl
95 g Maisgrieß, 250 ml Milch
Salz, Chilipfeffer
100 g Hüttenkäse
1 Ei, Muskatnuss
25 g Cashewkerne
30 g Speisestärke
Rapsöl zum Braten

1. Blumenkohl in große Röschen zerteilen und in einem Dämpfer oder Dämpfaufsatz über kochendem Wasser etwa 10 Min. knackig vorgaren.
2. Inzwischen 70 g Maisgrieß mit 150 ml Wasser, Milch, 1 TL Salz und etwas Chilipfeffer anrühren und unter Rühren etwa 5 Min. bei kleiner Hitze kochen. Hüttenkäse unterziehen und Creme warm halten.
3. Das Ei in einem tiefen Teller mit etwas Salz und geriebener Muskatnuss verquirlen. Die Cashewkerne fein zermahlen und mit dem restlichen Maisgrieß vermischen. Die abgetropften Blumenkohlröschen erst mit Stärke übersieben und dann im Ei wenden. Zum Schluss in dem Cashew-Grieß-Mix wie ein Schnitzel wälzen, gut andrücken.
4. In einer Pfanne das Öl etwa 2 cm hoch einfüllen und erhitzen. Darin die Blumenkohlröschen knusprig braun braten und auf Küchenpapier abtropfen lassen. Heiße Polenta zum Blumenkohl servieren.

Tipp: Dazu passen ein grüner Salat und ein Spritzer Zitrone.
Zeit: 40 Minuten
Gebildete Harnsäure gesamt: 268 mg
Pro Portion: Harnsäure 134 mg, 568 kcal, 13 g F, 83 g KH, 27 g E

Knusperpizza

Für 4 Portionen (1 Blech)
300 g Mehl (Type 550)
Salz, 2 TL Backpulver
200 g Magerquark
2 EL Joghurt (1,5 %)
6 EL Olivenöl
150 g kleine Zucchini
1 Dose Artischockenherzen (Abtropfgewicht 240 g)
2 Tomaten (100 g)
200 g Mozzarella, 100 g Rucola
30 g hauchdünne Rindersalami
Pfeffer

1. Backofen auf 200 °C vorheizen. Mehl mit ca. 1 TL Salz und Backpulver in eine Schüssel geben und vermischen. Magerquark, Joghurt und Öl hinzufügen und alles rasch zu einem elastischen Teig verkneten.
2. Zucchini waschen, Stiel entfernen und in dünne Scheiben schneiden. Artischocken in Spalten schneiden und gut abtropfen lassen. Ein Backblech mit Backpapier auslegen und den Teig darauf dünn ausrollen.
3. Tomaten waschen, Stielansätze entfernen und fein würfeln. Tomatenwürfel auf dem Teig verteilen. Zucchinischeiben und Artischockenhälften darauflegen und salzen. Mozzarella in kleine Würfel schneiden und ebenfalls auf der Pizza verteilen.
4. Pizza auf der untersten Schiene des Ofens 25 Min. backen. In der Zwischenzeit Rucola waschen, trocken schütteln und Stiele entfernen. Zum Schluss die heiße Pizza mit Salamischeiben belegen, mit Pfeffer aus der Mühle übermahlen und den Rucola darauf verteilen.

Zeit: 25 Minuten + 25 Minuten Backzeit
Gebildete Harnsäure gesamt: 228 mg
Pro Portion: Harnsäure 57 mg, 633 kcal, 29 g F, 64 g KH, 28 g E

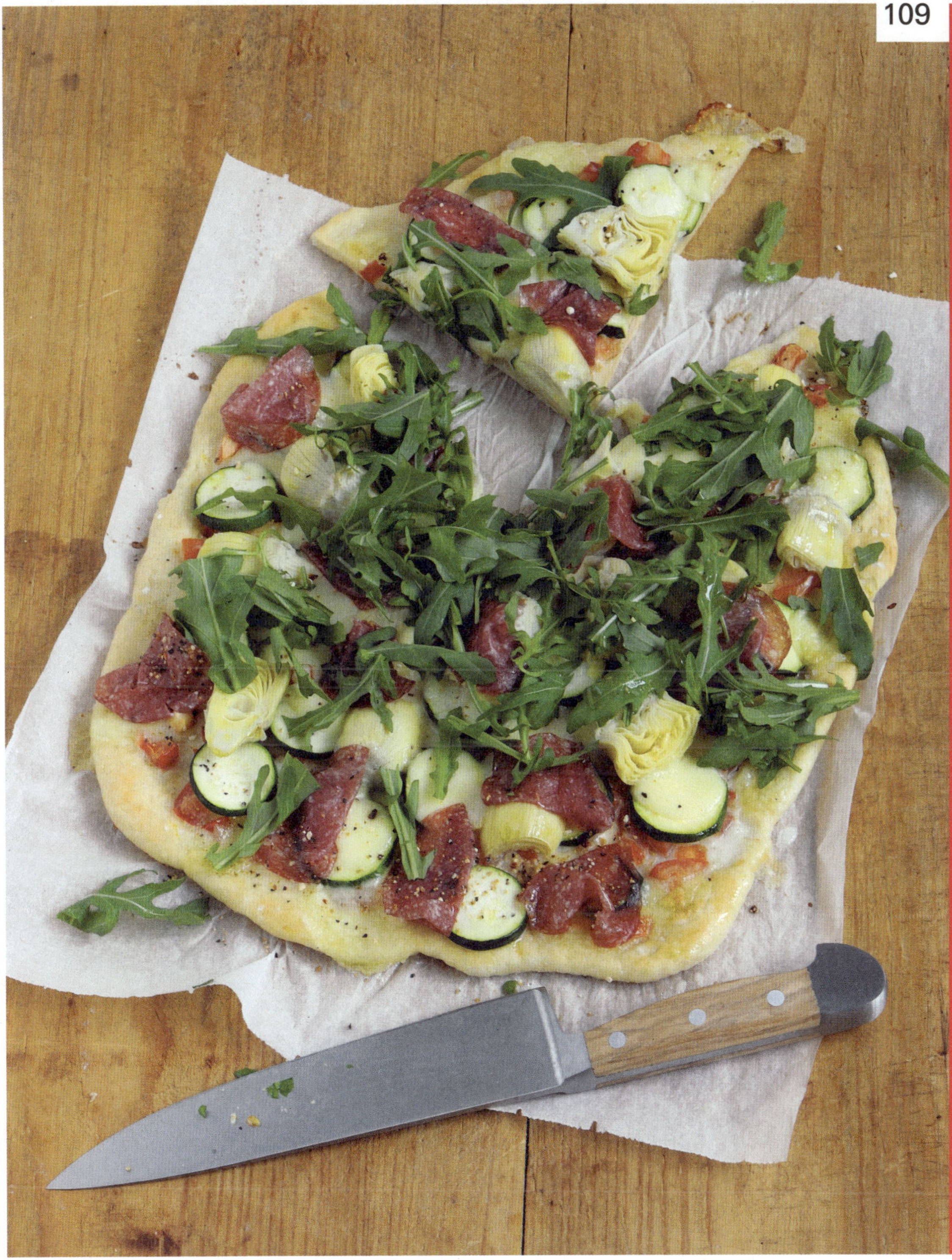

Käsenockerln mit Salbei

Für 2 Portionen
2 Eier
250 g Magerquark
80 g Maisgrieß
30 g Weizenmehl (Type 405)
Salz
30 g geriebener Pecorino oder Parmesan
1 Handvoll Salbeiblätter
2 EL Butter

1. Die Eier in einer Schüssel verquirlen. Den Quark hinzufügen und mit Maisgrieß, Mehl, etwas Salz und dem geriebenen Käse sorgfältig vermischen. Anschließend den Teig mind. 10 Min. quellen lassen. Die Salbeiblätter waschen und trocken tupfen.
2. In einem großen Topf Wasser mit etwas Salz zum Kochen bringen. Mit einem nassen Esslöffel Nockerln aus dem Teig formen und in das siedende Wasser geben. Bei kleiner Hitze etwa 5 Min. köcheln lassen, bis die Nockerln nach oben steigen.
3. Inzwischen in einer großen Pfanne die Butter schmelzen und die Salbeiblätter darin leicht anbraten. Dann die Nockerln mit einem Schaumlöffel aus dem Wasser herausheben und in die Pfanne geben. Schwenken und 2 Min. bei mittlerer Hitze braten.

Tipp: Mit einem frischen Tomatensalat servieren.
Variante: Statt Salbeibutter passt auch eine selbst gemachte Tomatensauce oder vegetarische Sauce Bolognese (S. 104). Dann Nockerln wie oben garen, abtropfen lassen und mit der Sauce servieren.
Zeit: 25 Minuten
Gebildete Harnsäure gesamt: 46 mg
Pro Portion: Harnsäure 23 mg, 572 kcal, 28 g F, 38 g KH, 19 g E

Käsespätzle mit Blattspinat

Für 2 Portionen
100 g Maismehl
2 Eier, 3 TL Salz
400 g frischer Blattspinat
1 Zwiebel, 2 EL Rapsöl
50 g Kräuterfrischkäse
Pfeffer, Muskatnuss
50 g geriebener Emmentaler

1. Maismehl, Eier und 1 TL Salz zu einem glatten, zähen Teig verrühren. Spinat waschen, verlesen, Stiele abknipsen, da sie sehr purinreich sind, und die Blätter grob hacken.
2. Zwiebel schälen, in feine Würfel schneiden und mit 1 EL Öl in der Pfanne kurz andünsten. Den Spinat zugeben und zusammenfallen lassen. Mit Frischkäse, 1 TL Salz, Pfeffer und Muskatnuss abschmecken.
3. Eine hohe, hitzebeständige Form mit dem restlichen Öl einfetten. Reichlich Wasser mit dem letzten TL Salz in einem großen Topf zum Kochen bringen.
4. Einen Spätzlehobel (oder z. B. eine Kartoffelpresse) über den Topf stellen, 1/3 des Teigs einfüllen und durchdrücken. Sobald die Spätzle im kochenden Wasser nach oben steigen, mit einem Schaumlöffel herausnehmen und in die Form geben.
5. Mit einer Portion Spinatmix und etwas Emmentaler bedecken. So fortfahren mit dem Spätzlekochen und dem Einschichten, bis alle Zutaten verbraucht sind. Die Spinatspätzle heiß servieren.

Tipp: Das Grundrezept der Spätzle lässt sich auch als Beilage herstellen. Dann die Spätzle im Ofen bei 100 °C warm halten.
Zeit: 35 Minuten
Gebildete Harnsäure gesamt: 264 mg
Pro Portion: Harnsäure 132 mg, 536 kcal, 31 g F, 37 g KH, 26 g E

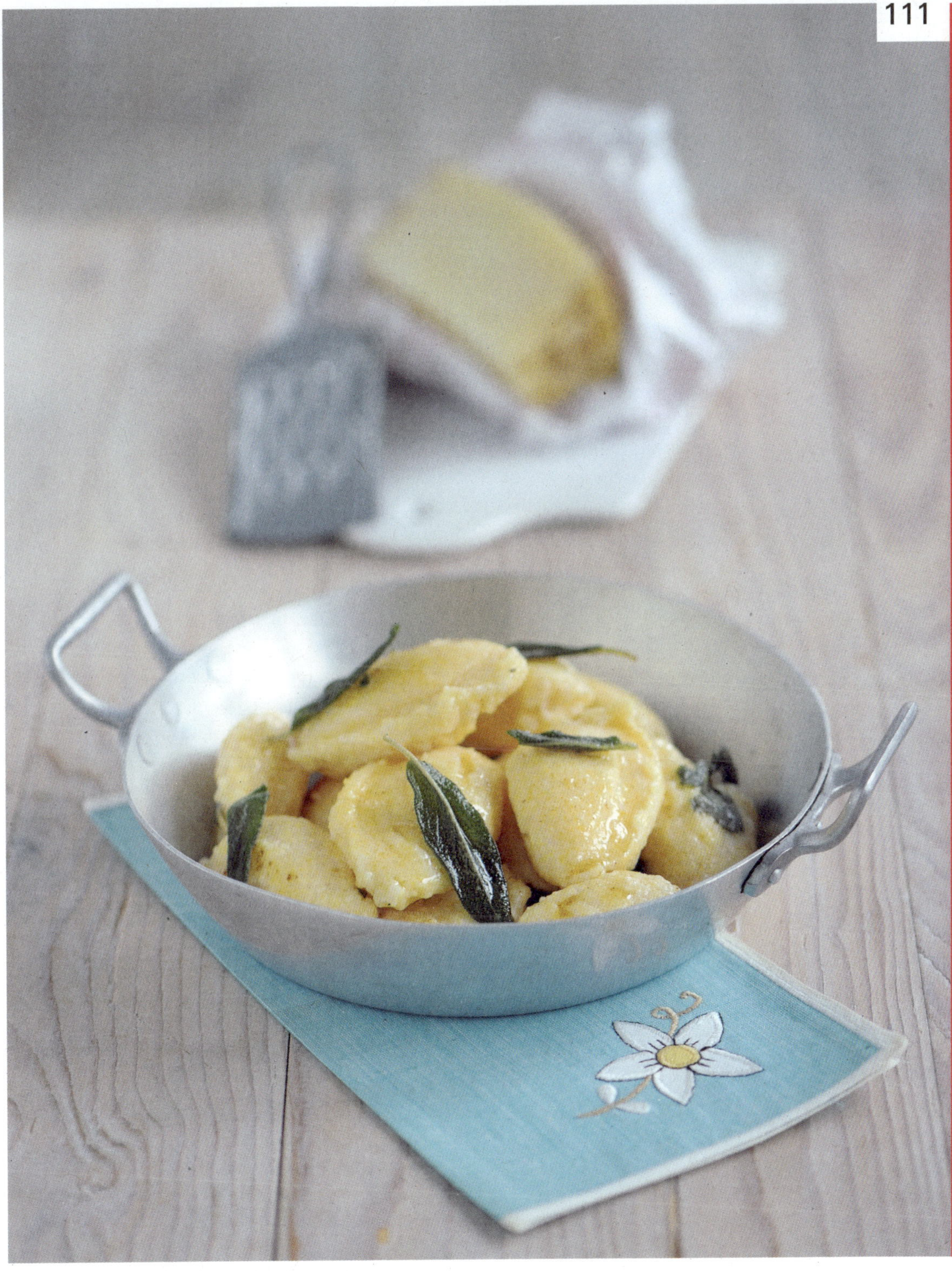

Scharfes Chicorée-Lauch-Apfel-Gemüse mit Kartoffel-Käse-Püree

Für 2 Portionen
400 g mehligkochende Kartoffeln
1 kleine Stange Lauch
2 Chicorée (ca. 450 g)
1 rote Grapefruit
2 EL Rapsöl, Salz, Pfeffer
Chiliflocken (Pul Biber)
100 g Ofenkäse
120 ml Buttermilch

1. Die Kartoffeln knapp mit Wasser bedeckt weich kochen. Inzwischen den Lauch von Wurzel und welken Blattenden befreien, seitlich aufschneiden und gründlich waschen. Den Chicorée ebenfalls waschen. Das Gemüse in 1 cm dicke Scheiben schneiden.
2. Die Grapefruit schälen, filetieren und dabei den Saft auffangen. Öl in einer beschichteten Pfanne erhitzen und den Lauch darin 2 Min. kräftig andünsten. Den Chicorée zugeben und alles mit Salz, Pfeffer und Chiliflocken würzen.
3. Alles 2 Min. bei geschlossenem Deckel und kleiner Hitze köcheln lassen. Nach Belieben 4–5 EL Grapefruitsaft oder Wasser hinzufügen. Anschließend weitere 3 Min. zugedeckt bei kleiner Hitze garen.
4. In der Zwischenzeit die Kartoffeln pellen. Käse zerkleinern und mit der Buttermilch langsam in einem Topf erwärmen. Die Kartoffeln zugeben und mit einem Stampfer zerdrücken, mit Salz abschmecken. Grapefruitfilets mit in die Pfanne geben und das Gemüse mit dem Kartoffelpüree servieren.

Zeit: 30 Minuten
Gebildete Harnsäure gesamt: 268 mg
Pro Portion: Harnsäure 134 mg, 516 kcal, 22 g F, 52 g KH, 21 g E

Ratatouille mit Weichkäse-Schnitzel

Für 2 Portionen
1 kleine Aubergine, 1 Zucchini
2 kleine Zwiebeln, 5 EL Rapsöl
1 Dose geschälte Tomaten (400 g)
1–2 Thymianzweige, Salz, Pfeffer
200 g Weichkäse (Feta-Art, halbfett, 9,5 %)
3 EL Tomatenmark
2–3 EL Paniermehl

1. Aubergine und Zucchini waschen, putzen, in 1 cm dicke Scheiben, dann in Würfel schneiden. Die Zwiebeln schälen, halbieren und grob würfeln.
2. In einem großen Topf 1 EL Öl erhitzen. Zunächst die Zwiebelwürfel mit den Auberginen anbraten, bis sie beginnen anzusetzen. Dann die Tomaten mit Saft, Thymian und Zucchini zufügen, mit Salz und Pfeffer abschmecken. Für 15 Min. zugedeckt bei mittlerer Hitze schmoren lassen.
3. Den Weichkäse erst waagerecht und dann senkrecht halbieren. Jedes Käseschnitzel rundherum mit Tomatenmark bestreichen und in Paniermehl wenden, andrücken.
4. In einer beschichteten Pfanne 3–4 EL Rapsöl erhitzen und die Käseschnitzel hineingeben. Von beiden Seiten ca. 5 Min. knusprig braten, auf Küchenpapier kurz abtropfen lassen. Das Ratatouille noch mal abschmecken und mit dem frittierten Weichkäse servieren. Dazu passt ein Baguettebrötchen.

Variante: Statt Tomatenmark können Sie Pesto, Curry, Paprikapaste oder Senf verwenden.
Zeit: 40 Minuten
Gebildete Harnsäure gesamt: 242 mg
Pro Portion: Harnsäure 121 mg, 611 kcal, 35 g F, 39 g KH, 34 g E

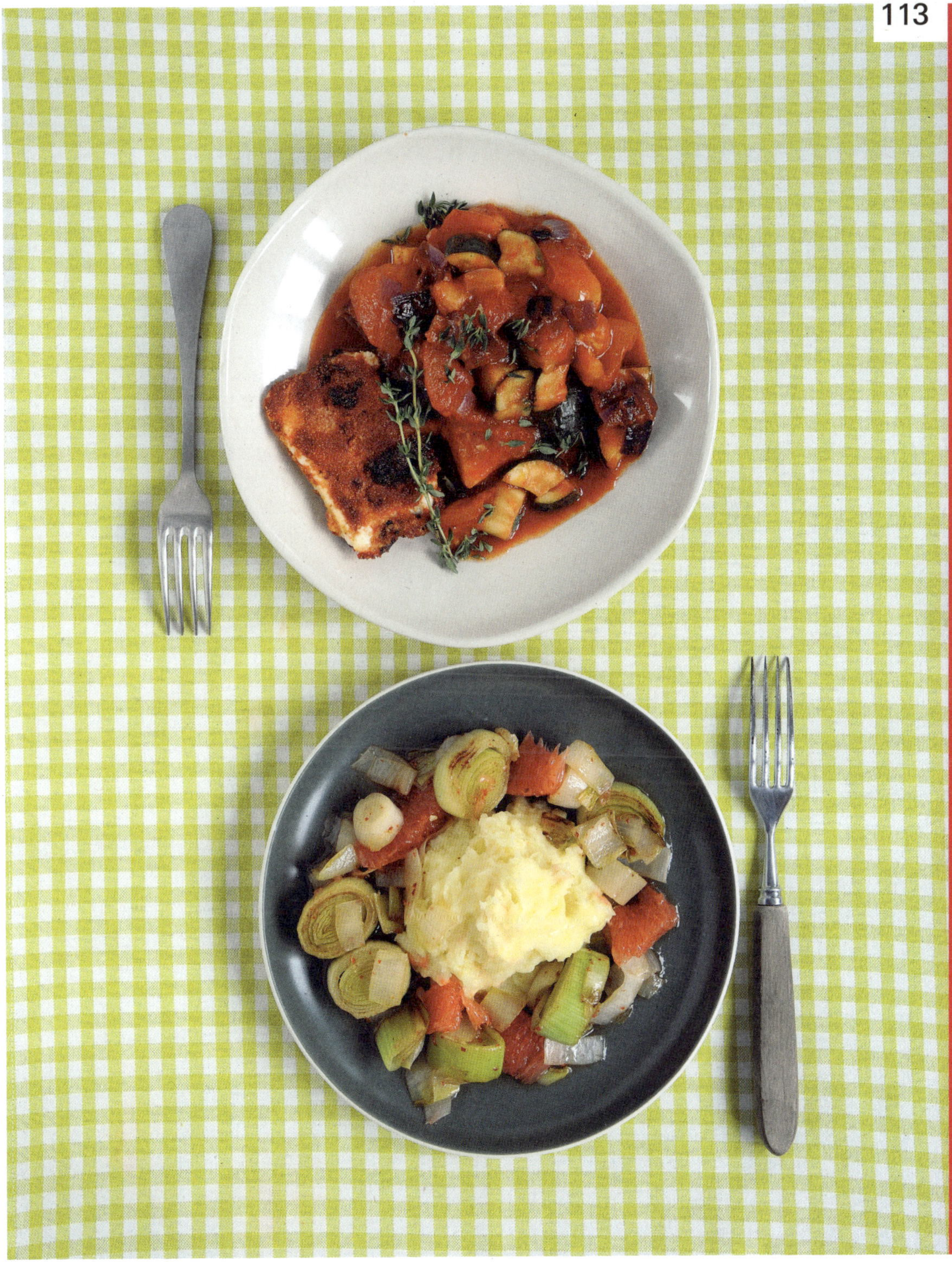

Zucchinipfannkuchen mit Käse

Für 2 Portionen (ca. 5 Stück)
50 g Mehl (Type 405), 50 g Maismehl
1 Msp. Backpulver
1 TL getrocknete Mittelmeerkräuter
Salz, 1 Ei (Gr. L)
3 EL Mineralwasser, 100 ml Milch
300 g kleine Zucchini
3 EL Rapsöl
70 g geriebener Gouda

1. Beide Mehlsorten, Backpulver, Kräuter, Salz, Ei, Wasser und Milch in eine Schüssel geben. Alles mit einem Schneebesen gut verrühren, bis keine Klümpchen mehr vorhanden sind und eine glatte Masse entstanden ist.
2. Die Zucchini waschen, Stielende entfernen und die Zucchini in ½ cm dünne Scheiben schneiden.
3. Etwas Öl in einer beschichteten Pfanne erhitzen, mit den Zucchinischeiben auslegen, Teig darüberschöpfen und die Pfanne schwenken, bis die Zucchinischeiben knapp bedeckt sind. Bei mittlerer Hitze etwa 4 Min. goldgelb backen.
4. Pfannkuchen wenden und mit Käse bestreuen. Den Deckel auflegen und in 3 Min. fertig backen.
5. So lange Pfannkuchen backen, bis der Teig aufgebraucht ist. Entweder einzeln im Backofen bei 80 °C warm halten – oder aufeinanderstapeln. Dann lassen sich die Pfannkuchen wie Tortenstücke aufschneiden.

Varianten: Auch als süße Variante mit Apfelspalten wunderbar. Dann statt Käse dazu cremig geschlagenen, leicht gesüßten Quark und etwas Puderzucker reichen.
Zeit: 30 Minuten
Gebildete Harnsäure gesamt: 112 mg
Pro Portion: Harnsäure 56 mg, 531 kcal, 31 g F, 41 g KH, 21 g E

Polentagratin mit Rote-Bete-Salat

Für 2 Portionen
250 ml Gemüsebrühe
(hefefrei o. selbst gemacht)
75 g Instant-Polenta, 2 Thymianzweige
100 g Mais (frisch oder aus der Dose)
Salz, Pfeffer
100 g Munsterkäse, 100 g Schmand
250 g Rote Bete (vorgegart)
1 kleine Zwiebel, 1 Apfel (Boskop)
2 EL Rotweinessig, 3 EL Apfelsaft
1 EL Rapsöl
1 TL Kreuzkümmel

1. Den Backofen auf 180 °C vorheizen. Brühe aufkochen, Polenta unter Rühren einstreuen und zugedeckt bei kleiner Hitze 5 Min. quellen lassen. Thymian waschen, trocken schütteln und Blättchen abzupfen.
2. Polenta mit Maiskörnern, Salz, Pfeffer, Thymian mischen und in einer flachen Auflaufform (ø 30 cm) verteilen. Munsterkäse grob hacken, mit dem Schmand mischen, auf der Polenta verteilen und für 15 Min. in den heißen Ofen schieben.
3. Rote Bete in dünne Scheiben schneiden. Zwiebel schälen, halbieren und fein würfeln. Den Apfel waschen, entkernen und grob raspeln. Alles mit Rote-Bete-Scheiben in einer Schüssel vorsichtig mischen.
4. Essig mit Saft, Öl und dem Kreuzkümmel über die Rote-Bete-Apfel-Mischung gießen und mit Salz und Pfeffer abschmecken. Zum Polentagratin servieren.

Varianten: Rote-Bete-Salat mit Schnittlauch und frischem Meerrettich anmachen. Statt Maiskörner Paprikawürfel zugeben, statt Munster einen anderen würzigen Käse nehmen.
Zeit: 35 Minuten
Gebildete Harnsäure gesamt: 176 mg
Pro Portion: Harnsäure 88 mg, 647 kcal, 33 g F, 66 g KH, 20 g E

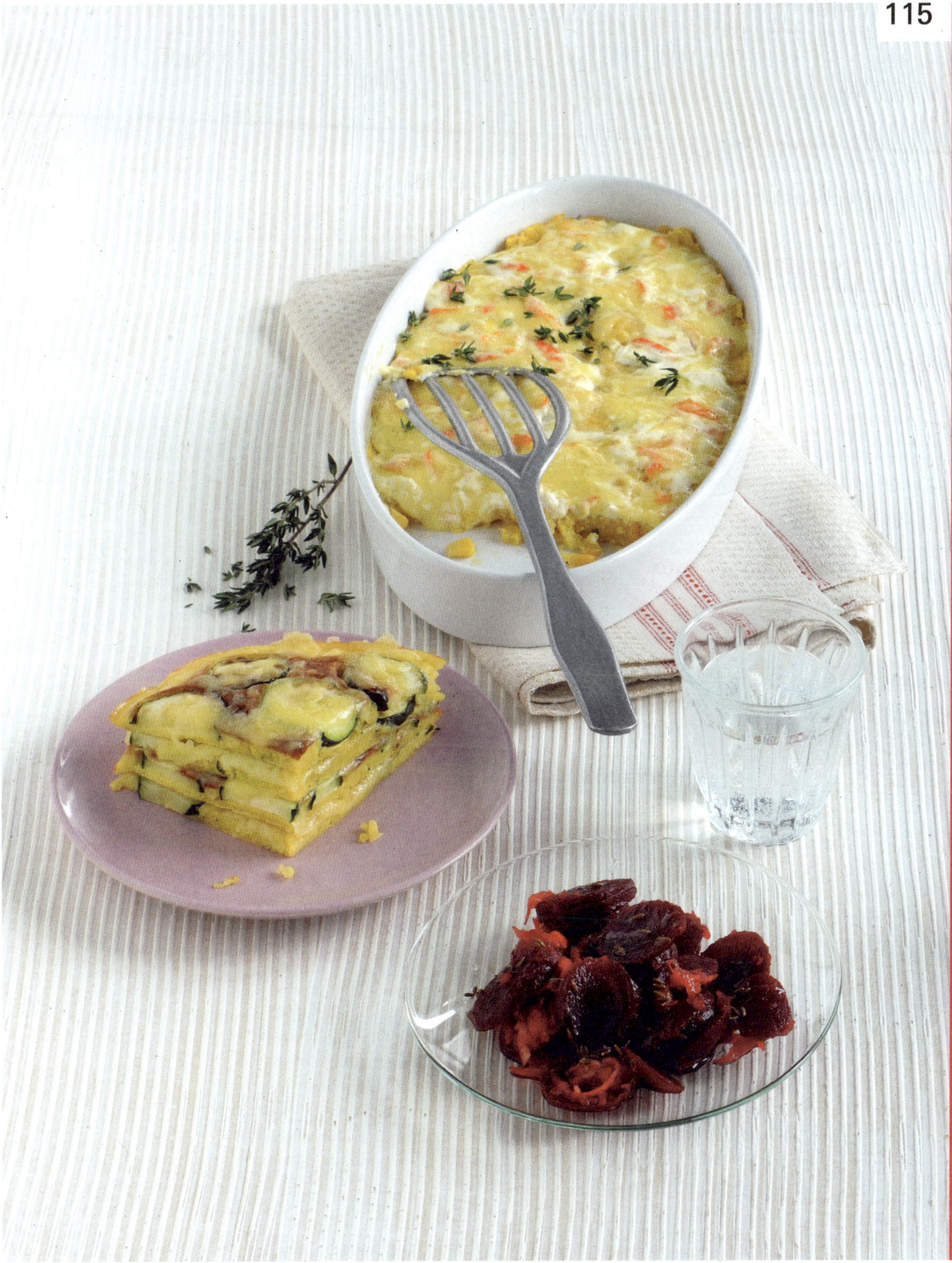

Purinarme Käse-Béchamel

Für 2 Portionen
1 EL Speisestärke (10 g)
150 ml hefefreie Gemüsebrühe
(o. andere hefefreie Instantbrühe)
100 ml Sahne
Salz, Pfeffer
1 rise Muskatnuss
60 g cremig-würziger Käse
(Taleggio, Gorgonzola oder Munster)
Spritzer Zitronensaft

1. Die Stärke mit 50 ml Gemüsebrühe anrühren. Die übrige Brühe mit der Sahne langsam zum Kochen bringen.
2. Dann die angerührte Stärke einfließen lassen. Dabei mit einem Schneebesen kräftig rühren, sodass keine Klümpchen entstehen. Einmal aufkochen.
3. Die Sauce mit Salz, Pfeffer und Muskatnuss würzen. Entrindeten Käse in Flocken zugeben und schmelzen lassen. Vor dem Servieren mit Zitronensaft abschmecken.

Varianten: Machen Sie Königsberger Klopse nach unserem Hackteigrezept (S. 124) und geben Kapern statt Käse dazu. Sie können mit purinarmen Gemüsesorten experimentieren.
Zeit: 20 Minuten
Gebildete Harnsäure gesamt: 6 mg
Pro Portion: Harnsäure 3 mg, 259 kcal, 23 g F, 7 g KH, 8 g E

Purinarme Béchamel-Sauce

Für 2 Portionen
20 g Butter
10 g Maismehl
150 ml hefefreie Gemüsebrühe
(o. andere hefefreie Instantbrühe)
100 ml Milch
Salz, Pfeffer
1 Prise Muskatnuss
1 EL Sauerrahm

1. Die Butter in einem Topf bei kleiner Hitze schmelzen lassen. Das Mehl hineingeben und anschwitzen. Vorsicht, dass es nicht braun wird.
2. Brühe und Milch langsam und unter ständigem Rühren zur Butter-Mehl-Mischung geben. Dabei mit einem Schneebesen kräftig rühren, sodass keine Klümpchen entstehen.
3. Die Sauce mit Salz, Pfeffer und Muskatnuss würzen. Unter ständigem Rühren einmal aufkochen und anschließend 10 Min. bei kleiner Hitze köcheln lassen. Vor dem Servieren den Sauerrahm unterrühren.

Variante: Sie können statt Sauerrahm 1–2 EL Kräuterfrischkäse unter die Béchamelsauce rühren, der Harnsäurewert bleibt unverändert.
Zeit: 15 Minuten
Gebildete Harnsäure gesamt: 2 mg
Pro Portion: Harnsäure 1 mg, 132 kcal, 11 g F, 7 g KH, 2 g E

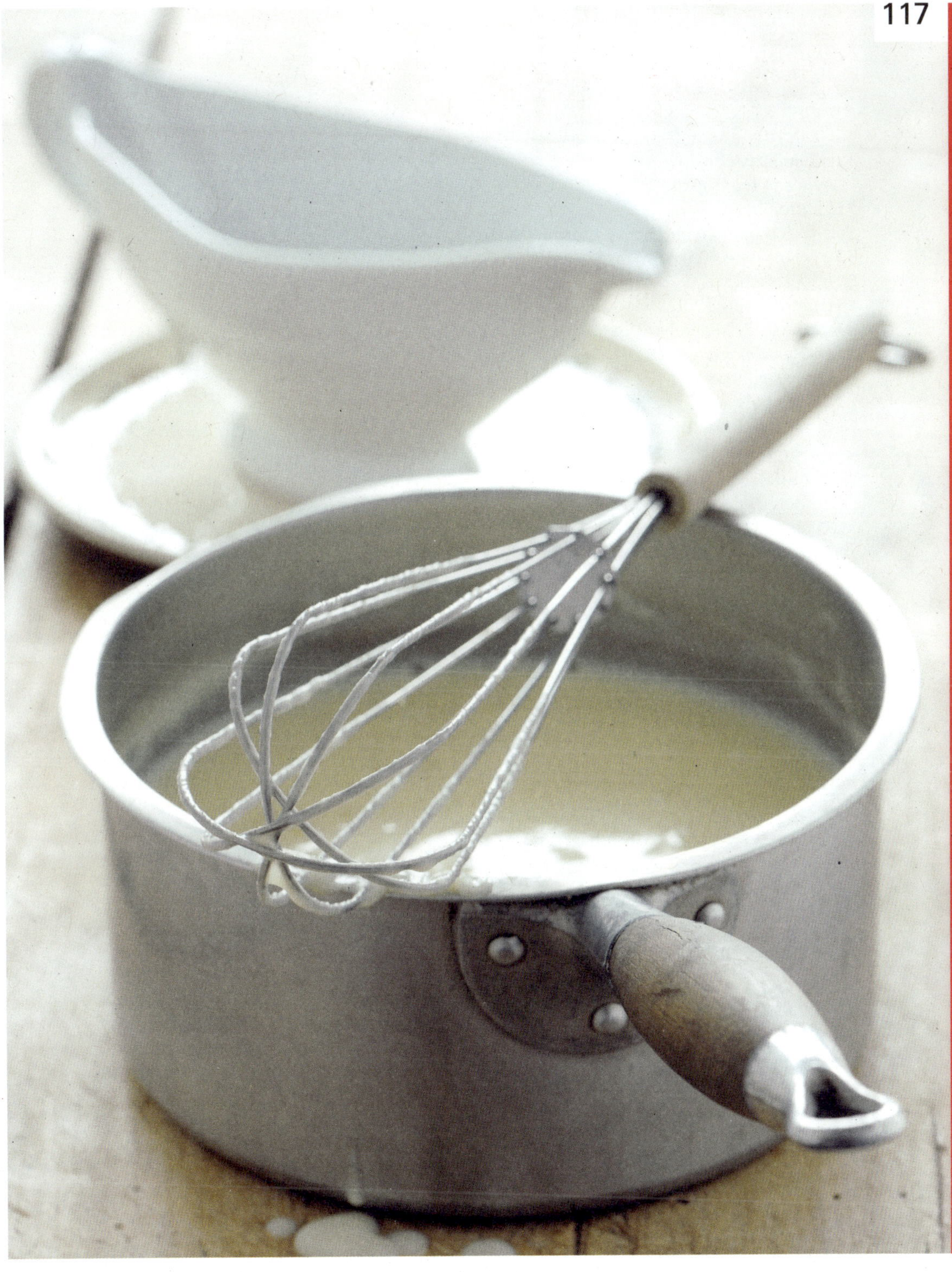

Ausgezogene Tomatenscheiben mit Avocadosalsa

Für 2 Portionen
1 Frühlingszwiebel
½ Avocado (ca. 100 g)
2 EL Zitronensaft
Salz, frisch gemahlener schwarzer Pfeffer
50 g Mehl (Type 405)
50 g Maismehl
1 TL getrocknete Mittelmeerkräuter
2 Eier, ca. 3 EL Mineralwasser
400 g Fleischtomaten
6 EL Speisestärke
2 TL Currypulver
Olivenöl zum Braten

1. Frühlingszwiebel waschen, Wurzel entfernen und in Ringe schneiden. Avocado schälen, Fruchtfleisch würfeln, mit Zitronensaft und Zwiebelringen mischen, salzen und pfeffern.
2. Beide Mehlsorten, Kräuter, Salz, Eier und Mineralwasser zu einem glatten Teig verquirlen. Tomaten waschen, Stielansätze entfernen und in ca. 1 cm dicke Scheiben schneiden. Stärke mit Currypulver mischen.
3. Öl in einer beschichteten Pfanne erhitzen. Tomatenscheiben nacheinander in der Stärke wälzen und durch den Teig ziehen. Tomaten von beiden Seiten etwa 2 Min. knusprig braun braten. Auf Küchenpapier abtropfen lassen. Die Avocadosalsa zu den Tomatenscheiben servieren.

Tipp: Sie können die Avocadosalsa auch gegen Tsatsiki oder Knoblauchquark austauschen.
Zeit: 35 Minuten
Gebildete Harnsäure gesamt: 96 mg
Pro Portion: Harnsäure 48 mg, 480 kcal, 14 g F, 72 g KH, 15 g E

Schnelle Patenttomatensauce

Für 2 Portionen
250 ml Tomatensaft
50 ml Sahne
1 TL Speisestärke
Salz, Pfeffer
etwas Honig

1. Tomatensaft in einen Topf geben und bei mittlerer Temperatur erhitzen. Die Sahne hinzufügen und alles einmal aufkochen.
2. Die Speisestärke in ein Schälchen geben und mit 3–4 EL warmem Wasser glatt rühren. Anschließend unter Rühren in die kochende Tomatensauce einfließen lassen und alles etwa 2 Min. kochen.
3. Vor dem Servieren die Sauce mit Salz, Pfeffer und etwas Honig abschmecken.

Tipp: Als Einlage rohe Hackklößchen (Rezept S. 124) bei kleiner Hitze in der Sauce etwa 8 Minuten gar ziehen lassen. Als vegetarische Einlage passen auch Käseklößchen (S. 110) dazu.
Varianten: Für einen kräftigeren Tomatengeschmack 4 getrocknete Tomaten hacken und mit der Sauce pürieren. Anstatt Sahne passt auch Crème fraîche. Während der Saison (anstatt des Tomatensafts) 200 g vollreife Tomaten ohne Stielansatz klein schneiden, in 1 EL Öl anschmoren, etwa 50 ml Wasser und die Sahne zugeben und alles pürieren. Die Stärke ist dann überflüssig und es sind nur 11 mg gebildete Harnsäure pro Portion.
Zeit: 10 Minuten
Gebildete Harnsäure gesamt: 28 mg
Pro Portion: Harnsäure 14 mg, 102 kcal, 8 g F, 6 g KH, 2 g E

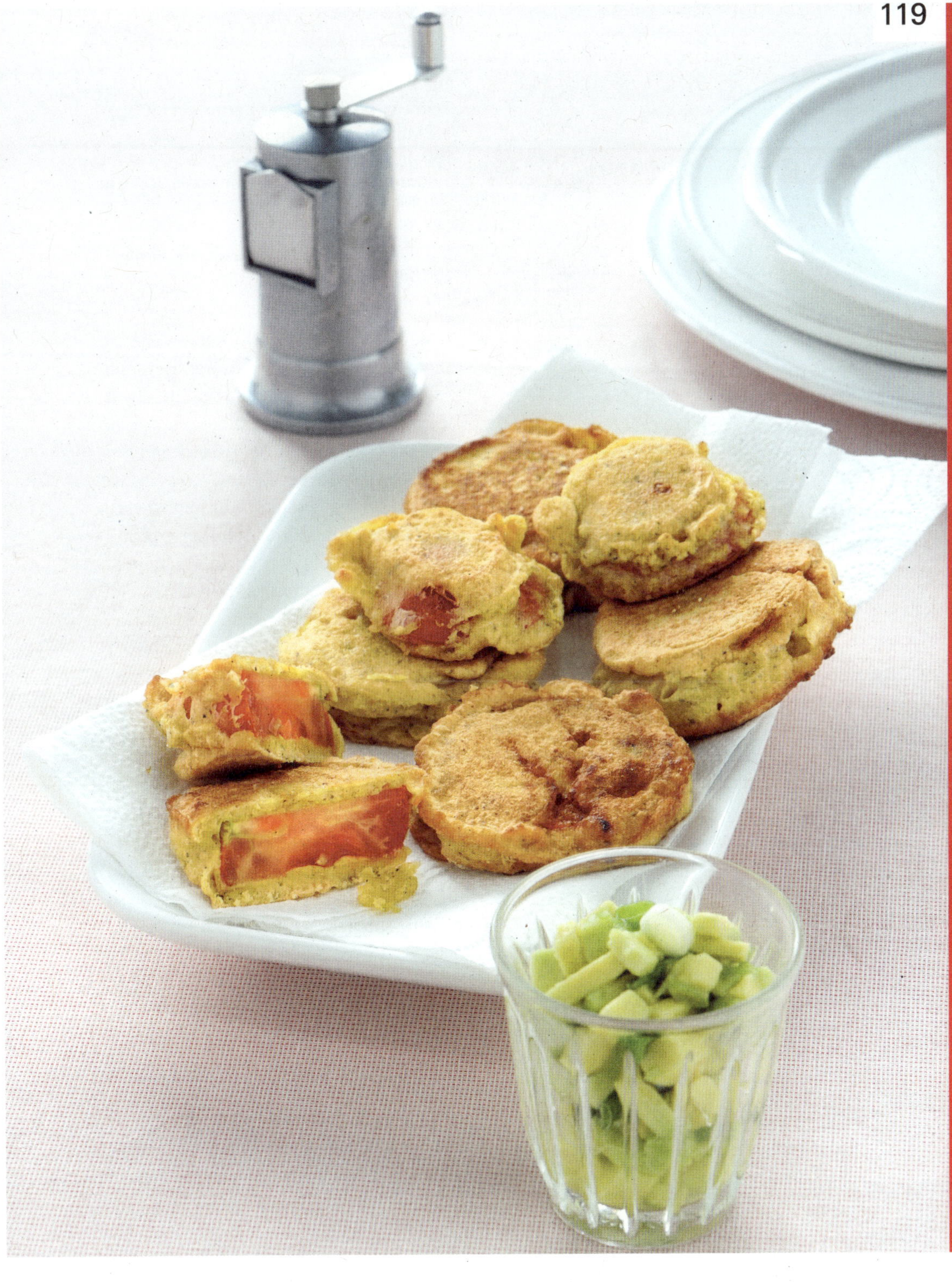

Ofenkartoffel mit Kräuterkruste

Für 2 Portionen
500 g Kartoffeln
2 Thymianzweige, 1 Rosmarinzweig
2 Oreganozweige
40 g Macadamianüsse
4 EL geriebenen Parmesan
2–3 EL Rapsöl
Salz, Pfeffer, Chiliflocken

1. Die Kartoffeln mit einer Gemüsebürste unter fließendem Wasser gründlich waschen. In einem Topf mit wenig Wasser 15 Minuten kochen.
2. Den Backofen auf 180 °C (Ober-/Unterhitze) vorheizen. Die Kräuter waschen, trocken tupfen und die Blättchen bzw. Nadeln abziehen und fein hacken.
3. Die Macadamianüsse fein hacken, mit Kräutern, Parmesan und Öl vermengen. Mit Salz, Pfeffer und Chiliflocken würzen.
4. Kartoffelwasser abgießen, die Kartoffeln der Länge nach halbieren und mit der Masse bestreichen. Auf das mit Backalufolie ausgelegte Backblech setzen und im Ofen (Mitte) für ca. 15 Min. backen. Dazu passt ein frischer Salat.

Varianten: Statt Macadamianüssen passen auch Pinien- oder Kürbiskerne, statt Parmesan Sbrinz- oder Manchego-Käse. Für einen schnellen Dip reiben Sie 20 g Salatgurke in 200 g Magerquark und schmecken diesen mit frischer Minze, Salz und Pfeffer ab.
Zeit: 55 Minuten
Gebildete Harnsäure gesamt: 88 mg
Pro Portion: Harnsäure 44 mg, 537 kcal, 36 g F, 40 g KH, 13 g E

Weißkraut-Kartoffeln

Für 2 Portionen
3 große, festkochende Kartoffeln (400 g)
1 Zwiebel, 20 g Walnüsse
150 g Weißkohl
4 dünne Scheiben Frühstücksspeck (20 g)
½ Bd. Petersilie
1 EL Rapsöl, Salz, Pfeffer
1 TL Paprika edelsüß, 1 TL grober Senf
100 g Frischkäse
2 EL Reibekäse (z. B. Edamer)

1. Backofen auf 180 °C vorheizen. Die Kartoffeln waschen und in wenig Wasser 20–25 Min. gar kochen. Kartoffeln etwas abkühlen lassen, längs halbieren und mit einem Löffel oder Kugelausstecher das Innere etwas aushöhlen.
2. Zwiebel schälen und sehr fein würfeln.
3. Walnüsse und Kartoffelinneres grob hacken. Weißkohl waschen, putzen und mit dem Speck in feine Streifen schneiden. Petersilie waschen, trocken schütteln, Blättchen abzupfen und fein hacken.
4. Öl in einer beschichteten Pfanne erhitzen und den Weißkohl 4 Min. scharf anbraten. Zwiebelwürfel, Nüsse, Kartoffelstücke und Speck dazugeben und 2 Min. bei kleiner Hitze weiterbraten. Mit Salz, Pfeffer, Paprika und Senf kräftig abschmecken. Frischkäse und Petersilie unterheben.
5. Kartoffelhälften mit der Masse füllen und in eine feuerfeste Form legen. Reibekäse darüberstreuen und in den vorgeheizten Backofen auf mittlerer Schiene für 15 Min. backen. Die gefüllten Kartoffeln auf einem Teller anrichten und servieren.

Zeit: 50 Minuten
Gebildete Harnsäure gesamt: 154 mg
Pro Portion: Harnsäure 77 mg, 557 kcal, 36 g F, 38 g KH, 20 g E

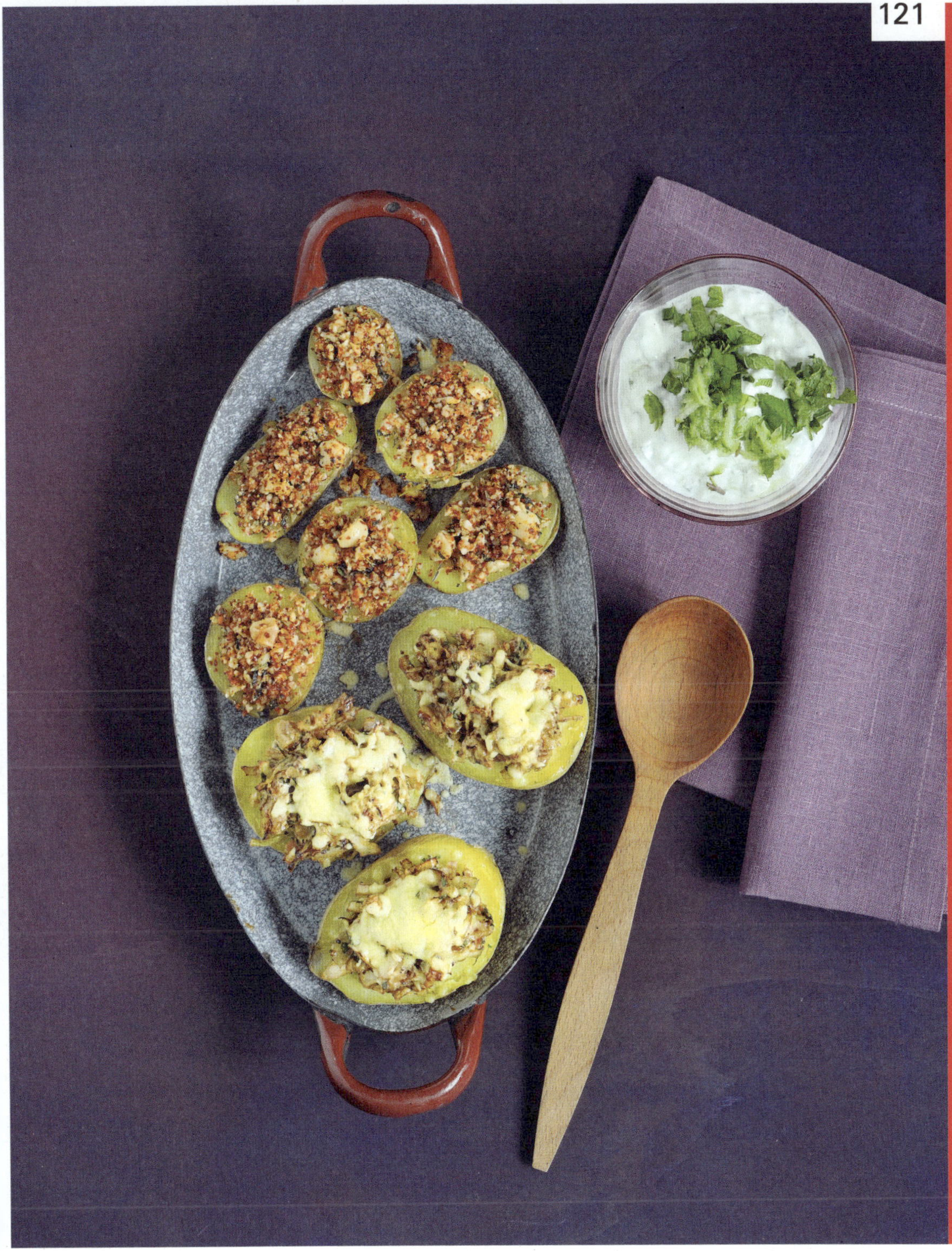

Wurzelpuffer

Für 2 Portionen (8 Puffer)
1 kleine Zwiebel
100 ml Sauerrahm (20 % Fett)
100 g Magerquark
2–3 EL Körnersenf
Salz, Pfeffer
300 g mehligkochende Kartoffeln
150 g Sellerie, 150 g Möhren
1–2 EL Speisestärke
1 Ei, etwas Muskatnuss
7 EL Öl zum Braten

1. Zwiebel schälen und sehr fein würfeln. Mit Sauerrahm, Quark, Senf, etwas Salz und Pfeffer zu einer würzigen Creme verrühren.
2. Kartoffeln, Sellerie und Möhren waschen und schälen, auf einer Gemüsereibe oder mit der Küchenmaschine fein reiben. Mit der Stärke, dem Ei, etwas Salz, Pfeffer und Muskatnuss vermischen.
3. Das Öl in einer großen, beschichteten Pfanne erhitzen. Mit einem Esslöffel Teigportionen in die Pfanne setzen, flach verstreichen und von beiden Seiten bei kleiner Hitze ca. 6–8 Min. backen. Anschließend die Gemüsepuffer auf einem Küchenpapier kurz abtropfen lassen.
4. Die Puffer mit dem Quark-Senf-Dip anrichten. Dazu passt ein frischer grüner Salat.

Varianten: Auch Kürbis eignet sich hervorragend für Gemüsepuffer. Mixen Sie diesen einfach mit Kartoffeln und im Nu haben Sie herbstliche Puffer. Zum Dippen können Sie auch frischen Dill mit Schmand mischen, den Senf durch Meerrettich und Radieschen ersetzen oder einen Kräuterquark reichen.
Zeit: 45 Minuten
Gebildete Harnsäure gesamt: 128 mg
Pro Portion: Harnsäure 64 mg, 662 kcal, 49 g F, 39 g KH, 17 g E

Chili con Carne

Für 2 Portionen
1 große Zwiebel, 2 Knoblauchzehen
1 grüne Paprikaschote
1 Chilischote, 500 g Tomaten
2 EL Rapsöl
100 g Rindergehacktes
Salz, Pfeffer
200 g Mais (Dose), 30 g schwarze Oliven
Tabascosauce, ½ Bund Koriandergrün

1. Zwiebel und Knoblauch schälen und fein hacken. Paprika waschen, entstielen und entkernen. In grobe Würfel schneiden. Chilischote waschen, Stiel und Kerne entfernen und sehr fein hacken. Tomaten mit heißem Wasser überbrühen, Stielansätze entfernen, häuten und fein hacken.
2. Das Öl in einem Topf erhitzen und die Zwiebel darin glasig dünsten. Hackfleisch hinzufügen, salzen, pfeffern und alles unter Rühren braun braten. Nach ca. 3–4 Min. die Paprikawürfel hineingeben und kurz mitbraten.
3. Tomaten, Knoblauch, Chili, Mais und die Oliven zugeben. Bei schwacher Hitze 10 Min. im geschlossenen Topf köcheln lassen. Bei Bedarf etwas Wasser dazugeben. Mit Salz, Pfeffer und Tabasco abschmecken.
4. Inzwischen den Koriander waschen, Blättchen abzupfen, hacken und zugeben. Chili con Carne mit Maisbrot (Rezept S. 98) oder einem pikanten Maismuffin (Rezept S. 98) servieren.

Tipp: Wenn Sie Chilischoten verarbeiten, empfiehlt es sich, Küchenhandschuhe zu tragen. Der Kontakt mit Augen oder empfindlicher Haut kann unangenehm sein.
Zeit: 35 Minuten
Gebildete Harnsäure gesamt: 320 mg
Pro Portion: Harnsäure 160 mg, 371 kcal, 21 g F, 27 g KH, 18 g E

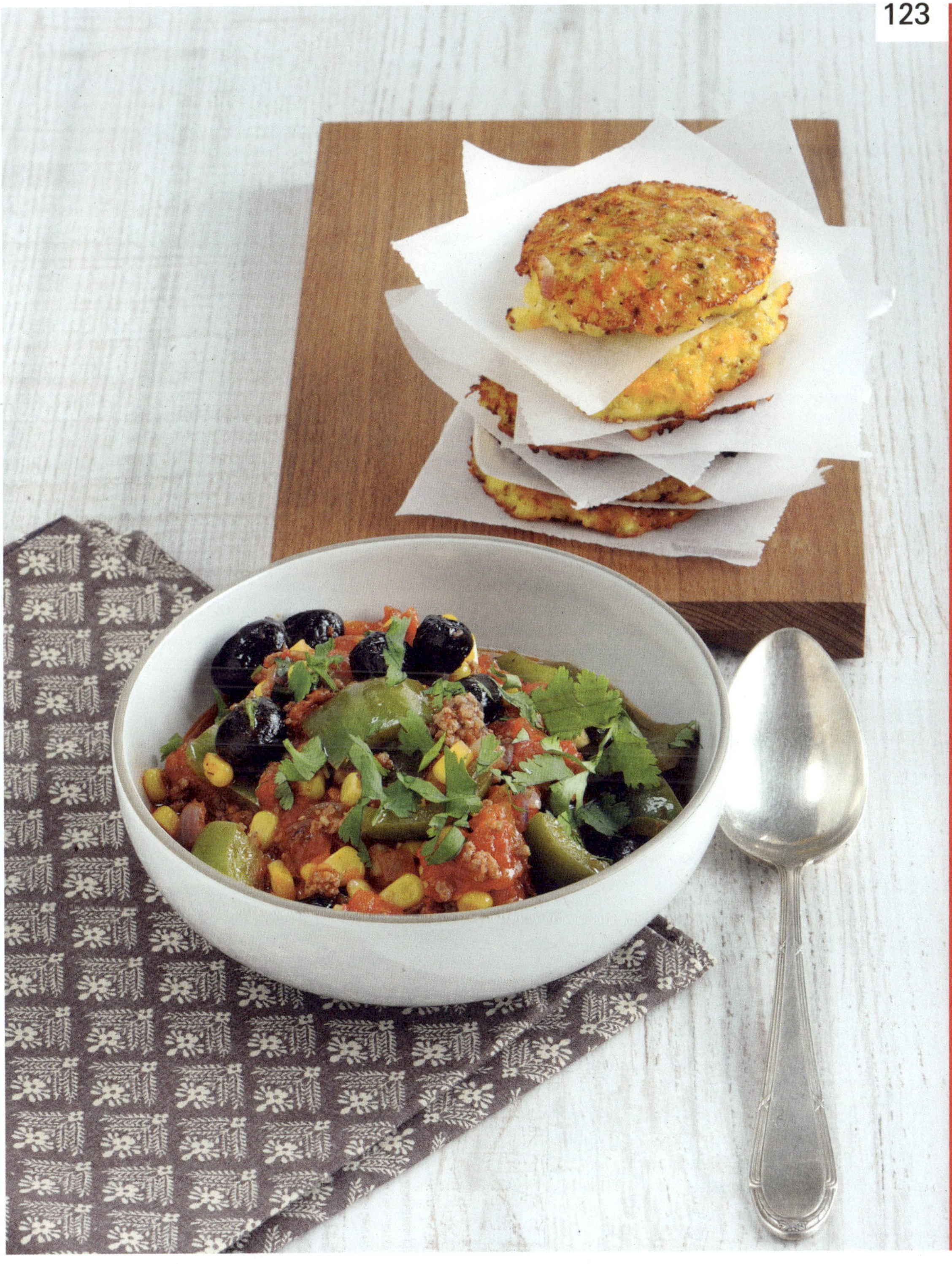

Grund-Hackfleischteig für Hackklößchen

Für 2 Portionen (8 kleine Bouletten)
1 Zwiebel, 1 Knoblauchzehe
1 getrocknete Tomate
1 Kartoffel (50 g)
1 Möhre (80 g)
1 Stück Sellerie (40 g)
200 g Rinderhackfleisch
1 Ei
100 g Magerquark
1 TL scharfer gekörnter Senf
1 Msp. getr. Thymian
Salz, Pfeffer
Öl zum Braten

1. Zwiebel und Knoblauch schälen und mit der getrockneten Tomate sehr fein hacken. Kartoffel, Möhre und Sellerie waschen, schälen und ebenfalls fein hacken.
2. Das Hackfleisch mit den vorbereiteten Zutaten, Ei, Quark, Senf, Thymian, etwas Salz und Pfeffer in einer Schüssel so lange verkneten, bis sich alle Zutaten zu einem glatten Fleischteig verbunden haben.
3. Mit angefeuchteten Händen acht Bouletten oder 25 kleine Klößchen (ø 3 cm) formen und je nach Rezept weiterverarbeiten.
4. Die Bouletten in einer Pfanne mit heißem Öl bei mittlerer Hitze von jeder Seite ca. 5 Min. knusprig braun braten. Erst wenden, wenn sich eine Kruste gebildet hat. Die Klößchen sollten etwa 8–10 Min. bei kleiner Hitze garen.

Varianten: Nehmen Sie statt der oben aufgeführten Menge je 150 g Rinderhackfleisch und Magerquark und ersetzen Sie die Kartoffel durch 2 EL Speisestärke, das spart 41 mg Harnsäure pro Portion.
Tipp: Beide Varianten des Hackfleischteigs eignen sich auch gut als Füllung für Paprikaschoten, Tomaten, Zucchini oder Auberginen. Bei Zucchini oder Auberginen kann das Wurzelgemüse durch das ausgehöhlte Gemüseinnere ersetzt werden.
Zeit: 35 Minuten
Gebildete Harnsäure gesamt: 264 mg
Pro Portion: Harnsäure 132 mg, 334 kcal, 17 g F, 12 g KH, 33 g E

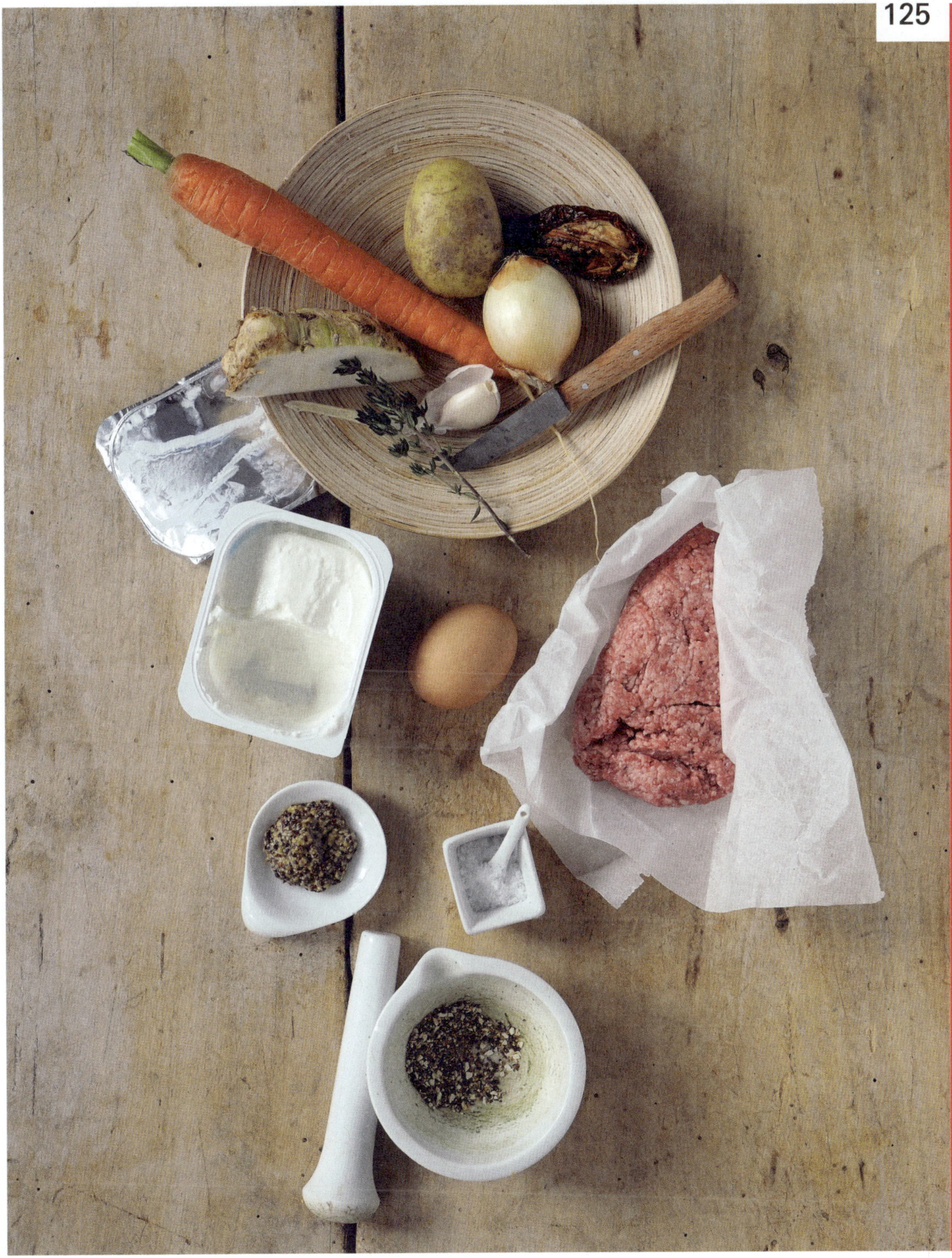

Würzige Zucchinipastete

Für 2 Portionen
500 g Zucchini
1 Zwiebel, 1 Knoblauchzehe
100 g würziger Weichkäse
(z. B. Brie, Camembert)
100 g Rinderhackfleisch
1 Ei
2–3 EL Semmelbrösel
250 g Tomatenpüree
½ TL Kräuter der Provence
Salz, Pfeffer

1. Die Zucchini waschen, Stiele entfernen und längs in fingerdicke Scheiben schneiden. Zwiebel und Knoblauch schälen und sehr fein hacken. Den Käse ebenfalls zerkleinern und mit Rinderhackfleisch, Zwiebel, Knoblauch, Ei, Semmelbrösel, Tomatenpüree und den Gewürzen zu einer sehr würzigen Paste vermischen.
2. Den Backofen auf 200 °C vorheizen. Eine flache Auflaufform mit etwas Paste ausstreichen und mit Zucchinischeiben auslegen. Jetzt im Wechsel mit Farce bestreichen und wieder Zucchini einschichten, bis alle Zutaten verbraucht sind. Die Oberfläche sollte zum Schluss mit etwas Farce bestrichen werden.
3. Die Pastete im vorgeheizten Backofen auf der mittleren Schiene ca. 30 Min. backen. Dazu passt Baguette oder Brötchen.

Varianten: Noch purinärmer wird es mit 30 g gehackten Walnüssen oder 100 g gehacktem Räuchertofu statt Rinderhackfleisch.
Zeit: 20 Minuten + 30 Minuten Backzeit
Gebildete Harnsäure gesamt: 496 mg
Pro Portion: Harnsäure 248 mg, 488 kcal, 21 g F, 35 g KH, 38 g E

Polenta-Lasagne

Für 2 Portionen
Salz, 120 g Maisgrieß
1 Zwiebel, 1 Knoblauchzehe
2 EL Olivenöl
100 g Rinderhackfleisch
1 Dose Tomaten (400 g), gehackt
½ TL getrocknete italienische Kräuter
Pfeffer
100 g saure Sahne (10 %)
20 g Reibekäse

1. Backofen auf 180 °C vorheizen. In einem Topf 400 ml Wasser mit Salz aufkochen. Bei mittlerer Hitze Maisgrieß einrieseln lassen, dabei ständig umrühren. Dann Polenta auf ein geöltes Backblech gießen, mit einem nassen Teigschaber etwa ½ cm dick verstreichen und 30 Min. abkühlen lassen.
2. Zwiebel und Knoblauch schälen, fein hacken und in 1 EL Öl in einer Pfanne andünsten. Hackfleisch zugeben und braten, bis es krümelig braun ist.
3. Tomaten zugeben und alles mit italienischen Kräutern, Salz und Pfeffer abschmecken, 3–4 Min. zugedeckt schmoren lassen.
4. Inzwischen eine 30 cm x 20 cm große Form mit dem restlichen Öl ausstreichen. Die Polenta mit einem nassen Messer in etwa 3 gleich große Rechtecke schneiden (ähnlich wie Lasagneblätter).
5. Eine Schicht Polenta, dann etwas saure Sahne und die Hackfleischsauce Schicht für Schicht in die Form füllen. Mit Sauce enden und mit Käse bestreuen. Auf der mittleren Schiene des Ofens etwa 25 Min. backen.

Zeit: 50 Minuten
Gebildete Harnsäure gesamt: 172 mg
Pro Portion: Harnsäure 86 mg, 557 kcal, 30 g F, 50 g KH, 21 g E

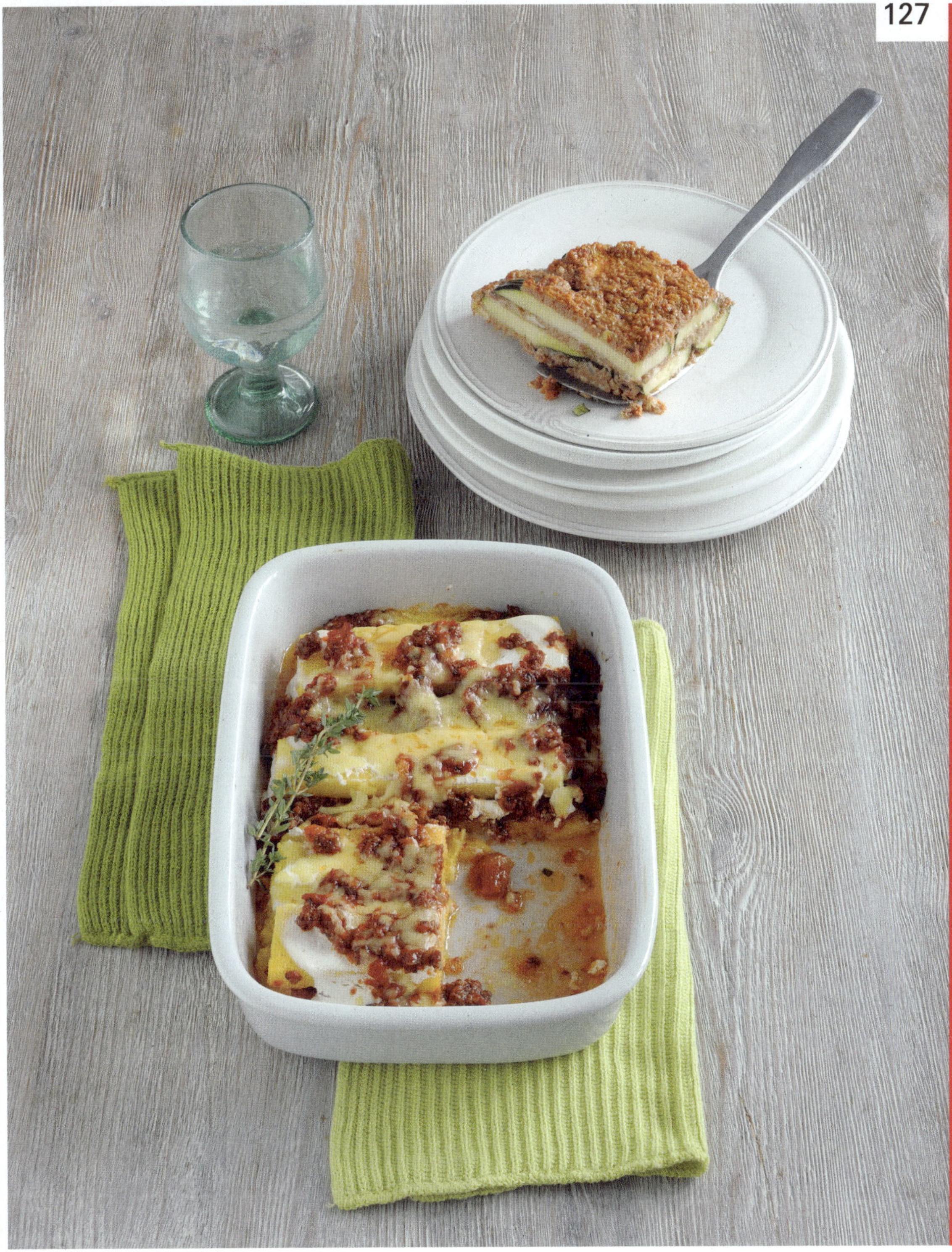

Kartoffel-Kabeljau-Puffer

Für 2 Portionen (ca. 6 Puffer)
300 g mehligkochende Kartoffeln
200 g Kabeljaufilet
1 Zwiebel
1 Bd. Petersilie
1 Ei
60 g Maismehl
Salz, weißer Pfeffer, Muskatnuss
7 EL Rapsöl

1. Kartoffeln waschen und mit wenig Wasser zugedeckt weich kochen. Fischfilets wenn nötig entgräten und grob würfeln. Zwiebel schälen und grob zerteilen. Die Petersilie waschen, trocken schütteln und die Blättchen abzupfen.
2. Den Fisch mit Zwiebel, Petersilie und Ei mit Pürierstab oder Blitzhacker zu einer Farce zermusen. Die Hälfte des Maismehls zugeben und vermengen.
3. Kartoffeln kalt abschrecken, pellen und durch eine Kartoffelpresse drücken. Die Masse etwas abkühlen lassen, dann die Fischfarce untermischen. Masse mit Salz, Pfeffer und Muskatnuss kräftig würzen.
4. Aus der Fisch-Kartoffel-Masse mit feuchten Händen 6 flache Puffer formen und im restlichen Maismehl wenden. In einer beschichteten Pfanne das Öl erhitzen und die Puffer darin von jeder Seite 6 Min. goldbraun braten.

Tipp: Dazu passt als Dipp eine pikante Würzpaste (z. B. Ajvar, Chili, Senf). Auch lecker dazu: ein erfrischender Tomatensalat.
Variante: Statt Kabeljau 50 g geriebenen Parmesan verwenden. Dadurch sinkt der Harnsäurewert auf 16 mg pro Puffer.
Zeit: 50 Minuten
Gebildete Harnsäure gesamt: 306 mg
Pro Puffer: Harnsäure 51 mg, 217 kcal, 13 g F, 15 g KH, 9 g E

Kartoffel-Fisch-Gratin „Provençal"

Für 2 Portionen
400 g festkochende Kartoffeln
200 g frischer Kabeljau ohne Haut (evtl. tiefgefrorene Filets)
Salz, Pfeffer, 2 EL Zitronensaft
1 Knoblauchzehe, 1 Chilischote
1 Bd. Petersilie, 5 EL Olivenöl
Kräutersalz, 250 g Flaschentomaten
frisch geriebene Muskatnuss
30 g frisch geriebener Parmesan

1. Backofen auf 160 °C (Ober-/Unterhitze) vorheizen. Kartoffeln waschen und in wenig Wasser zugedeckt 20–25 Min. garen. Fischfilet kalt abspülen, trocken tupfen, mit Salz, Pfeffer und Zitronensaft würzen.
2. Knoblauch schälen, Chilischote waschen, putzen, grob zerteilen. Petersilie waschen, trocken schütteln und Blättchen abzupfen. Alles zusammen im Blitzhacker zerkleinern, dabei nach und nach 4 EL Olivenöl einfließen lassen. Mit Kräutersalz würzen. Die Tomaten waschen, Stielansätze entfernen und in feine Scheiben schneiden.
3. Eine Auflaufform mit 1 EL Öl einpinseln. Kartoffeln pellen, in dünne Scheiben schneiden. Mit Salz, Pfeffer und Muskat würzen. Die Form mit der Hälfte der Kartoffeln auslegen. Darauf den Fisch mit den Tomatenscheiben verteilen. Chili-Knoblauch-Paste dünn darüber verstreichen.
4. Das Ganze mit den restlichen Kartoffeln bedecken und den Parmesan darüber verteilen. Im Ofen (Mitte) 30 Min. backen.

Variante: Mit 150 g Mozzarella statt Fisch sind es nur 60 mg Harnsäure pro Portion.
Zeit: 25 Minuten + 30 Minuten Backzeit
Gebildete Harnsäure gesamt: 324 mg
Pro Portion: Harnsäure 162 mg, 535 kcal, 31 g F, 36 g KH, 28 g E

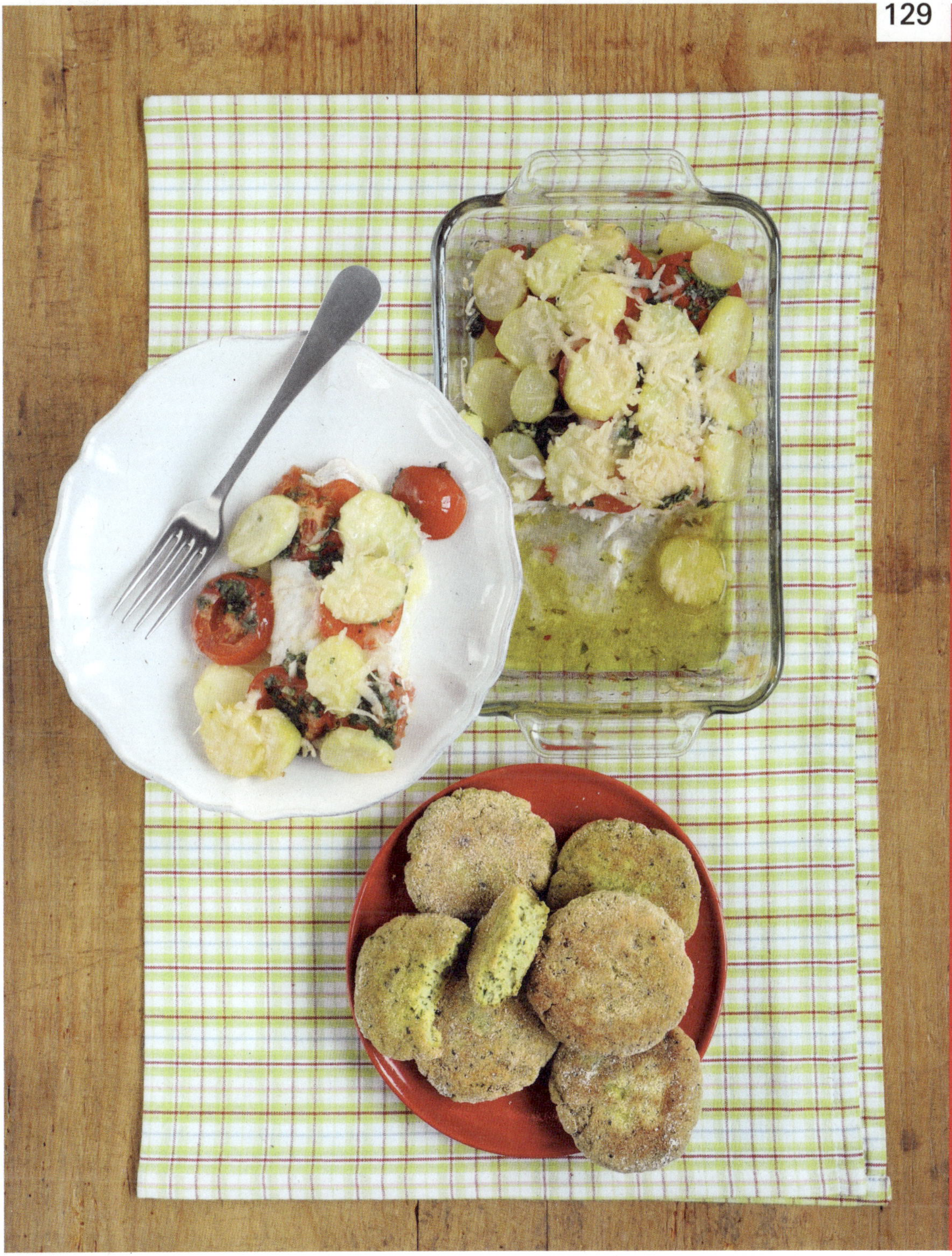

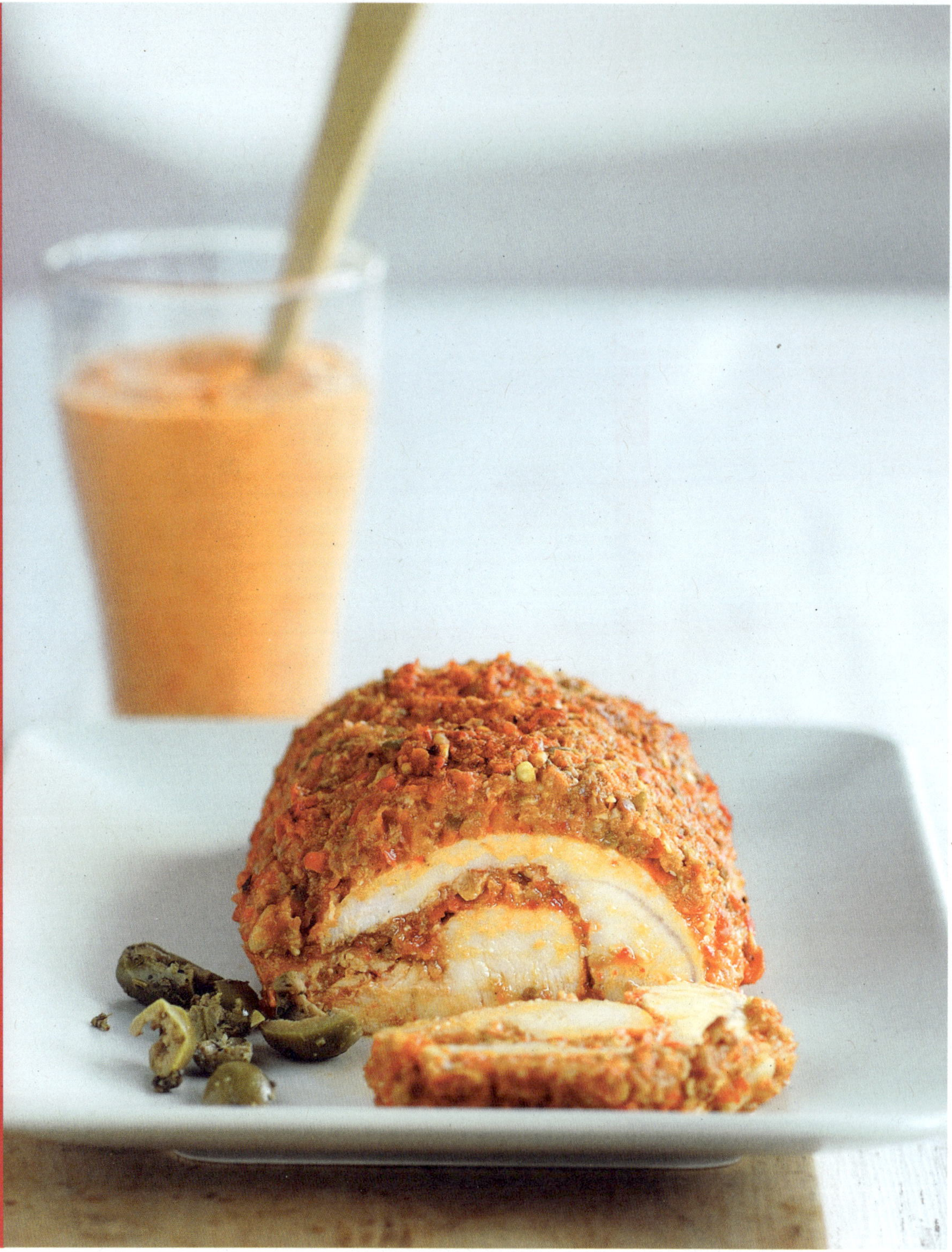

Sonntagsessen: Fleisch und Fisch

Die besten Rezepte für ein gemütliches Familienfest: Gefüllte Kalbsbrust, Kurzgebratenes, Geschmortes oder Fischgratin – alles perfekt abgestimmt. So bekommen Sie Ihre Werte in den Griff und Ihre Gäste werden das Menü lieben!

Puten-Cordon-Bleu

Für 4 Portionen
4 Putenschnitzel (à 100 g)
Salz, Pfeffer
1 EL Ajvar
2 kleine Scheiben Gouda
2 hauchdünne Scheiben gekochter Putenschinken (je 5 g)
50 g Cashewkerne
50 g Maismehl
1 Ei
3 gehäufte EL Stärke
3–4 EL Rapsöl

1. Die Putenschnitzel mit Frischhaltefolie überdecken und mit dem Fleischklopfer gleichmäßig flach klopfen. Folie entfernen und die Schnitzel auf beiden Seiten leicht salzen und pfeffern. Auf je eine Seite etwas Ajvar streichen.

2. Auf zwei der Schnitzel je eine Scheibe Gouda und eine Scheibe Putenschinken legen. Die anderen beiden Schnitzel mit der Ajvarsauce darauflegen und fest zusammendrücken. Die übereinandergelegten Schnitzel halbieren, sodass vier gleich große Cordon Bleus entstehen.

3. Cashewkerne fein zermahlen und anschließend mit dem Maismehl vermischen. Ei auf einem tiefen Teller aufschlagen. Die Cordon Bleus rundherum mit Stärke bestäuben, dann im Ei wenden und zuletzt von beiden Seiten mit dem Cashew-Mehl-Mix umhüllen, rundherum fest andrücken.

4. Eine Pfanne mit Öl erhitzen und die Putenschnitzel von jeder Seite bei mittlerer Hitze etwa 4 Min. knusprig braten. Eventuell etwas Öl nachfüllen. Cordon Bleus auf Küchenpapier kurz abtropfen lassen.

Tipp: Der Cashew-Mehl-Mix lässt sich wunderbar auf Vorrat produzieren. Statt Maismehl können Sie auch Parmesan beimischen.

Zeit: 40 Minuten
Gebildete Harnsäure gesamt: 500 mg
Pro Portion: Harnsäure 125 mg, 410 kcal, 22 g F, 18 g KH, 34 g E

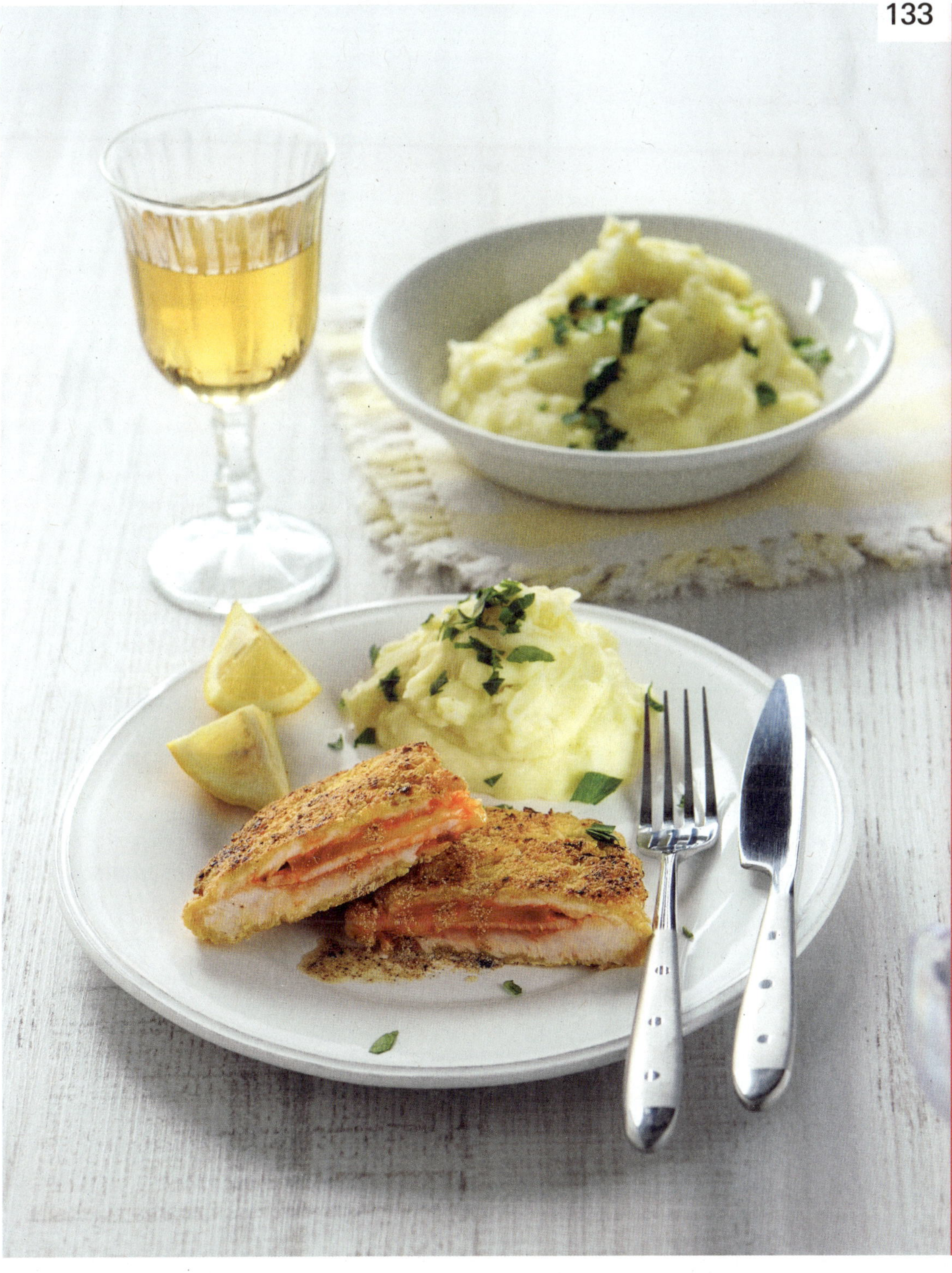

Oliven-Puten-Rolle mit Paprikarahm

Für 6 Portionen
50 g Pinienkerne
5 rote Paprikaschoten
2 Zwiebeln
100 g grüne Oliven, entsteint
Salz, Pfeffer
1 TL Paprikapulver, edelsüß
4 EL Ajvar (scharf)
700 g Putenschnitzel
100 ml süße Sahne

1. Pinienkerne ohne Fett in einer beschichteten Pfanne hellbraun rösten. Paprikaschoten waschen, Stielansatz, Zwischenwände und Kerne entfernen. Zwiebeln schälen, halbieren und grob hacken. Paprikaschoten ebenfalls grob würfeln.
2. Die Hälfte Paprika und Zwiebeln im Blitzhacker mit Oliven, Pinienkernen, etwas Salz, Pfeffer und Paprikapulver nach und nach zerkleinern. Alles mit Ajvar mischen.
3. Backofen auf 180 °C vorheizen. Putenschnitzel flach klopfen, von beiden Seiten mit Salz und Paprika würzen. Nebeneinander, leicht überlappend, auf ein großes Stück Alufolie legen.
4. Etwa 250 g der Füllung beiseitelegen. Die übrige Füllung auf dem Fleisch verteilen, dann aufrollen. Mit der Nahtstelle nach unten in eine flache, große Auflaufform setzen. Die übrige Farce auf der Rolle verstreichen, Paprika und Zwiebeln rundum in der Form verteilen.
5. Im Ofen bei 180 °C auf der mittleren Schiene 1 Std. braten. Wird das Gemüse zu trocken, etwas Wasser zufügen.
6. Den Braten behutsam herausheben und im Ofen bei 50 °C warm stellen. Das Gemüse mit dem Pürierstab zermusen, nochmals abschmecken. Die Sahne steif schlagen und unterziehen. Zur Putenrolle servieren.

Tipp: Dazu passen Bandnudeln. Sie können zusätzlich zur Farce 2 kleine Zucchini in 0,5 bis 1 cm dicke Scheiben schneiden und um die Putenrolle wickeln. Das gibt einen milden Geschmack und verschafft mehr Masse.
Zeit: 30 Minuten + 60 Minuten Bratzeit
Gebildete Harnsäure gesamt: 978 mg
Pro Portion: Harnsäure 163 mg, 308 kcal, 16 g F, 8 g KH, 33 g E

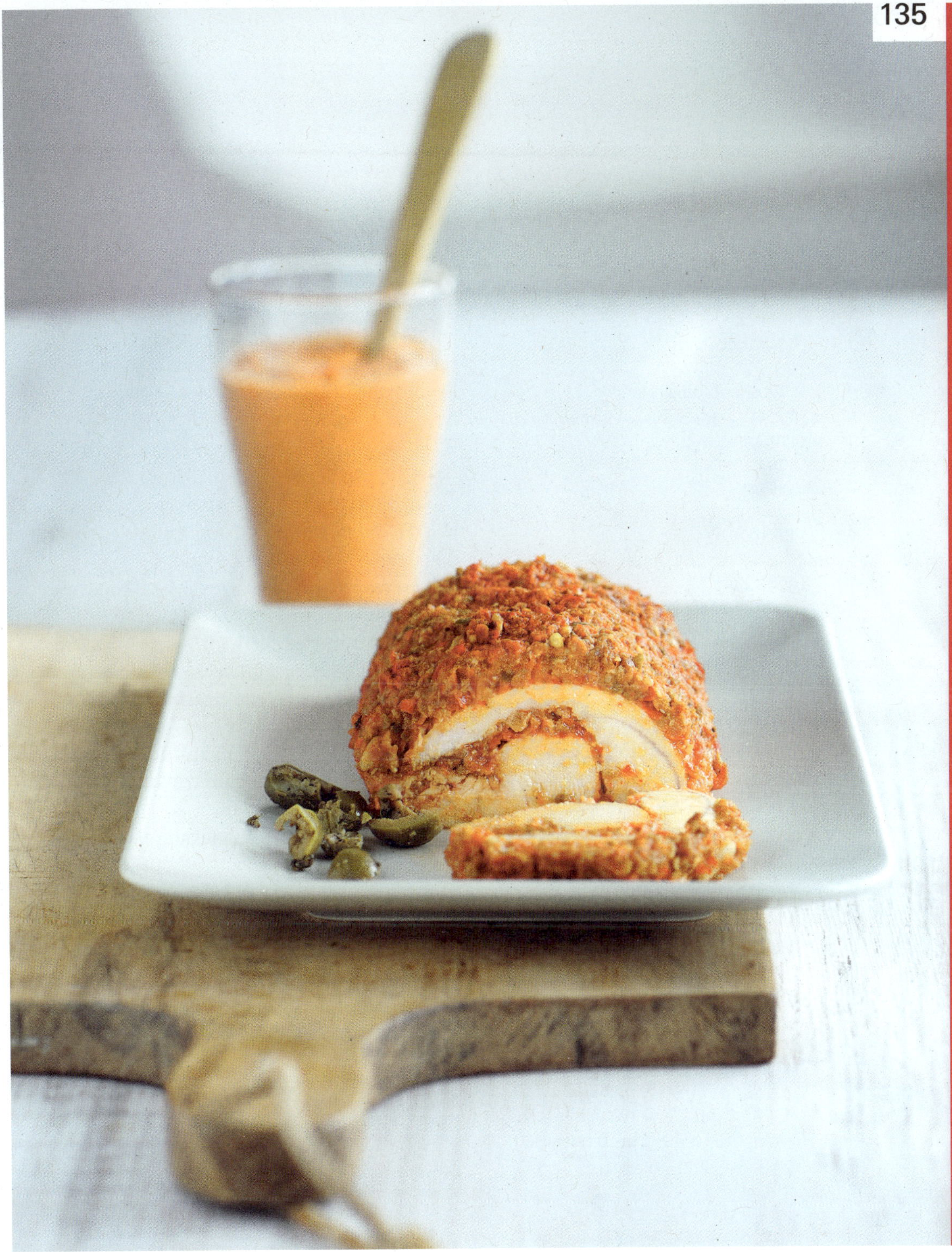

Frikassee in Blätterteig-Pastetchen

Für 6 Portionen

30 g getrocknete Morcheln
1 Bd. Suppengrün
1 Lorbeerblatt
1 Stiel Liebstöckel
Salz
400 g Putenbrust (ohne Haut)
500 g weißer Spargel (Bruch ohne Köpfe)
100 g Blattspinat
30 g Butter
3 EL Rapsöl
40 g Maismehl
weißer Pfeffer
6 fertige Blätterteigpasteten
100 ml süße Sahne
Spritzer Zitronensaft

1. Die Morcheln mit 200 ml heißem Wasser begießen und einweichen. Das Suppengrün waschen, putzen und ganz lassen, mit Zwirn zusammenbinden. Die Blättchen von der Petersilie abzupfen und beiseitelegen.

2. Suppengrün mit Lorbeerblatt, Liebstöckel und 1 TL Salz in einen Topf geben, mit ½ l Wasser angießen und zum Kochen bringen. Dann das Fleisch hineinlegen und bei schwacher Hitze ca. 30 Min. gar ziehen lassen. Anschließend durch ein Sieb abgießen und die Brühe auffangen.

3. Inzwischen Spargel und Spinat waschen. Den Spargel schälen, Enden nachschneiden und in mundgerechte Stücke zerteilen. Spinat waschen, Stiele abkneifen und die Blätter grob hacken. Petersilienblättchen fein hacken.

4. Butter mit Rapsöl in einen großen Topf geben und schmelzen lassen. Mehl hinzufügen und ca. 2 Min. anschwitzen. Die Fleischbrühe nach und nach zugeben. Die Morchelbrühe durch ein Haarsieb gießen. Dann den Spargel hinzufügen und alles kräftig salzen und pfeffern. Die Sauce 10 Min. leicht kochen lassen.

5. Die Morcheln abspülen. Das Fleisch und das Suppengrün in kleine Würfel schneiden. Den Backofen auf 180 °C (Umluft) vorheizen, die Pastetchen darin 10 Min. aufbacken.

6. Ist der Spargel gar, Fleisch, Gemüsewürfel, Spinat, Petersilie und Morcheln zugeben und kurz ziehen lassen. Mit Sahne und Zitronensaft abschmecken. Frikassee in die Pastetchen füllen und anrichten.

Varianten: Als Einlage eignen sich auch Blumenkohl statt Spargel und 150 g frische Pfifferlinge statt Morcheln. Der Harnsäurewert erhöht sich dann auf 177 mg pro Portion.

Tipp: Die Spargelschalen in kurze Stücke schneiden, in ¼ l Wasser mit Salz ungefähr 20 Min. auskochen, pürieren und durch ein Sieb streichen, dabei den Fond auffangen. Ob als Suppen- oder Sauceneinlage – dieser Fond ist vielseitig einsetzbar (z. B. für Béchamel-Sauce auf S. 116 geeignet).

Zeit: 90 Minuten

Gebildete Harnsäure gesamt: 900 mg
Pro Portion: Harnsäure 150 mg, 475 kcal, 32 g F, 24 g KH, 23 g E

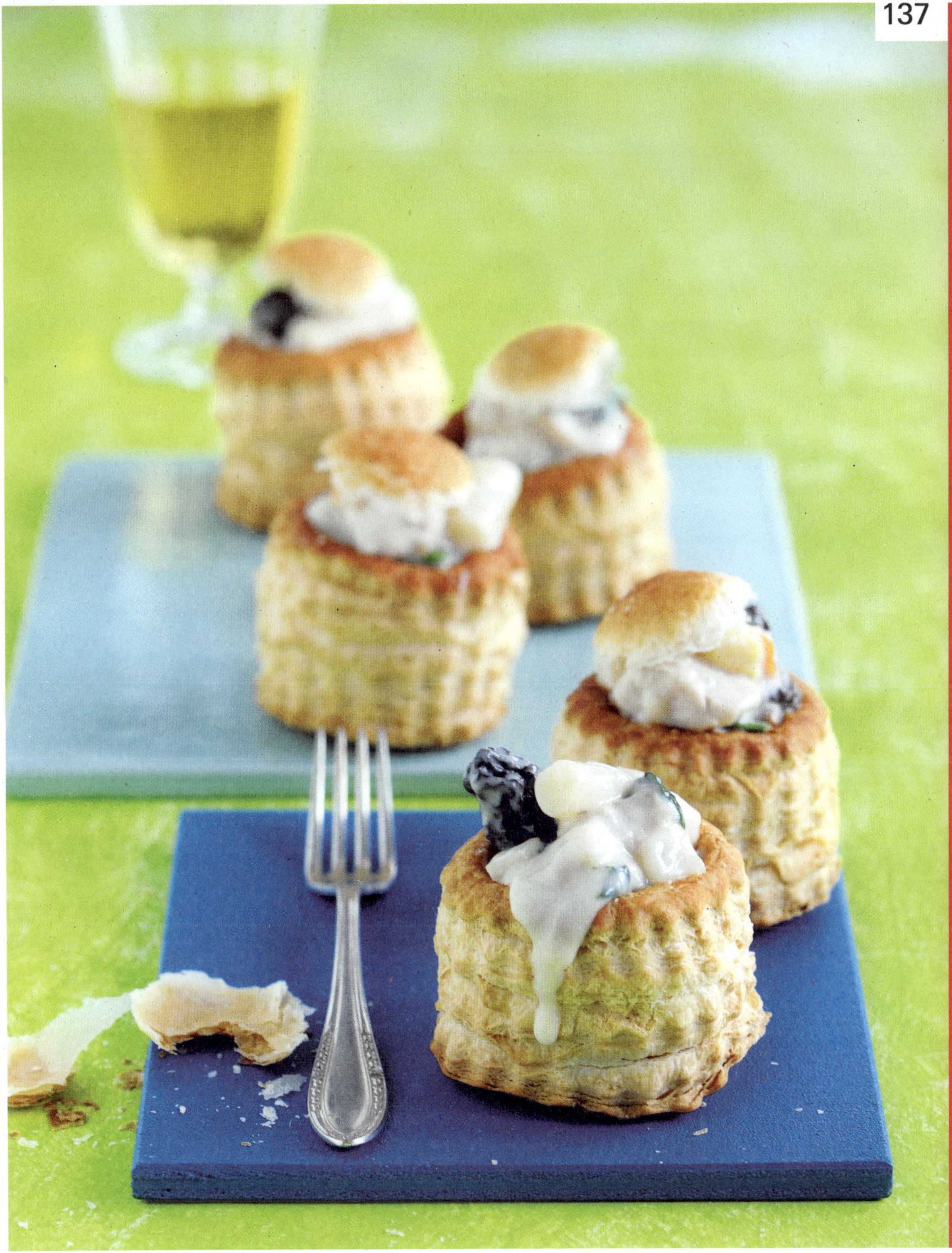

Kohlrouladen

Für 4 Portionen
Salz
1 Weißkohl (ca. 1,6 kg)
1 Zwiebel
2 Knoblauchzehen
150 g Räuchertofu
150 g Maronen, vorgegart
1 Ei
Salz, Pfeffer
4 EL Rapsöl
2–3 EL saure Sahne (10 % Fett)
etwas Balsamicoessig
1 TL Kümmel

1. In einem sehr großen Topf Salzwasser zum Kochen bringen. Den Kohl waschen und putzen, im Wasser 10–15 Min. kochen, bis sich die Blätter abtrennen lassen.
2. Herausnehmen, abkühlen lassen und die Blätter voneinander lösen. 500 ml des Weißkohlsuds abnehmen und beiseitestellen.
3. Inzwischen Zwiebel und Knoblauch schälen, grob hacken. Den Tofu würfeln, portionsweise mit den Maronen, der Hälfte Knoblauch und Zwiebeln zermusen. Alles mit Ei, etwas Salz, Pfeffer und dem restlichen Knoblauch vermischen.
4. Die Blätter vom Strunk lösen und die Mittelrippen etwas abflachen. Je nach Größe für 8 Rouladen 2 bis 3 Kohlblätter überlappend aufeinanderlegen. Das Kohlherz fein hacken, 3 EL davon unter die Füllung ziehen.
5. Jeweils 2 EL der Füllung mittig auf den Kohlblättern verteilen, die Seiten 2 cm breit freilassen. Nun die Blätter fest einrollen und die Seiten dabei einschlagen. Rouladen mit Zwirn umwickeln oder mit Holzstäbchen fixieren.
6. Den Backofen auf 180 °C (Umluft) vorheizen. Öl in einem Bräter erhitzen, Rouladen darin rundherum anbraten, dann restliche gehackte Kohlblätter zugeben. Weißkohlsud zugießen, leicht salzen und zugedeckt 40 Min. im Ofen schmoren.
7. Rouladen aus dem Bräter heben, den Fond mit dem Pürierstab fein pürieren und mit saurer Sahne, Essig, Salz, Pfeffer und Kümmel abschmecken. Dazu passen Kartoffeln.

Variante: Statt Balsamicoessig können Sie auch 2 EL Zitronensaft im Fond verwenden.
Zeit: 60 Minuten + 40 Minuten Schmorzeit
Gebildete Harnsäure gesamt: 476 mg
Pro Portion: Harnsäure 119 mg, 350 kcal, 18 g F, 35 g KH, 12 g E

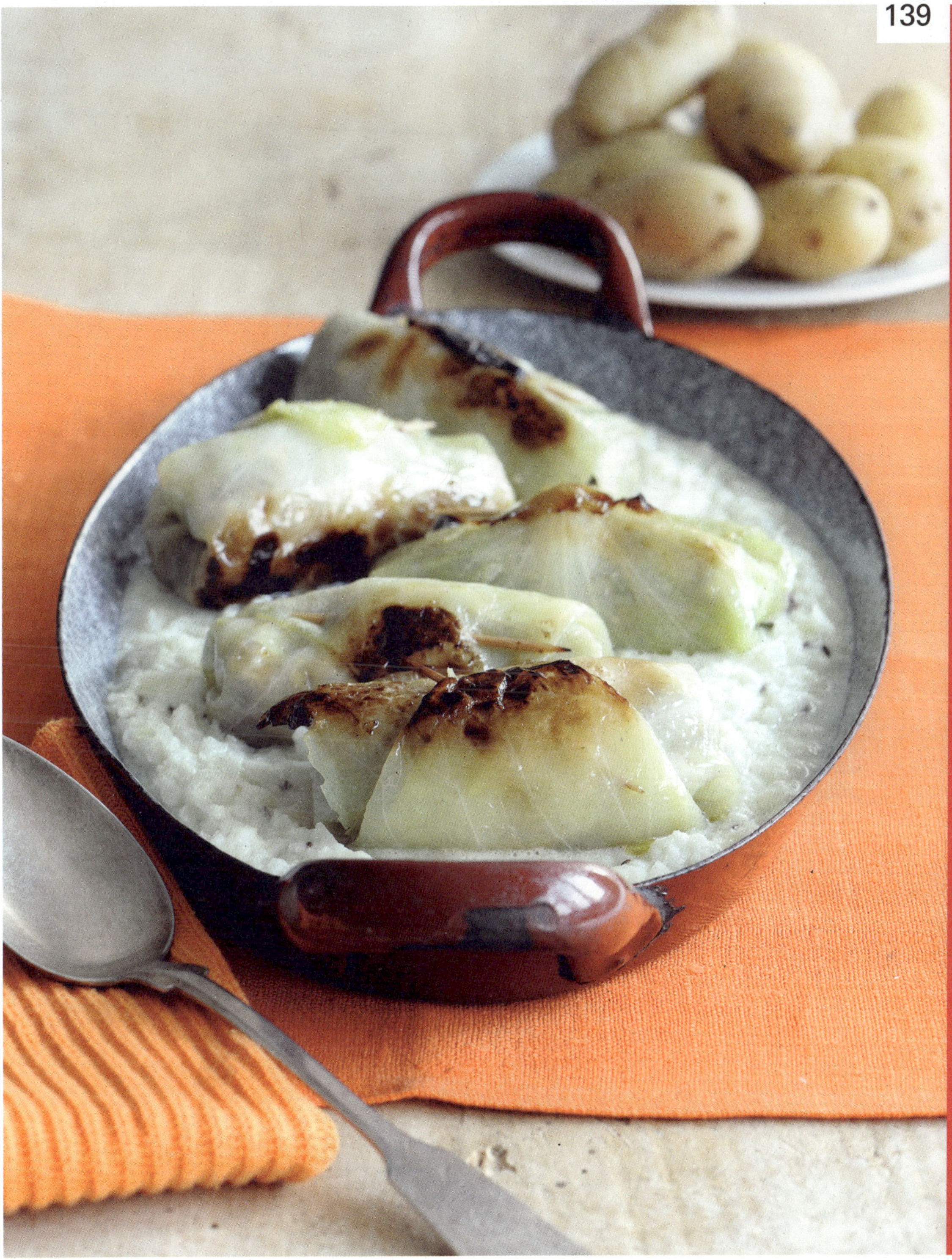

Makkaroni-Pastete mit Tomatensauce

Für 4 Portionen
300 g Makkaroni, Salz
250 g frischen Spinat
1 Knoblauchzehe
50 g Pinienkerne
3 Eier
100 g Magerquark
100 g Gorgonzola
25 g Maismehl
Salz, Pfeffer, Muskatnuss
2 EL Olivenöl
200 g Staudensellerie
500 g passierte Tomaten

1. Backofen auf 200 °C (Ober-/Unterhitze) vorheizen. Nudeln nach Packungsbeilage in reichlich Salzwasser bissfest garen.

2. Spinat gründlich waschen, die harten Stiele abknipsen und Blätter fein hacken. Knoblauch schälen und zusammen mit den Pinienkernen fein hacken.

3. In einer großen Schüssel 2 Eier, Quark, Käse, Mehl, Knoblauch und Pinienkerne verrühren. Spinat unterziehen und alles kräftig mit Salz, Pfeffer und Muskatnuss würzen.

4. Das dritte Ei verquirlen und mit den Makkaroni mischen. Eine runde, feuerfeste Schüssel (ca. 23 cm) mit 1 EL Öl einpinseln und Makkaroni spiralförmig auf den Boden und die Wand der Schüssel legen. Dabei nach und nach die Füllung hineingeben und andrücken, damit die Nudeln an der Wand der Schüssel haften bleiben. So weiter verfahren, bis die Füllung komplett eingeschichtet ist. Mit Makkaroni bedecken. Abgedeckt im Ofen auf der mittleren Schiene ca. 45 Min. garen.

5. Inzwischen Sellerie waschen, putzen und Stiele in feine Scheiben schneiden. Restliches Öl in einer Pfanne erhitzen, dann Tomaten und Sellerie zugeben und mit einem Spritzschutz leicht einkochen lassen. Salzen, pfeffern und nach Wunsch pürieren. Zur Pastete reichen.

Zeit: 45 Minuten + 45 Minuten Garzeit
Gebildete Harnsäure gesamt: 544 mg
Pro Portion: Harnsäure 136 mg, 610 kcal, 25 g F, 64 g KH, 30 g E

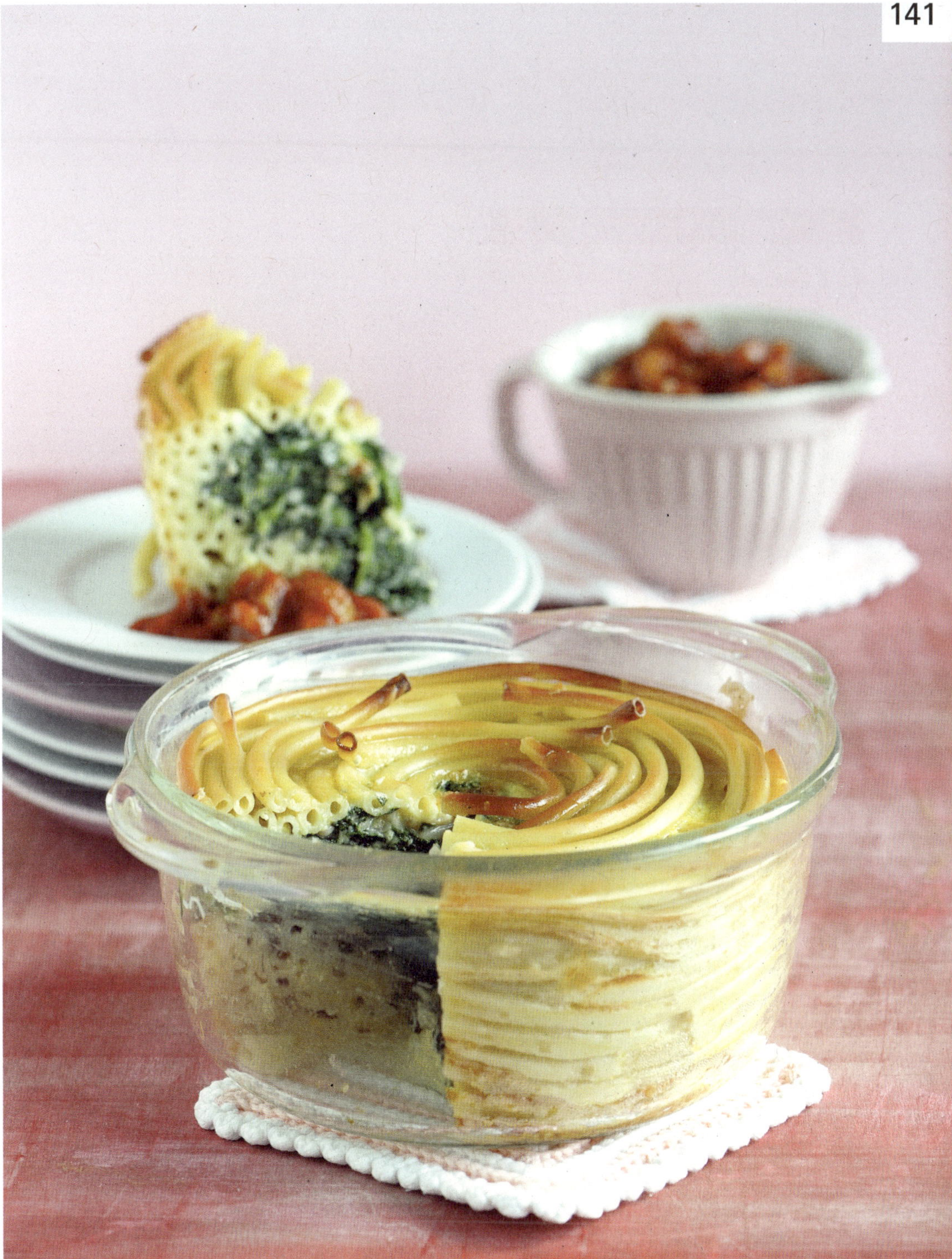

Gefüllte Biskuitrolle

Für 6 Portionen
1 kg Zucchini
1 Bd. Frühlingszwiebeln
50 g Kürbiskerne
2 EL Kürbiskernöl
Salz, Pfeffer
5 Eier
Muskatnuss
150 g Maismehl
50 g geriebener Parmesan
40 g Basilikum
1 reife Avocado

1. Gemüse waschen, von den Zucchini die Enden, von den Zwiebeln die Wurzeln und Welkes abschneiden. Zucchini grob raspeln oder in Streifen hobeln, 400 g davon beiseitestellen. Zwiebeln samt Grün in schmale Ringe schneiden. Kürbiskerne in einer beschichteten Pfanne ohne Fett rösten, bis sie duften. Dann Öl, Lauch und Zucchini zugeben. Hitze reduzieren, salzen, pfeffern und zugedeckt etwa 10 Min. garen. Den Gemüsemix abkühlen lassen.
2. Backofen auf 200 °C vorheizen. Ein Backblech mit Backpapier auslegen. Eier trennen, Eigelbe mit 3 EL kaltem Wasser schaumig rühren, mit den rohen Zucchiniraspeln mischen, mit Salz, Pfeffer und Muskatnuss würzen. Die Eiweiße steif schlagen und darübergeben. Mehl und Parmesan vermischen und über den Eischnee sieben. Alles rasch mischen. Den Teig auf das Backpapier streichen.
3. Den Biskuit im Ofen (Umluft, 200 °C) auf der mittleren Schiene ca. 20 Min. backen. Herausnehmen und mithilfe des Backpapiers der Länge nach aufrollen.
4. Inzwischen das Basilikum grob hacken. Avocado halbieren, Kern entfernen, das Fruchtfleisch aus der Schale löffeln, pürieren und mit dem Basilikum zum abgekühlten Gemüsemix geben, abschmecken.
5. Die Biskuitrolle wieder auf dem Backpapier glatt ausrollen. Den Teig mit Gemüsefüllung bestreichen und wieder eng zusammenrollen. Backofentemperatur auf 180 °C reduzieren und Rolle nochmals 15 Min. backen.

Tipp: Dazu passt eine leichte Béchamel-Sauce (Rezept S. 116) mit Kräutern und Tomatensalat. Die Biskuitrolle schmeckt auch kalt.
Zeit: 60 Minuten + 35 Minuten Backzeit
Gebildete Harnsäure gesamt: 312 mg
Pro Portion: Harnsäure 52 mg, 348 kcal, 20 g F, 24 g KH, 18 g E

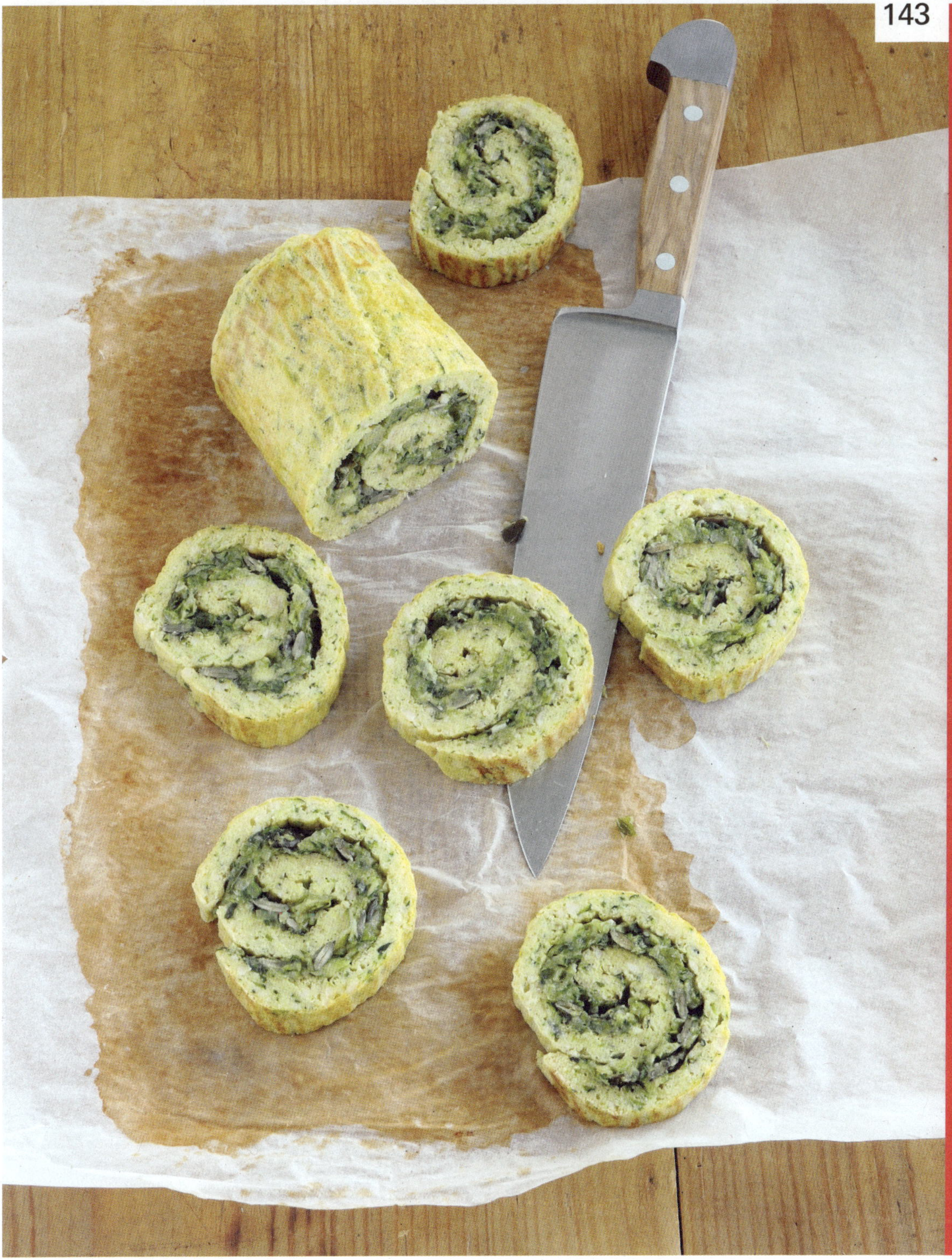

Gefüllte Kalbsbrust

Für 10 Portionen
500 g mehligkochende Kartoffeln
2 Zwiebeln
1 Möhre (ca. 100 g)
1 Stück Knollensellerie (ca. 300 g)
1 Bd. Petersilie
1 Bd. Schnittlauch
500 g Tomaten
2 Eier
60 g Maismehl
1–2 TL Salz, Pfeffer, Muskatnuss
1,3 kg Kalbsbrust vom Metzger zum Füllen vorbereitet (gut 2 kg mit Knochen)
100 ml süße Sahne

1. Kartoffeln in wenig Wasser garen, pellen, durch die Kartoffelpresse drücken und ausdampfen lassen. Zwiebeln schälen und sehr fein hacken. Möhre und Sellerie waschen und grob raspeln. Kräuter waschen, Petersilie von den Stielen zupfen und hacken, Schnittlauch in Röllchen schneiden. Die Tomaten mit kochendem Wasser überbrühen, kalt abschrecken und häuten. Haut, Kerne und Saft auffangen, das Fruchtfleisch würfeln.

2. Kartoffeln, Eier, Mehl und Gewürze behutsam für die Füllung mischen. Die Hälfte der Kräuter und die Tomatenwürfel unterziehen. Backofen auf 220 °C vorheizen.

3. Den Braten rundherum mit Salz und Pfeffer einreiben. Die Füllung in die Fleischtasche drücken und die Öffnung mit Rouladennadeln zustecken. Fleisch in einen Bräter legen, 100 ml kochendes Wasser zugießen, Zwiebelwürfel, Möhren- und Sellerieraspel, Tomatenreste mit der Schale und Knochen um den Braten verteilen. Zugedeckt 15 Min. im heißen Ofen braten. Ofen auf 180 °C herunterschalten und den Braten offen ca. 1½ Std. schmoren. Wird er braun, wenden. Die Zwiebeln und Knochen sollten ebenfalls braun werden. Falls der Fond anbrennt, etwas Wasser zugeben.

4. Braten aus dem Bräter heben, in Alufolie wickeln. Sollte der Fond nicht ausreichend angesetzt haben, so entfernen Sie die Knochen und erhitzen ihn kurz auf dem Herd, bis er bräunt. Dann den Fond mit etwas Wasser loskochen und das Gemüse mit dem Pürierstab zermusen. So viel Wasser zugeben, dass eine saucige Konsistenz entsteht. Mit Sahne und restlichen Kräutern abschmecken, evtl. nachwürzen.

Hinweis: Dieses Sonntagsessen ist vom Harnsäurewert ziemlich gehaltvoll. Gönnen Sie es sich, wenn Sie über die Woche Purine eingespart haben.
Tipp: Essen Sie nur ½ Scheibe Kalbsbrust, das spart Harnsäure ein. Dafür gönnen Sie sich dazu einen frischen Salat mit Maisbrot (Rezept S. 98).
Zeit: 35 Minuten + 1½ Stunden Schmorzeit
Gebildete Harnsäure gesamt: 2320 mg
Pro Portion: Harnsäure 232 mg, 387 kcal, 23 g F, 16 g KH, 28 g E

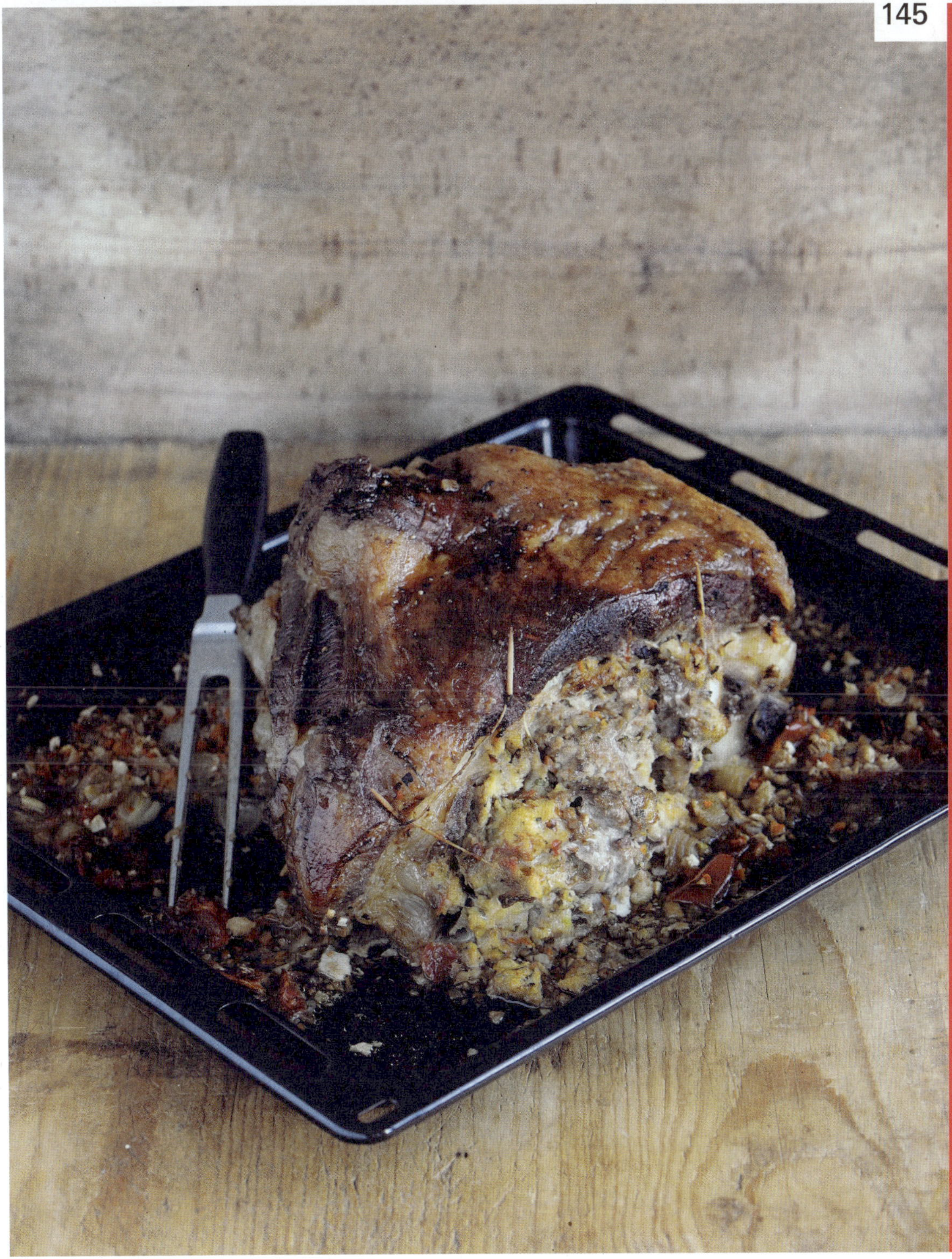

Rouladen mit Süßkartoffelpüree

Für 4 Portionen
2 große Rinderrouladen (300 g)
Salz, Pfeffer
2 EL grober Senf
80 g Tilsiter
4 junge Möhren
1 Zwiebel
½ Stange Lauch
2 EL Rapsöl
800 g Süßkartoffeln
2 EL Sauerrahm (20 % Fett)
Cayennepfeffer
5 EL Sahne

1. Backofen auf 150 °C vorheizen. Rouladen mit der flachen Seite des Fleischklopfers plattieren, salzen, pfeffern. Mit der Gabel Senf mit Käse verkneten und auf die Rouladen streichen. Möhren waschen und schälen.

2. Zwiebel schälen, halbieren und fein würfeln. Lauch von Wurzel und Welkem befreien. Seitlich der Länge nach aufschneiden und gründlich waschen. Lauch vierteln und in feine Ringe schneiden.

3. Rouladen längs halbieren, mit Lauchstückchen bestreuen, Fleisch um je eine Möhre spiralig eng aufrollen. Mit kleinen Holzspießen oder Rouladennadeln sichern.

4. Öl in einem Schmortopf erhitzen und die Rouladen rundherum anbraten, Zwiebelwürfel zugeben, kurz anschmoren und mit 150 ml Wasser ablöschen. Auf der mittleren Schiene im Ofen bei 150 °C ca. 60 Min. schmoren.

5. In der Zwischenzeit die Süßkartoffeln waschen und mit wenig Wasser weich kochen. Pellen und mit dem Sauerrahm zerstampfen, mit Salz und Cayennepfeffer würzen.

6. Die Rouladen aus dem Fond heben, Sauce mit Sahne verfeinern und nach Wunsch pürieren, nochmals abschmecken. Rouladen mit Süßkartoffelpüree servieren.

Zeit: 35 Minuten + 60 Minuten Schmorzeit
Gebildete Harnsäure gesamt: 612 mg
Pro Portion: Harnsäure 153 mg, 533 kcal, 23 g F, 54 g KH, 26 g E

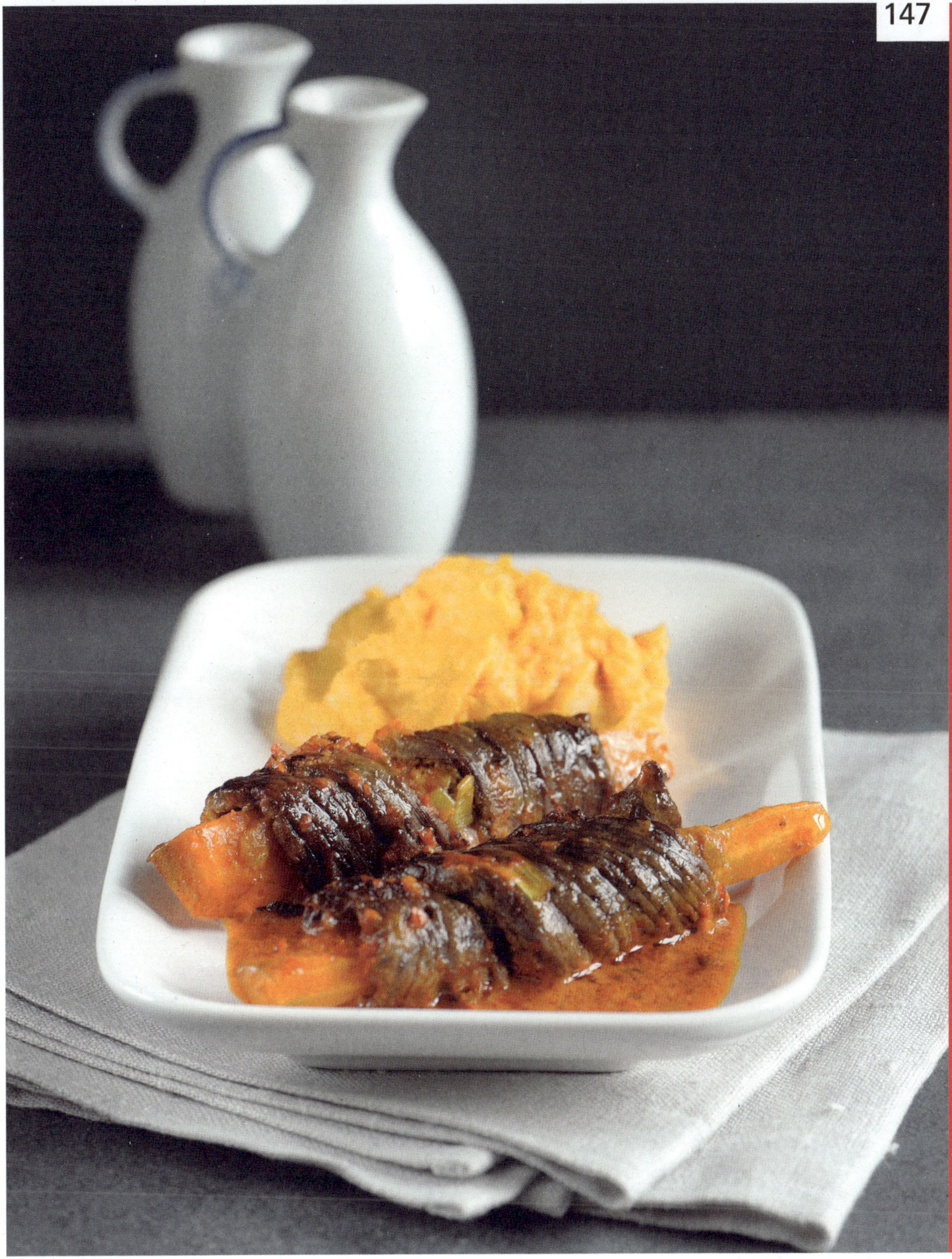

Überbackenes Kabeljaufilet mit Spritzkartoffeln

Für 4 Portionen
750 g mehligkochende Kartoffeln
400 g frisches Kabeljaufilet
Salz, Pfeffer
2 EL Zitronensaft
1 Bd. Basilikum
400 g Tomaten
50 g Cashewkerne
50 g geriebener Parmesan
3 EL Rapsöl
1 Ei
2 EL Speisestärke
2 EL Butter
Muskatnuss

1. Backofen auf 200 °C (Ober-/Unterhitze) vorheizen sowie ein Backblech mit Backpapier auslegen. Die Kartoffeln waschen und 20–25 Min. garen. Abgießen, Kartoffeln pellen, durch die Presse drücken und ausdampfen lassen.

2. Das Kabeljaufilet abspülen, trocken tupfen und mit Salz, Pfeffer und Zitronensaft würzen. In eine flache Auflaufform legen. Basilikum hacken und daraufstreuen, Tomaten in Scheiben schneiden, Stielansatz entfernen und den Fisch mit den Scheiben belegen, salzen und pfeffern.

3. Cashewkerne fein zerkleinern. Mit Parmesan mischen, Mix auf die Tomaten streuen und mit dem Öl beträufeln.

4. Kartoffelpüree mit Ei, Stärke, Butter, Salz, Pfeffer und Muskatnuss vermischen. Die Masse in einen Spritzbeutel mit großer Sterntülle füllen. Rosetten auf das Backblech um das Fischfilet herum setzen. Im Ofen auf der mittleren Schiene 25–30 Min. garen.

Tipp: Wer noch 50 g Krabben und 1 Bund gehackten Dill dazugibt, muss mit mehr Purin rechnen. Pro Portion ergibt das dann 183 mg Harnsäure.

Varianten: Sie können auch Rotbarschfilets oder Seezunge verwenden, dann müssen Sie mit nur 130 mg Harnsäure pro 100 g Fisch rechnen.

Zeit: 35 Minuten + 25 Minuten Garzeit
Gebildete Harnsäure gesamt: 612 mg
Pro Portion: Harnsäure 153 mg, 574 kcal, 32 g F, 39 g KH, 31 g E

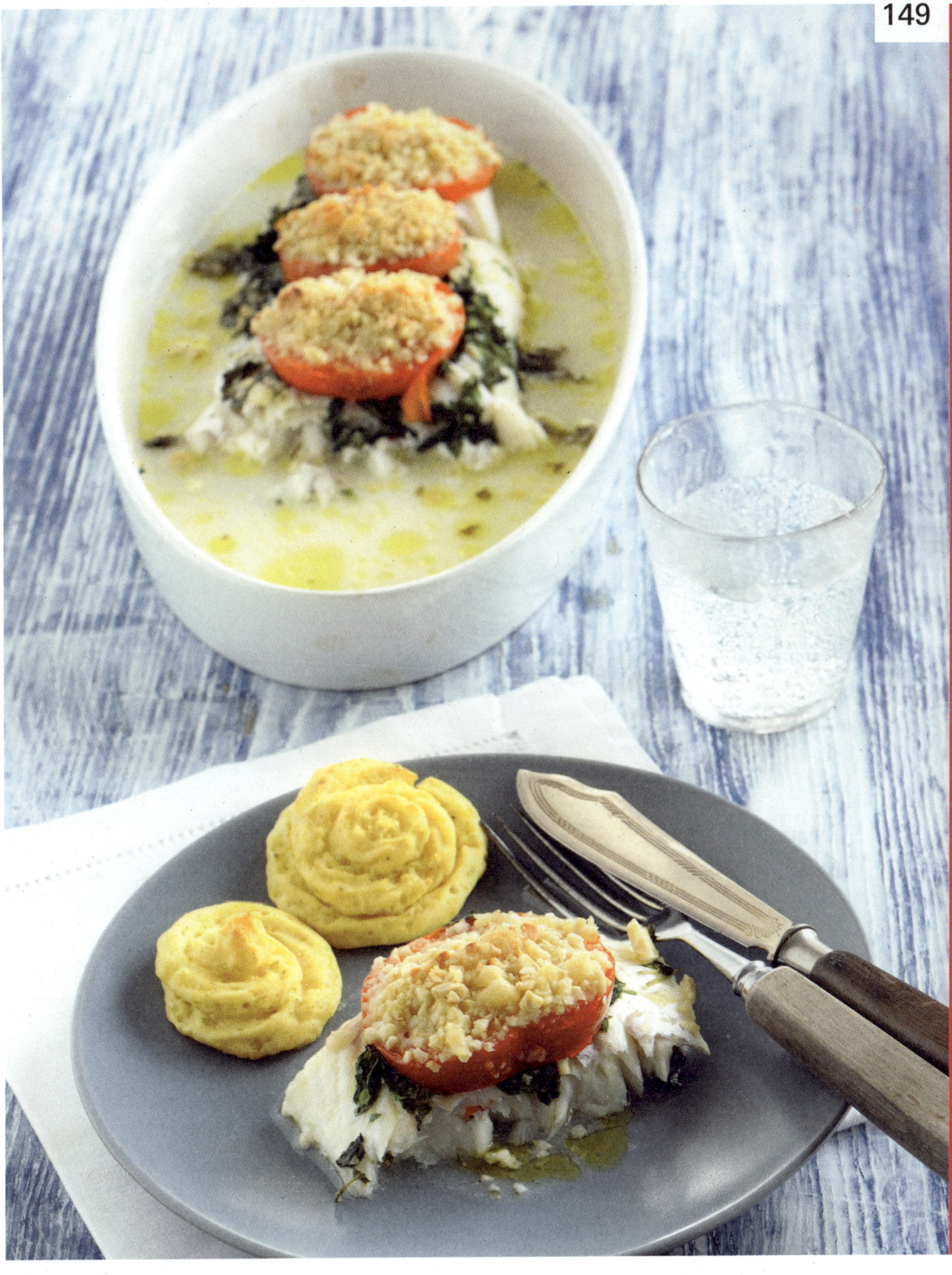

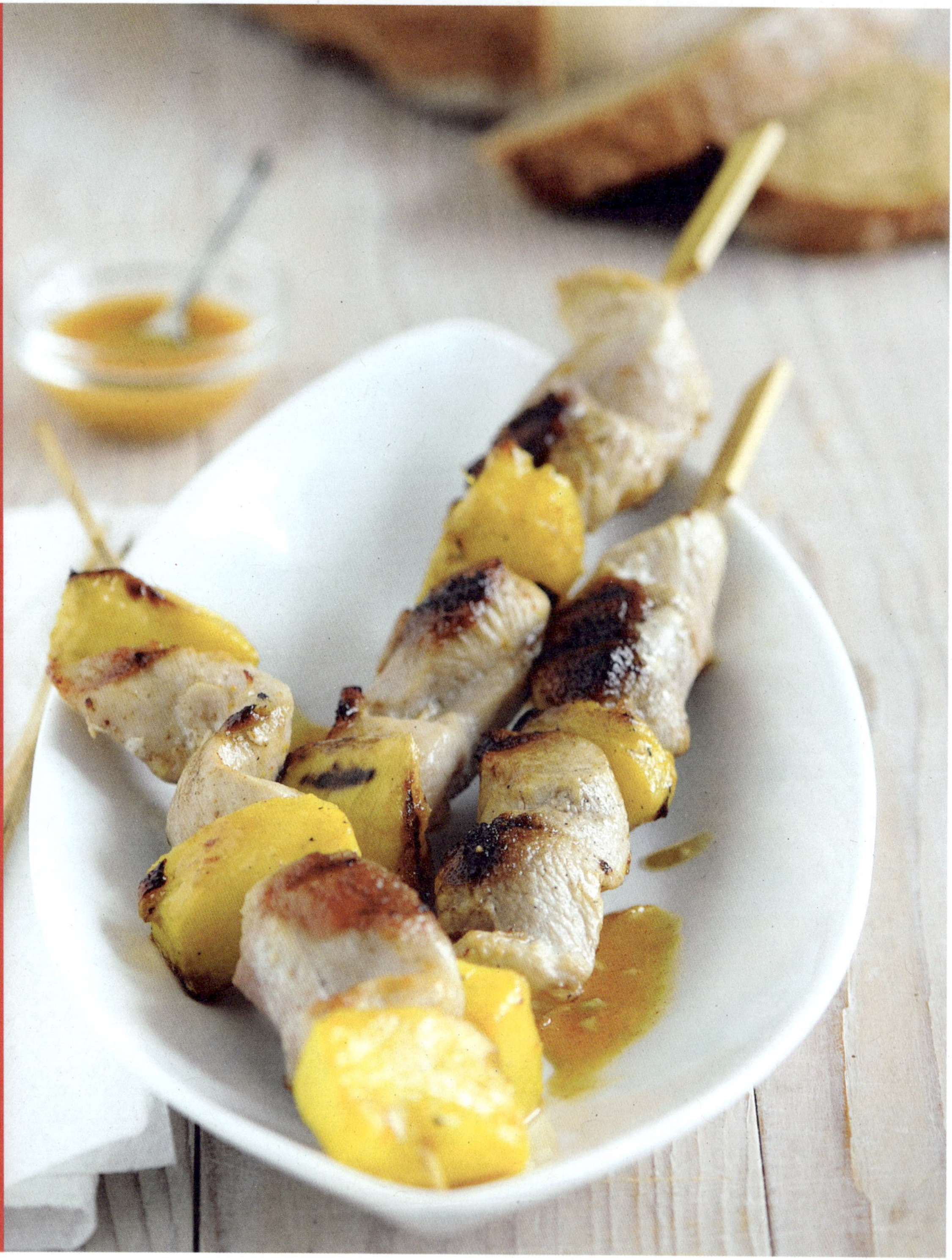

Frisch vom Grill

Ein schöner Grillabend und Sie wissen nicht, was tun? Auch ohne große Fleischportion brutzeln Köstlichkeiten auf dem Rost: Die Kombination macht es möglich. Selbst das knusprige Fladenbrot ist purinarm. Da bleiben fette Würste liegen!

Auberginensteaks

Für 2 Portionen
1 große Aubergine (350 g)
Salz, Pfeffer
100 g Rinderhackfleisch
50 g Parmesan
30 g gemahlene Pinienkerne
1 Ei, 1 EL groben Senf
1 EL Tomatenmark, 2 EL Semmelbrösel
1 Knoblauchzehe
1 TL Rosmarin oder Thymian
1 EL Rapsöl für die Folie

1. Die Aubergine waschen, Stiel entfernen und längs in 1 cm dicke Scheiben schneiden. Salzen und wieder zusammensetzen.
2. Das Rinderhackfleisch mit Parmesan, Pinienkernen, Ei, Senf, Tomatenmark und Semmelbrösel zu einer formbaren Masse vermengen. Knoblauch schälen, mit den Kräutern fein hacken, zu der Masse geben und vermischen. Mit Salz und Pfeffer nachwürzen.
3. Aubergine zusammenpressen, mit Küchenpapier den ausgetretenen Saft auffangen. Die einzelnen Scheiben gleichmäßig mit der Hackcreme bestreichen.
4. Ein großes Stück Grillalufolie einölen. Auberginensteaks darauflegen und auf den Grill legen oder unter den Backofengrill schieben. Sobald sie braun sind (nach ca. 4 Min. im Backofen), wenden und in weiteren 4 Min. fertig grillen.

Tipp: Kleine Kartoffeln oder Paprika mitgrillen. Genießen Sie dazu eine Scheibe Maisbrot und einen kleinen Salat.
Varianten: Auberginen gegen Zucchini tauschen. Statt Hackfleisch geraspelte Möhren oder Sellerie verwenden.
Zeit: 30 Minuten
Gebildete Harnsäure gesamt: 222 mg
Pro Portion: Harnsäure 111 mg, 471 kcal, 32 g F, 15 g KH, 30 g E

Fenchelsandwich mit Edelpilzkäse

Für 2 Portionen
1 große Fenchelknolle (ca. 320 g)
Salz, ½ Bio-Zitrone
1 Thymianzweig
100 g Edelpilzkäse
50 g Walnüsse
1 EL Crème fraîche, 1 TL Kapern, Pfeffer
1–2 TL Olivenöl

1. Fenchel waschen, putzen, Stielansätze und Grün abschneiden und fein hacken. Die Knolle längs halbieren und in sehr wenig kochendem Salzwasser 10 Min. vorgaren, abkühlen lassen. Zitrone waschen, Schale abreiben und Saft auspressen. Thymian waschen und die Blättchen vom Stiel streifen.
2. Fenchelhälften jeweils längs halbieren, sodass insgesamt 4 Scheiben entstehen. Edelpilzkäse und Nüsse fein hacken. Mit Zitronenschale, Saft, Crème fraîche, Kapern, Thymian und dem gehackten Fenchel vermengen. Salzen und pfeffern.
3. 2 quadratische Stück Alufolie für je 1 Fenchelhälfte vorbereiten. Die Folie mit Öl einpinseln. Je eine Fenchelscheibe darauflegen, mit der Füllung belegen und wie ein Sandwich die zweite Fenchelscheibe daraufsetzen. Die Folie fest verschließen und auf dem Grill etwa 30 Min. garen. Dabei einmal wenden.

Varianten: Wer es lieber knackig mag, lässt das Vorgaren beim Fenchel weg und schneidet 6 dünne Scheiben aus der Knolle für 3 Päckchen. Das Sandwich schmeckt auch mit dünnen Kohlrabi- oder Kürbisscheiben – ohne Vorgaren.
Zeit: 30 Minuten + 30 Minuten Grillzeit
Gebildete Harnsäure gesamt: 78 mg
Pro Portion: Harnsäure 39 mg, 506 kcal, 43 g F, 11 g KH, 19 g E

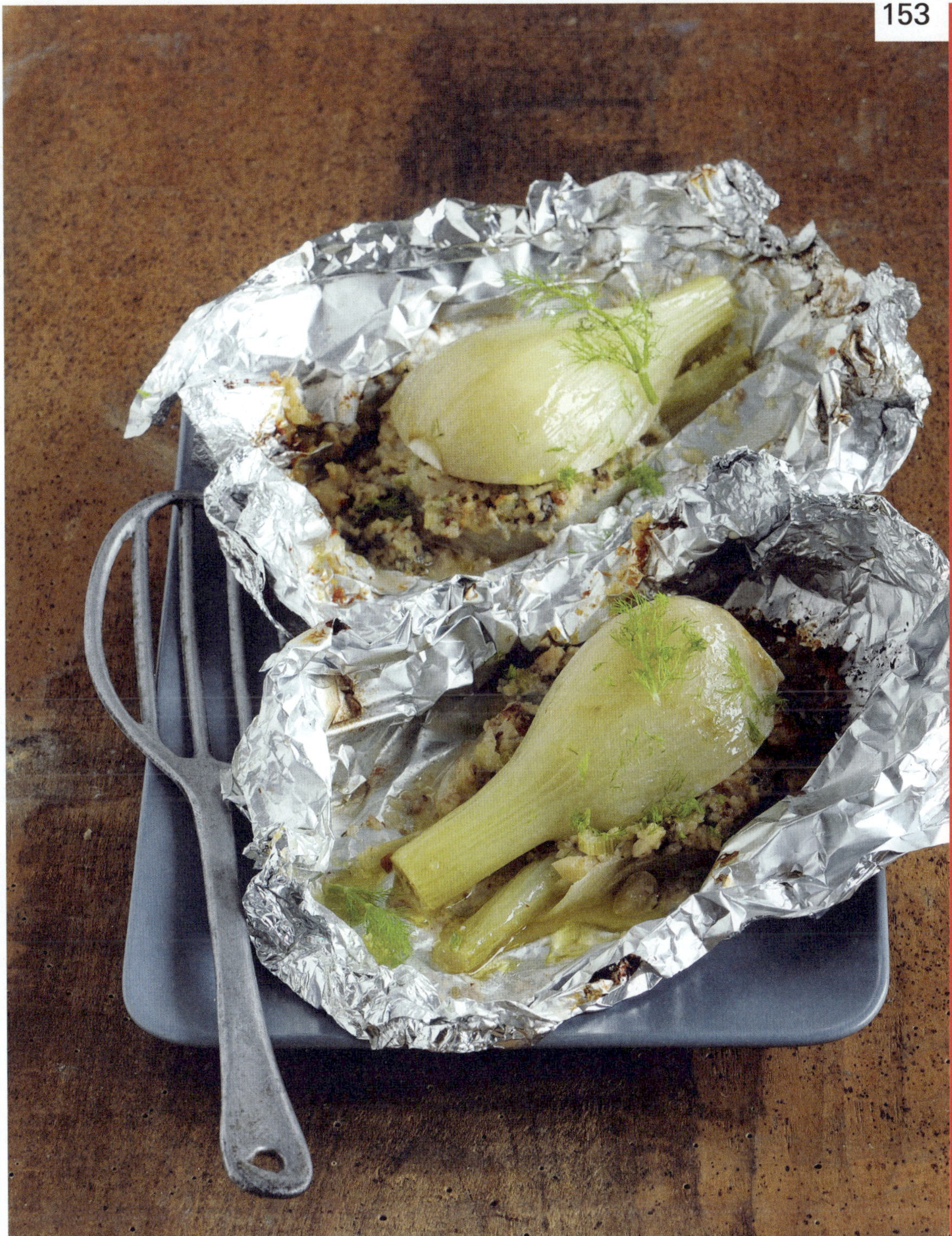

Gefüllte Zucchini

Für 2 Portionen
4 junge Zucchini (à 200 g)
1 Zwiebel, 1 Knoblauchzehe
1 Thymianzweig
2 getrocknete Tomaten
100 g Vignottekäse (oder Ziegenfrischkäse)
100 g schwarze Oliven, entsteint
2 EL Ajvar, Salz, Pfeffer
1 EL Balsamicoessig
1 EL Rapsöl

1. Die Zucchini waschen und mit einem Kerngehäuseausstecher von beiden Enden her aushöhlen.
2. Für die Füllung Zwiebel und Knoblauch schälen, fein hacken. Thymian waschen, trocken schütteln. Die Blättchen abzupfen. Tomaten und den Käse grob zerkleinern und mit den Oliven im Blitzhacker hacken. Mit Ajvar, Knoblauch, Zwiebeln, etwas Salz, Pfeffer und Essig vermischen.
3. Die Füllung nach und nach mit einem kleinen Löffel in die Zucchini drücken. Mithilfe eines Kochlöffelstiels die Masse hineindrücken. Die gefüllten Zucchini mit Öl bestreichen und auf einer Grillschale 15 Min. auf dem heißen Grill knusprig braten. Dabei immer wieder drehen.

Tipp: Zu den Grillzucchini passt frisches Baguette oder ein knackiger Blattsalat. Das ausgestochene weiße Zucchinifleisch können Sie in den Salat geben.
Varianten: Tauschen Sie die Oliven gegen die gleiche Menge Rinderhackfleisch aus. Dadurch erhöht sich der Harnsäuregehalt auf 155 mg pro Portion.
Zeit: 30 Minuten + 15 Minuten Grillzeit
Gebildete Harnsäure gesamt: 232 mg
Pro Portion: Harnsäure 116 mg, 434 kcal, 34 g F, 14 g KH, 17 g E

Herzhafte Pizza-Käse-Schnecken

Für 16 Stück
125 g Magerquark
4 EL Milch (1,5 %), 4 EL Rapsöl
250 g Mehl (Type 405)
3 gestr. TL Backpulver
50 g Frischkäse
1 TL Kräuter der Provence, 1 TL Salz
Für die Füllung:
1 kleine Zucchini (150 g)
100 g gehackte Tomaten (Dose)
50 g Reibekäse (z. B. Edamer)
Salz, Pfeffer

1. Backofen auf 180 °C vorheizen. Quark, Milch und Öl in einer Schüssel kräftig verquirlen. Mehl und Backpulver mischen und mit den Knethaken des Handrührgeräts unter die Quarkmasse arbeiten. Den Frischkäse hinzufügen und mit Kräutern und Salz würzen. Alles rasch zu einem glatten Teig verkneten und beiseitestellen.
2. Für die Füllung Zucchini waschen, Enden entfernen und fein raspeln. Tomaten und Käse hinzufügen, salzen, pfeffern und alles gut vermischen.
3. Teig auf einer leicht bemehlten Arbeitsfläche zu einem Rechteck (ca. 35 cm x 25 cm) ausrollen. Füllung gleichmäßig auf dem Teig verstreichen. Wenn nötig, die Füllung vorher leicht ausdrücken. Die Teigplatte von der Längsseite her aufrollen.
4. Teigrolle in 16 dünne Scheiben schneiden. Die Schnecken flach auf ein mit Backpapier ausgelegtes Backblech legen. Mittig im Ofen etwa 20 Min. vorgaren.
5. Anschließend für 1 Min. von jeder Seite auf dem heißen Grill knusprig grillen.

Zeit: 30 Minuten + 20 Minuten Garzeit
Gebildete Harnsäure gesamt: 160 mg
Pro Portion: Harnsäure 10 mg, 107 kcal, 4 g F, 13 g KH, 4 g E

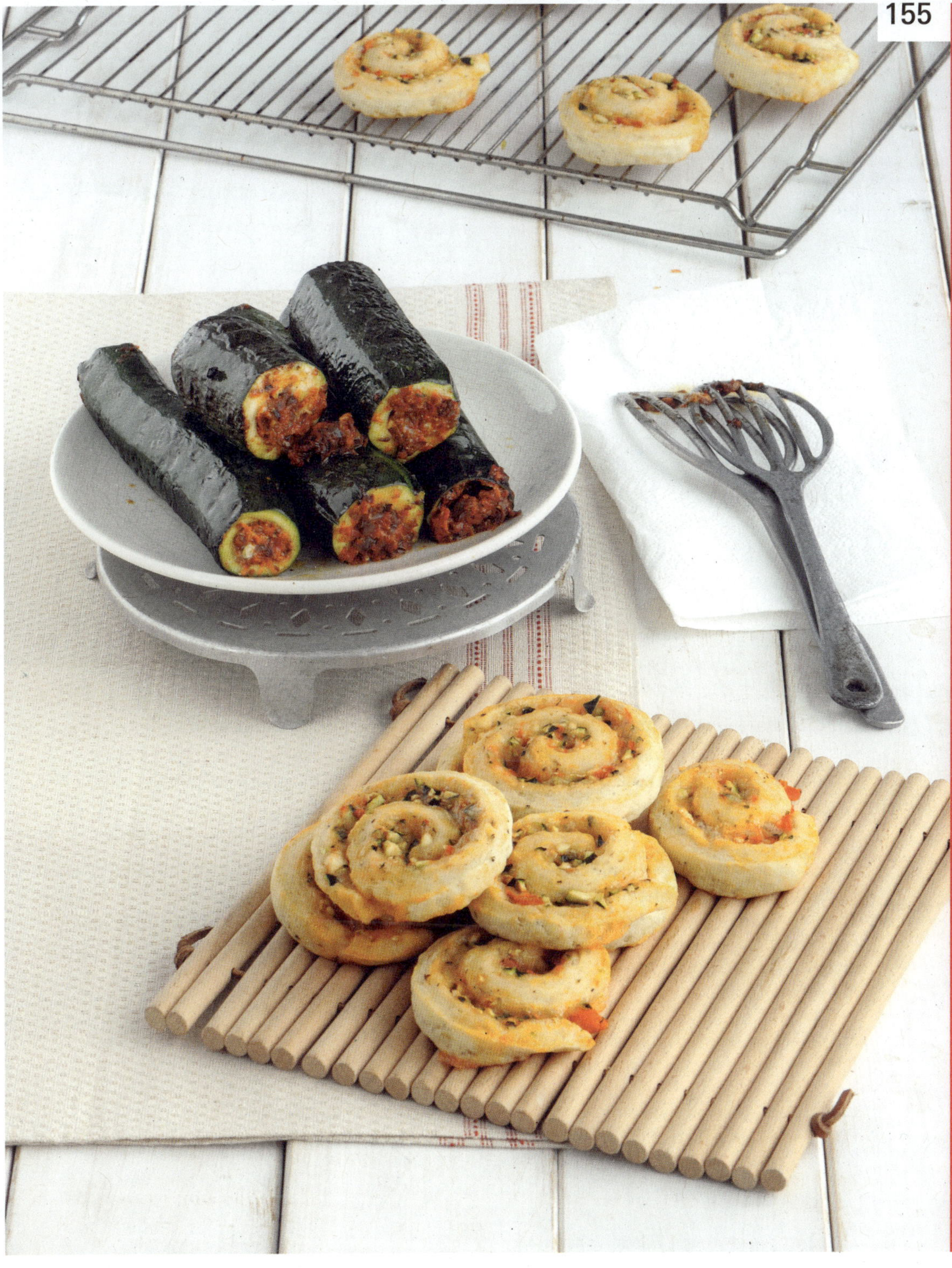

Tortillas

Für 2 Portionen
60 g Maismehl
60 g Weizenmehl (Type 405)
½ TL Salz
1 Prise Backpulver
1 EL Rapsöl
ca. 70 ml Wasser
Öl für die Folie

1. Beide Mehlsorten mit Salz und Backpulver mischen. Öl und Wasser zugeben und alles zu einem gut formbaren Teig verkneten. Nach Geschmack weitere Zutaten (siehe Variationen) unterkneten.
2. Den Teig in 4–6 Portionen teilen und mit den Händen zu möglichst flachen Fladen formen oder so dünn wie möglich ausrollen. Mit Maismehl bestäuben und aufeinanderschichten.
3. Die Tortillas mit einem Stück eingeölter Grillalufolie auf den Grill legen, bis auf der einen Seite der Teig gut durchgebacken ist, kleine Blasen wirft und sich der Rand wellt. Dann den Fladen wenden und für 1 Min. backen.

Tipp: Tortillas können Sie auch in einer beschichteten Pfanne ohne Fett backen. Pfanne zwischendurch mit Küchenpapier auswischen, damit das Mehl nicht anbrennt. Prima als Brotersatz. Schmeckt gut mit Kräuterbutter.
Varianten: 1 EL gehackte Oliven (geb. Harnsäure: 29 mg) oder 1 TL Rosmarin, Salbei oder Thymian oder 1 EL Hartkäse.
Zeit: 20 Minuten
Gebildete Harnsäure gesamt: 42 mg
Pro Portion: Harnsäure 21 mg, 251 kcal, 6 g F, 43 g KH, 5 g E

Marinierte Mango-Puten-Spieße

Für 2 Portionen
½ Bio-Orange
1 Knoblauchzehe
1 TL scharfer Senf
1 EL Rapsöl
Salz, Cayennepfeffer
1 feste Mango
200 g Putenschnitzel (1 cm dünn)

1. Orange heiß abwaschen, abtrocknen, halbieren und die Schale fein abreiben. Dann den Saft auspressen. Knoblauch schälen und durch eine Presse drücken. Orangenschale sowie den ausgepressten Saft mit Knoblauch, Senf, Öl, etwas Salz und Pfeffer zur Marinade vermischen.
2. Mango mit einem Sparschäler dünn schälen. Das Fruchtfleisch vom Kern schneiden und in ca. 2 cm große Würfel schneiden. Das Fleisch waschen, trocken tupfen, der Länge nach in 1,5 cm schmale Streifen schneiden.
3. Fleischstreifen mäanderförmig auf einen Spieß und immer ein Mangostück dazwischen stecken. Anschließend mit der Marinade beträufeln. Die restlichen Zutaten wie beschrieben aufbrauchen, sodass 4–5 Fleischspieße entstehen, diese 5 Min. ziehen lassen.
4. Spieße unter mehrmaligem Wenden ca. 10 Min. auf dem Grill garen.

Tipp: Zum Aufspießen eignen sich sowohl Metall- wie auch Holzspieße. Letztere vorher wässern, sonst verkohlen sie!
Zeit: 45 Minuten + 25 Minuten Grillzeit
Gebildete Harnsäure gesamt: 302 mg
Pro Portion: Harnsäure 151 mg, 256 kcal, 7 g F, 21 g KH, 26 g E

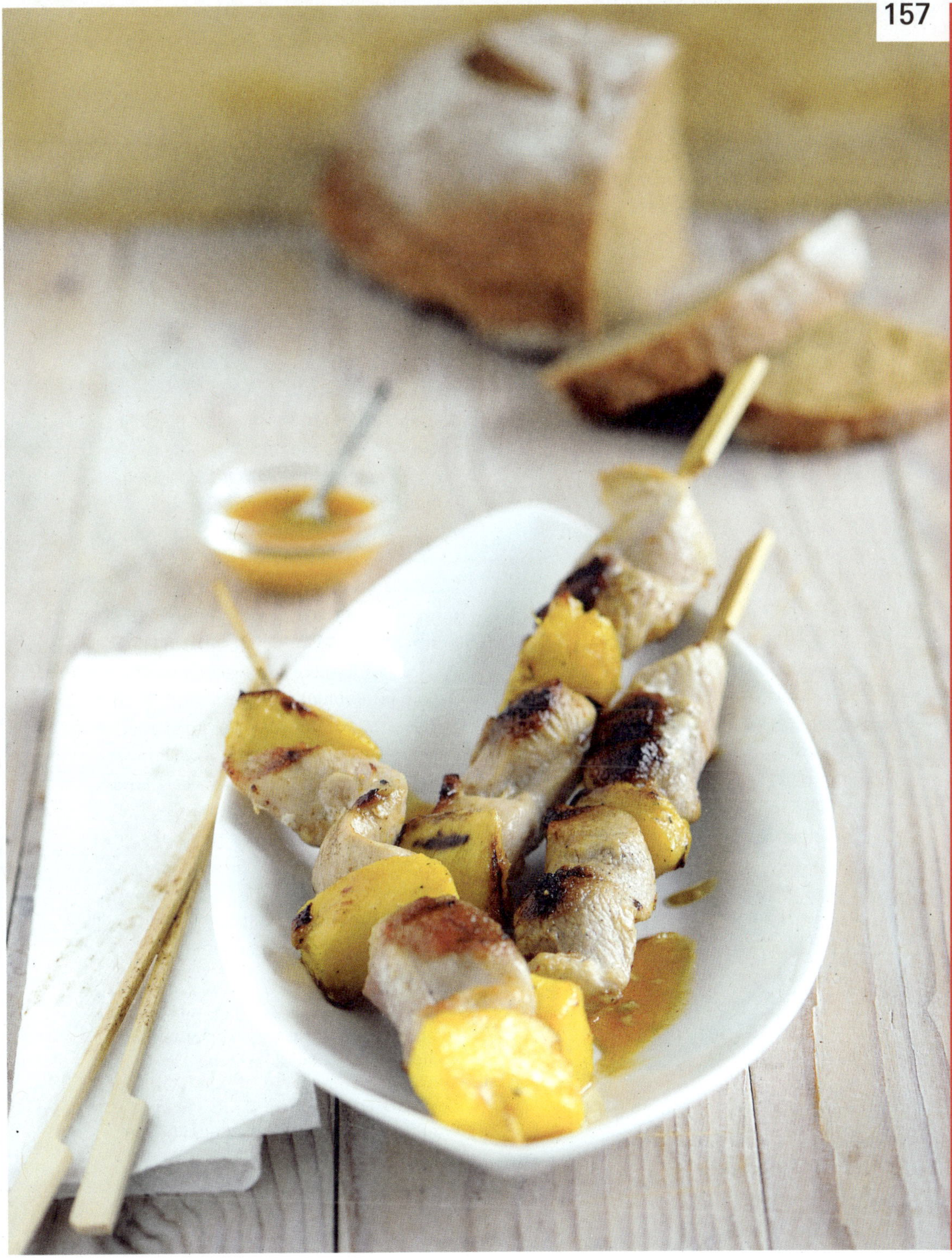

Curryrind mit Möhren

Für 2 Portionen
1 rote Chilischote
2 EL körniger scharfer Senf
2 EL Honig, 3 EL Rapsöl
Salz, Pfeffer
1 TL Currypulver oder -paste
400 g dünne Möhren
1 rote Paprikaschote
1 Rinderroulade (150 g)

1. Chilischote entstielen, entkernen, fein hacken und mit Senf, Honig, 2 EL Öl, etwas Salz, Pfeffer und Currypulver mischen.
2. Die Möhren waschen, putzen und dünn schälen. Paprika ebenfalls waschen, Stiel und Kerne entfernen und in Streifen schneiden.
3. Das restliche Öl in einer großen beschichteten Pfanne erhitzen. Die Möhren im Ganzen hineingeben und bei geschlossenem Deckel 12–15 Min. schmoren. In den letzten 5 Minuten die Paprikastreifen hinzugeben und mit andünsten. Dann das geschmorte Gemüse in eine Schüssel geben und beiseitestellen.
4. Das Rindfleisch quer zur Faser in möhrenbreite Streifen schneiden. Immer ein Streifen mit der Marinade bestreichen und mit einem anderen Fleischstreifen zusammensetzen.
5. Im Wechsel Möhren, Fleisch und Paprika auf zwei nebeneinanderliegende Spieße aufspießen, sodass sie miteinander verbunden sind. Nochmals mit Marinade einpinseln. Die Spieße von beiden Seiten 2–3 Min. auf dem heißen Grill garen.

Zeit: 45 Minuten
Gebildete Harnsäure gesamt: 300 mg
Pro Portion: Harnsäure 150 mg, 387 kcal, 19 g F, 31 g KH, 22 g E

Köftespieße

Für 2 Portionen
½ Bd. Koriandergrün
1 Zwiebel
1 Knoblauchzehe
100 g Aubergine
2 EL Rapsöl
1 Kartoffel (100 g)
20 g Semmelbrösel
100 g Rinderhackfleisch
1 Ei
2 EL Magerquark
Salz, Pfeffer
½ TL Kreuzkümmel

1. Den Koriander waschen, die Blättchen abzupfen und grob mit einem Messer hacken. Zwiebel und Knoblauch schälen und fein hacken. Die Aubergine waschen, putzen und den Stiel entfernen. Frucht quer in 1 cm dünne Scheiben schneiden.
2. Die Auberginenscheiben in einer Pfanne mit heißem Öl von beiden Seiten hellbraun braten. Abkühlen lassen und anschließend fein hacken.
3. Kartoffel schälen und mit einer Küchenreibe mittelfein raspeln. Mit Koriander, Zwiebel, Knoblauch, Aubergine, Semmelbrösel, Rinderhackfleisch, Ei und Quark mischen. Alles mit Salz, Pfeffer und Kreuzkümmel abschmecken.
4. Den Fleischteig in 6 Portionen teilen. Mit feuchten Händen die Masse rund um einen Grillspieß drücken. Von allen Seiten grillen, bis sie schön braun sind.

Tipp: Hält am besten auf Holz- oder Bambusspießen. Die überstehenden Holzenden mit Alufolie umwickeln, dann verkohlen sie nicht.
Zeit: 30 Minuten + 10 Minuten Grillzeit
Gebildete Harnsäure gesamt: 176 mg
Pro Portion: Harnsäure 88 mg, 366 kcal, 22 g F, 21 g KH, 21 g E

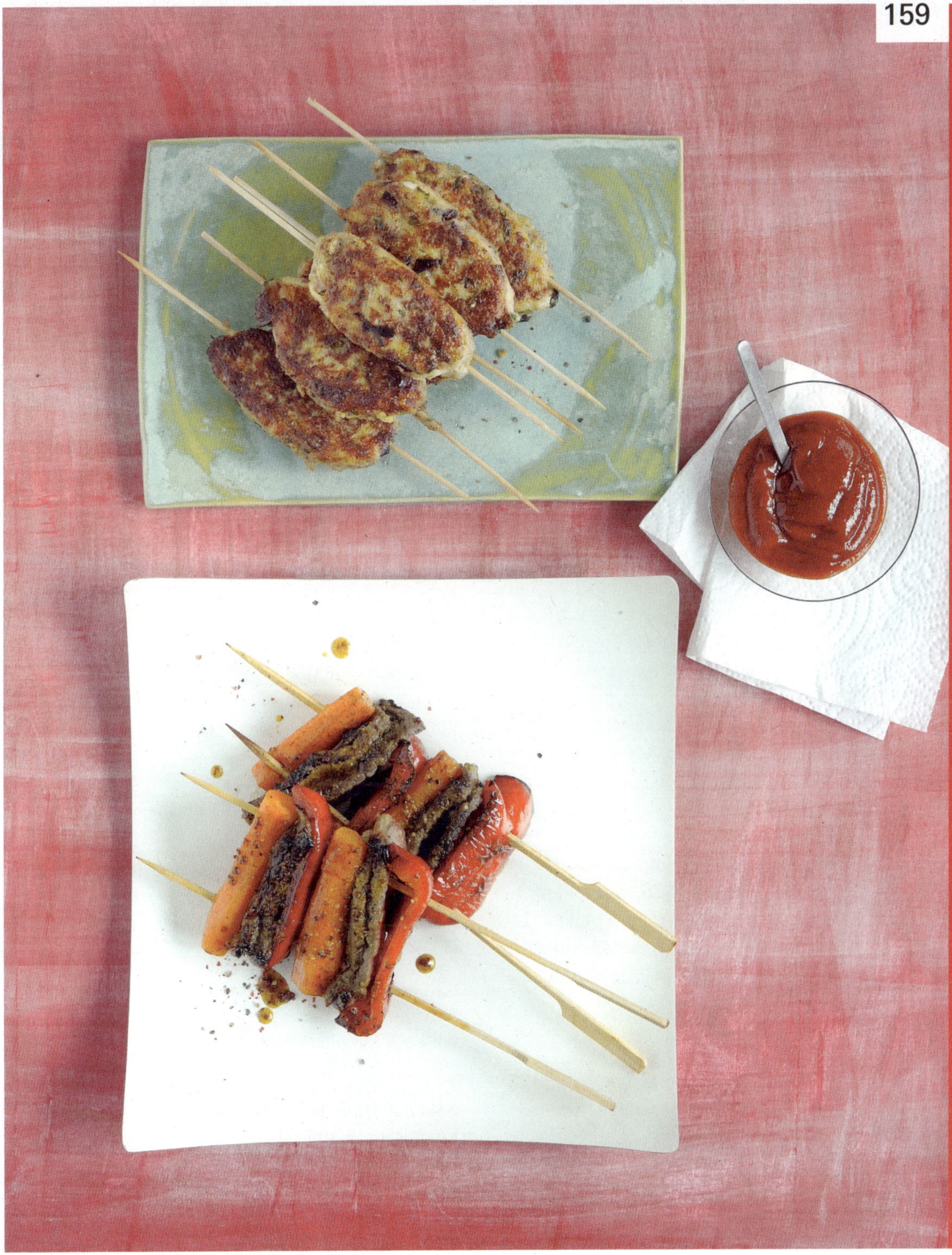

Weißwurst-Obatzda-Spieße

Für 2 Portionen
6 kleine Kartoffeln
2 Weißwürste (120 g)
80 g Ofenkäse
1 TL Paprikapulver, edelsüß
1 Zwiebel
1 rote Paprikaschote
Für die Marinade:
1 EL körniger Senf
Pfeffer, 1 TL Salz
1 EL Rapsöl

1. Kartoffeln gründlich waschen und in wenig Wasser vorgaren. Nicht zu weich werden lassen. Abschrecken und pellen. Die Weißwürste in 1 cm dicke Scheiben schneiden. Den Käse mit einer Gabel cremig zerdrücken und mit dem Paprikapulver vermischen.
2. Zwiebel schälen, halbieren und vierteln. Die einzelnen Zwiebelscheiben voneinander trennen. Paprika waschen, halbieren, entkernen und in Stücke schneiden, die so groß sind wie die Wurstscheiben.
3. Kartoffel quer halbieren, mit Käse bestreichen. Den übrigen Käse auf Paprika und Zwiebel streichen. Auf die Spieße werden abwechselnd Kartoffel, Zwiebel, Paprika und Weißwurst gesteckt. So lange aufspießen, bis die Zutaten verbraucht sind.
4. Senf mit den übrigen Zutaten für die Marinade vermengen und mit einem Pinsel auf den Spießen verstreichen.
5. Die Spieße ca. 10 Min. rundherum auf dem heißen Grill braten, dabei drehen.

Tipp: Weißwürste sind purinärmer als alle anderen Würstchen.
Zeit: 30 Minuten + 10 Minuten Grillzeit
Gebildete Harnsäure gesamt: 214 mg
Pro Portion: Harnsäure 107 mg, 448 kcal, 29 g F, 24 g KH, 21 g E

Maiskolben mit Bacon

Für 2 Portionen
2 vorgegarte Maiskolben
1 EL groben Senf
8 dünne Speckscheiben (je 5 g)

1. Die Maiskolben rundherum mit Senf bestreichen. Je 4 Speckscheiben um einen Kolben wickeln, für einen besseren Halt evtl. mit Rouladennadeln fixieren.
2. Anschließend die Maiskolben auf den vorgeheizten Grill legen und unter mehrmaligem Wenden grillen, bis der Speck schön knusprig ist. Mit einer Grillschale tropft das Fett nicht in die Glut!

Tipp: Noch mehr Purine einsparen? Das geht ganz einfach: Wickeln Sie statt 4 Speckscheiben nur 2 um je einen Maiskolben. Das senkt den Harnsäurewert des Gerichts auf 96 mg pro Portion.
Variante: Schmeckt auch leicht gesalzen, in Scheiben geschnitten und zusammen mit diversem farbigen Gemüse auf einen Spieß gesteckt.
Zeit: 10 Minuten + 3–5 Minuten Grillzeit
Gebildete Harnsäure gesamt: 212 mg
Pro Portion: Harnsäure 106 mg, 251 kcal, 9 g F, 32 g KH, 10 g E

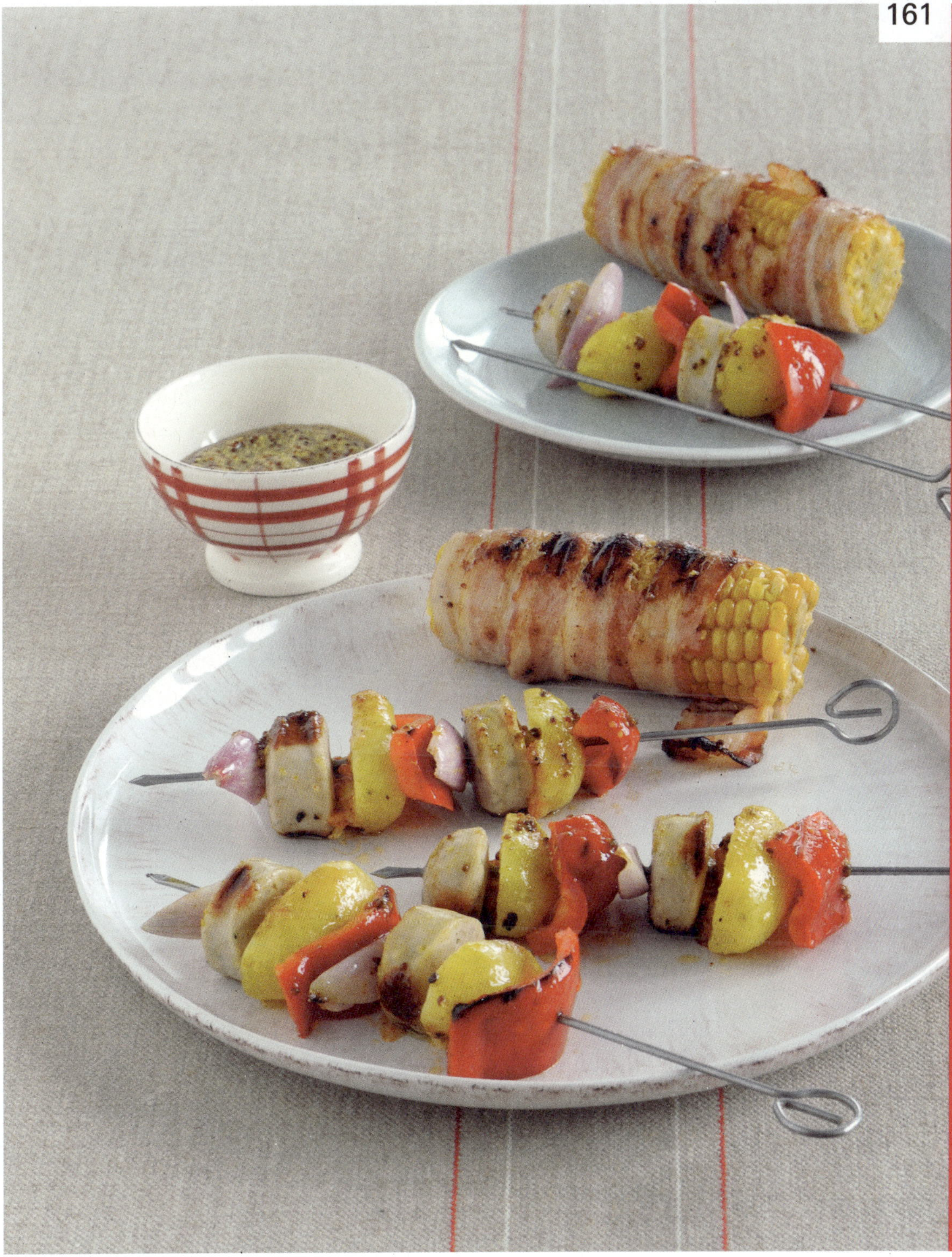

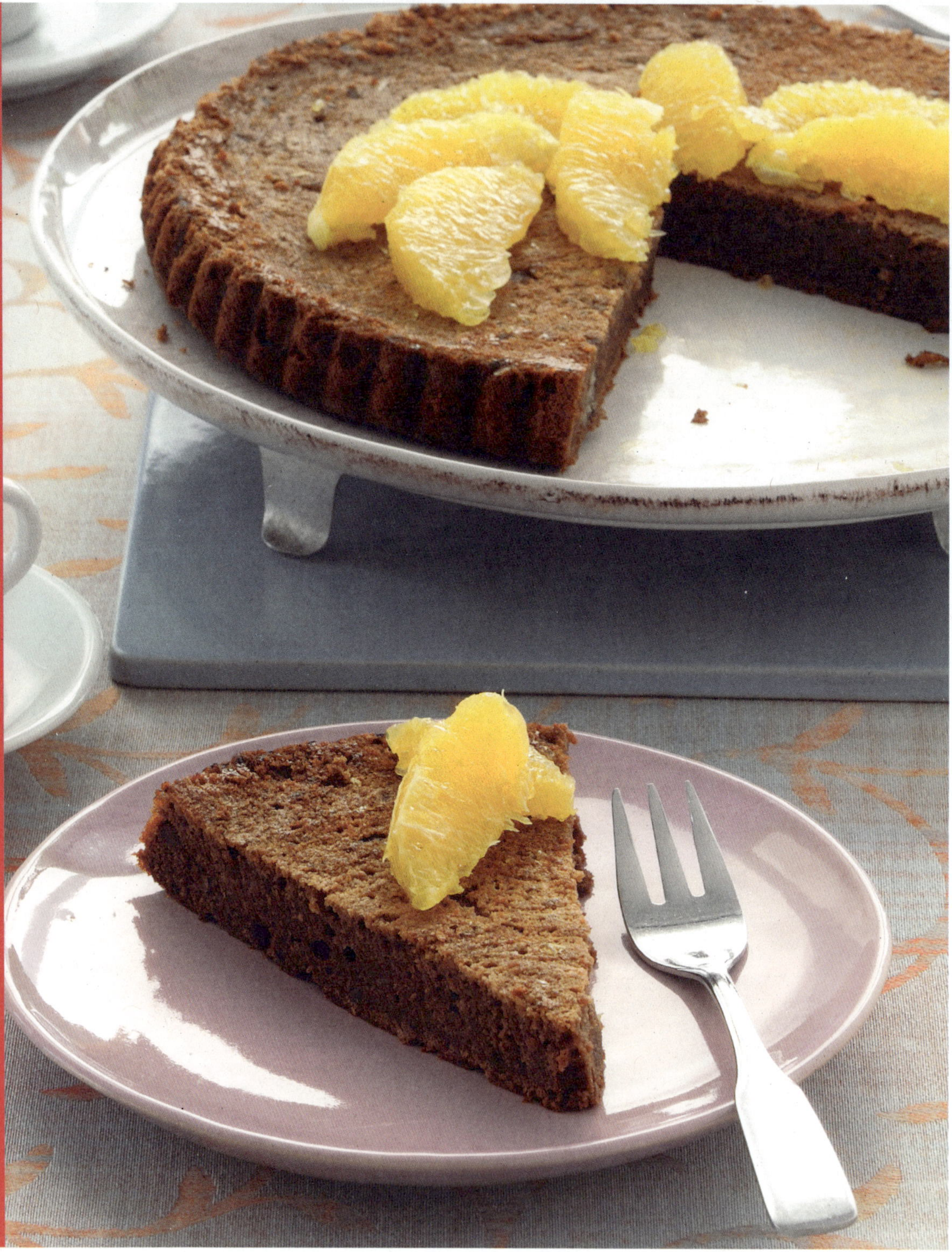

Süßes raffiniert kombiniert

Cremes, Soufflés, Eis und Kuchen so raffiniert komponiert, dass sie die Purinbilanz kaum belasten. Genießen Sie – mit Blick auf die Kalorien in Maßen.

Milde Mousse au Chocolat

Für 4 Portionen
120 g Zartbitterschokolade
2 Eier
1 EL Carobpulver
100 ml Schlagsahne

1. Die Schokolade in Stücke brechen und in eine kleine Metallschüssel geben. Im Wasserbad bei niedriger Hitze schmelzen, dabei ab und zu umrühren. Schüssel aus dem Wasserbad nehmen und die Schokolade etwas abkühlen lassen.
2. Eier trennen. Eigelbe schaumig schlagen und Carobpulver darunterziehen. Die Eiweiße zu steifem Schnee schlagen. Sahne ebenfalls steif schlagen.
3. Die lauwarme Schokomasse in die Eigelbcreme einfließen lassen, dabei kräftig rühren. Dann die Sahne und zum Schluss den Eischnee unterziehen.
4. Schokomousse in Schälchen füllen und mindestens 4 Std. im Kühlschrank kalt stellen.

Varianten: Die Mousse kann man raffiniert würzen, z. B. mit einem Hauch Chili oder Koriander. Für eine exotische Mousse können Sie auch helle statt dunkle Schokolade verwenden, der Puringehalt bleibt dabei gleich. Dazu passen Kokosraspeln.
Zeit: 30 Minuten + 4 Stunden Kühlzeit
Gebildete Harnsäure gesamt: 8 mg
Pro Portion: Harnsäure 2 mg, 277 kcal, 20 g F, 18 g KH, 7 g E

Selbst gemachtes Moccaparfait

Für 4 Portionen
60 g Zartbitterschokolade
30 g Pinienkerne
1 Ei
20 g Zucker
80 ml Sahne
2 EL Espressopulver
Zimt, Muskatnuss (nach Geschmack)
4 Espressobohnen

1. Die Schokolade in Stücke brechen und in eine kleine Metallschüssel geben. Im Wasserbad bei niedriger Hitze schmelzen lassen, dabei gelegentlich umrühren. Schüssel aus dem Wasserbad nehmen und geschmolzene Schokolade etwas abkühlen lassen.
2. Pinienkerne in einer beschichteten Pfanne ohne Fett hellbraun rösten und fein zermahlen. Das Ei trennen. Eigelb mit dem Zucker zu einer schaumigen Masse aufschlagen. Dann das Eiweiß und die Sahne jeweils getrennt steif schlagen.
3. Die Schokolade mit Eigelbcreme, gemahlenen Pinienkernen, Espressopulver, Zimt und Muskatnuss verrühren. Zuletzt den Eischnee und die Sahne unterziehen.
4. Nun die Masse in 4 kältebeständige Förmchen (je 100 ml Inhalt) einfüllen und für 4 Std. abgedeckt ins Gefrierfach stellen. Vor dem Servieren mind. 30 Min. im Kühlschrank antauen lassen und mit je 1 Espressobohne dekorieren.

Zeit: 35 Minuten + 4 Stunden Kühlzeit
Gebildete Harnsäure gesamt: 24 mg
Pro Portion: Harnsäure 6 mg, 229 kcal, 17 g F, 13 g KH, 6 g E

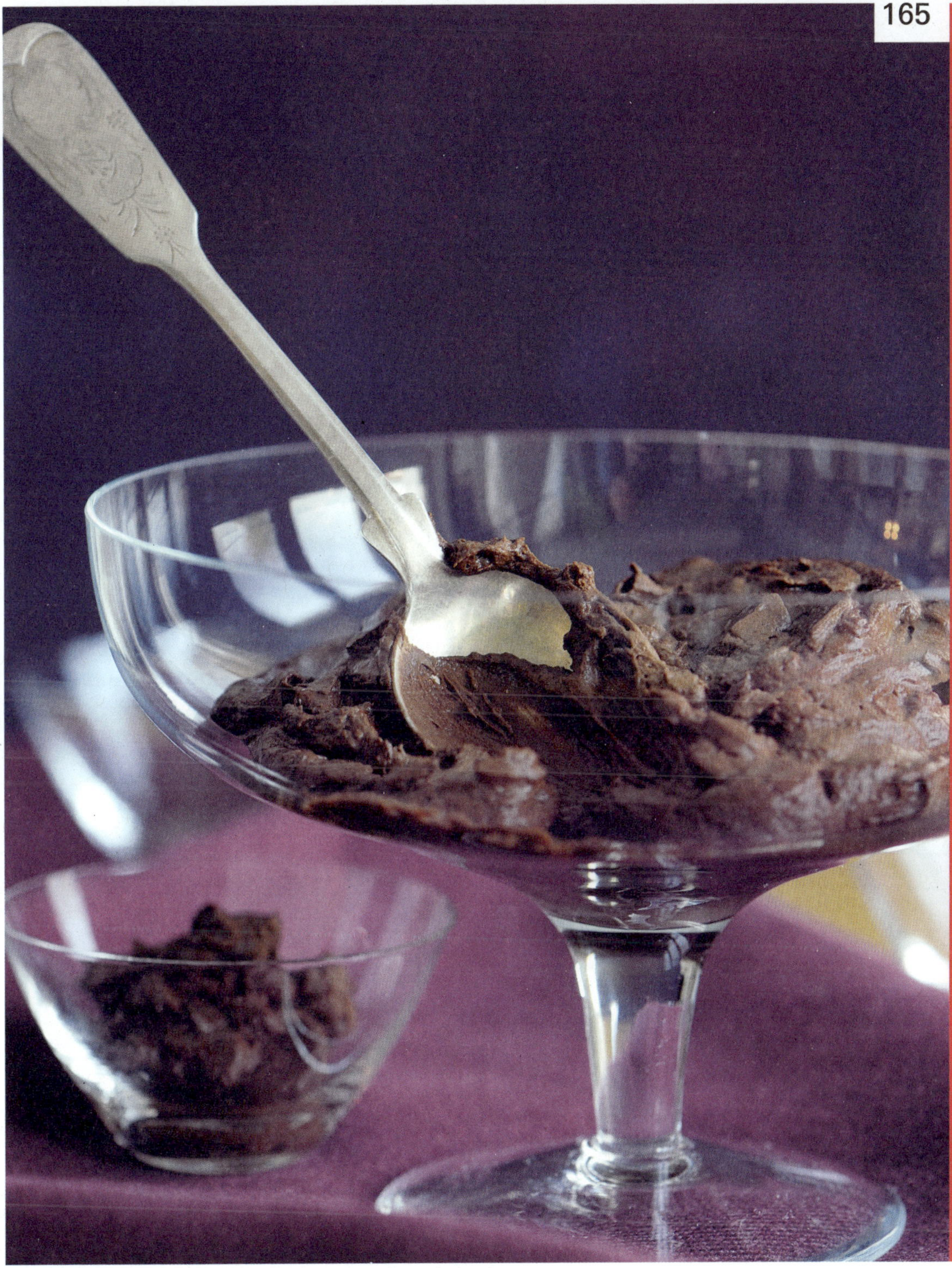

Schoko-Nuss-Soufflé

Für 4 Portionen
40 g Pekannüsse
1 Riegel Zartbitterschokolade (20 g)
2 EL Carobpulver
1 TL Speisestärke
3 Eier
3 EL süße Sahne
40 g Zucker
2 Pckg. Vanillezucker
Öl für die Form
Puderzucker zum Bestäuben

1. Den Backofen auf 180 °C vorheizen. Pekannüsse in einer Pfanne hellbraun rösten, bis sie duften, und fein mahlen.
2. Die kalte Schokolade ebenfalls fein mahlen, mit Nüssen, 1 EL Carobpulver und Stärke mischen. Eine runde Form (15 cm) einölen und mit dem übrigen Carobpulver ausstreuen.
3. Eier trennen, Eigelb und Sahne cremig rühren sowie Carobmix unterziehen. Eiweiß steif schlagen, dabei nach und nach Zucker und Vanillezucker zugeben und so lange schlagen, bis er sich gelöst hat. Dann vorsichtig unter die Creme heben.
4. Die Masse in die eingeölte Form füllen und auf der mittleren Schiene im Backofen etwa 15–20 Min. backen. Mit Puderzucker bestäuben und sofort zu Tisch geben, sonst fällt das Soufflé zusammen.

Tipp: Die Purine des Kakaos zählen nicht mit.
Beilagentipp: Zum süßen Soufflé einen Klacks Sahne oder eine Kugel Vanilleeis reichen.
Zeit: 30 Minuten + 20 Minuten Backzeit
Gebildete Harnsäure gesamt: 8 mg
Pro Portion: Harnsäure 2 mg, 289 kcal, 19 g F, 21 g KH, 7 g E

Falscher Schokopudding

Für 4 Portionen
30 g Pekannüsse
500 ml fettarme Milch
6 TL Speisestärke
2 EL Carobpulver
20 g Zucker
2 Pckg. Vanillezucker
1 Prise Zimt

1. Die Nüsse in einer beschichteten Pfanne ohne Fett rösten, bis sie duften, und dann sehr fein hacken. 100 ml von der Milch abnehmen und mit der Stärke und dem Carobpulver glatt rühren – oder in einem Schüttelbecher mixen.
2. Die restliche Milch aufkochen und die Stärke-Carob-Masse unter Rühren einfließen lassen. Etwa 2 Min. aufkochen, dann die gemahlenen Nüsse, Zucker, Vanillezucker und Zimt hinzufügen, dabei weiter umrühren. Beim Kochen entstehen schnell Klümpchen, dann die Creme kurz durch ein feines Sieb passieren.
3. Creme in eine hitzebeständige Form (ca. ½ l Inhalt) gießen und mind. 4 Std. kalt stellen.

Tipp: Carob ist nicht nur purinfrei, sondern auch noch fettarm, enthält mehr Eisen als Kakao und besitzt ein günstigeres Kalium-Natrium-Verhältnis.
Varianten: Pekannüsse lassen sich in diesem Rezept problemlos gegen Paranüsse austauschen, da diese Nusssorte ebenfalls purinfrei ist. Der Pudding schmeckt auch ohne Nüsse und hat dann nur 121 kcal.
Zeit: 20 Minuten + 4 Stunden Kühlzeit
Gebildete Harnsäure gesamt: 0 mg
Pro Portion: Harnsäure 0 mg, 173 kcal, 7 g F, 21 g KH, 5 g E

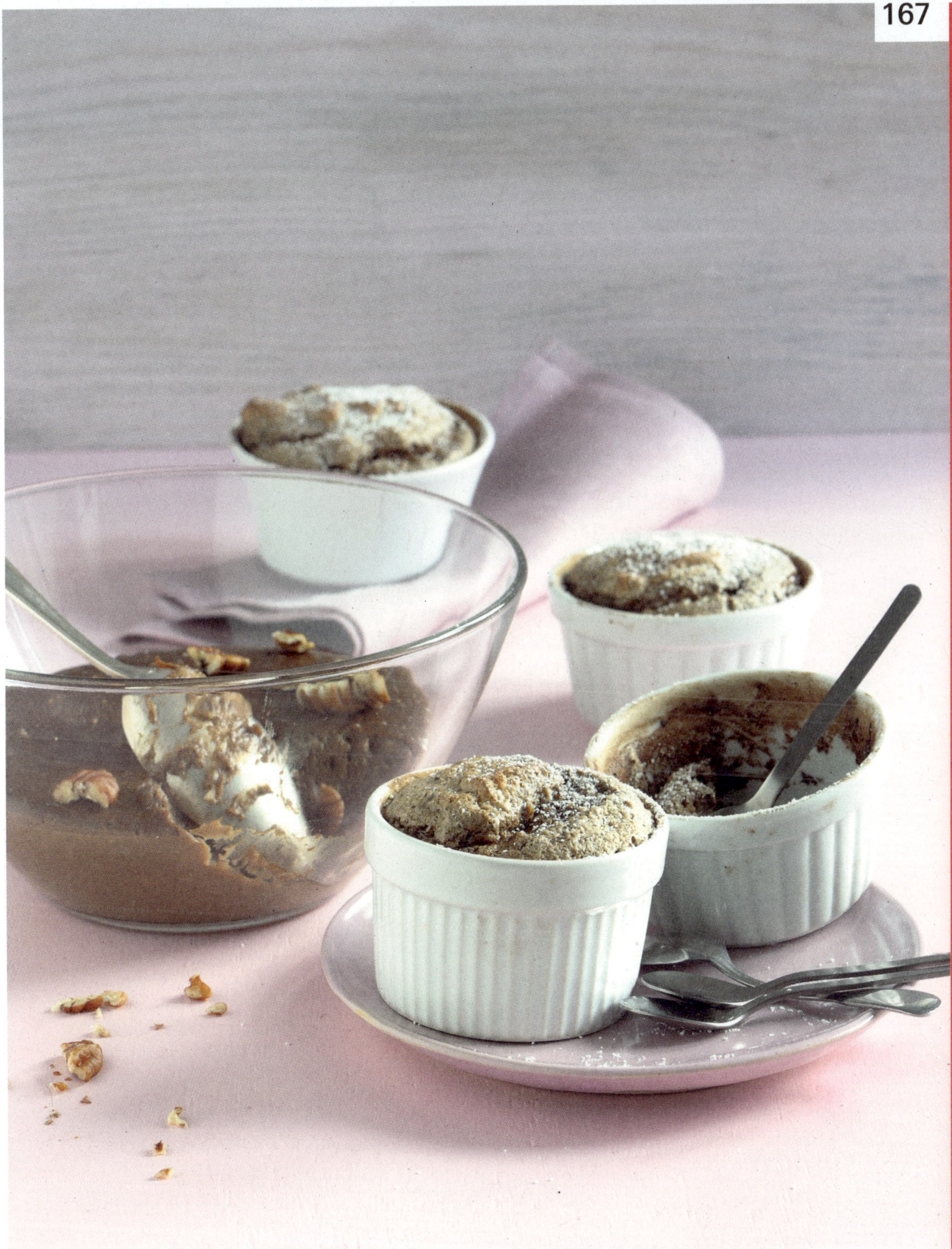

Falsche Nuss-Nougat-Creme mit Bitterschokolade

Für 15 Portionen
100 g Pinienkerne
100 g Datteln
100 g Maronen (vorgegart)
1 Riegel Zartbitterschokolade (20 g)
80 ml Kaffee (frisch gekocht oder Instant)
1 Pckg. Vanillezucker
1 Msp. Zimt
2 EL Carobpulver

1. Die Pinienkerne in einer beschichteten Pfanne ohne Fett rösten, bis sie hellbraun sind und duften. Datteln von ihren Kernen befreien und zusammen mit den Pinienkernen und den Maronen pürieren.
2. Die Schokolade fein reiben, im heißen Kaffee lösen und die Flüssigkeit unter die Creme ziehen. Alles mit Vanillezucker, Zimt und Carobpulver würzen und nochmals gut vermischen.
3. Die Masse in ein sauberes Schraubglas füllen und in den Kühlschrank stellen. Dort gelagert, hält sich die Nuss-Nougat-Creme 2 Wochen.

Varianten: Alternativ können Sie natürlich auch entkoffeinierten Kaffee verwenden. Zu klassischer Nuss-Nougat-Creme passen auch Haselnüsse. Dann bildet die Creme allerdings 3 mg Harnsäure pro Portion.
Tipp: Für eine längere Haltbarkeit können Sie die Hälfte auch einfrieren und auftauen, wenn die erste Portion verbraucht ist.
Zeit: 20 Minuten
Gebildete Harnsäure gesamt: 30 mg
Pro Portion: Harnsäure 2 mg, 83 kcal, 4 g F, 10 g KH, 2 g E

Himbeer-Tiramisu mit Carob

Für 4 Portionen
150 g Himbeeren (TK)
75 ml Kaffee (ca. ½ kleine Tasse)
50 g Löffelbiskuit
1 EL Carobpulver
50 g Frischkäse mit Joghurt (13 % Fett)
50 g Magerquark
50 g fettarmer Joghurt
1 EL Honig
1 TL Vanillezucker

1. Die Himbeeren aus dem Eisfach nehmen und antauen lassen. Anschließend wie gewohnt Kaffee kochen.
2. Die Löffelbiskuits in eine flache Form (15 cm x 10 cm) legen und mit dem leicht abgekühlten Kaffee gleichmäßig beträufeln sowie mit 1 EL Carobpulver bestäuben.
3. Für den Belag Frischkäse, Quark, Joghurt, Honig und Vanillezucker mit dem Handrührgerät cremig schlagen, bis eine glatte Masse entsteht.
4. Nun die aufgetauten Himbeeren auf den Löffelbiskuits verteilen. Dann die Quarkcreme darüberschichten. Das Tiramisu für mindestens 2 Std. kalt stellen. Für das original italienische Flair das Tiramisu vor dem Servieren mit dem restlichen Carobpulver bestäuben.

Tipp: Kaffee enthält zwar Purine, diese werden jedoch nicht zu Harnsäure verstoffwechselt!
Varianten: Statt Himbeeren können Sie fruchtige Kirschen, Pfirsiche oder Erdbeeren verwenden. Statt Frischkäse ist griechischer Joghurt (Fett 10 %) geeignet.
Zeit: 35 Minuten + 2 Stunden Kühlzeit
Gebildete Harnsäure gesamt: 36 mg
Pro Portion: Harnsäure 9 mg, 147 kcal, 5 g F, 19 g KH, 6 g E

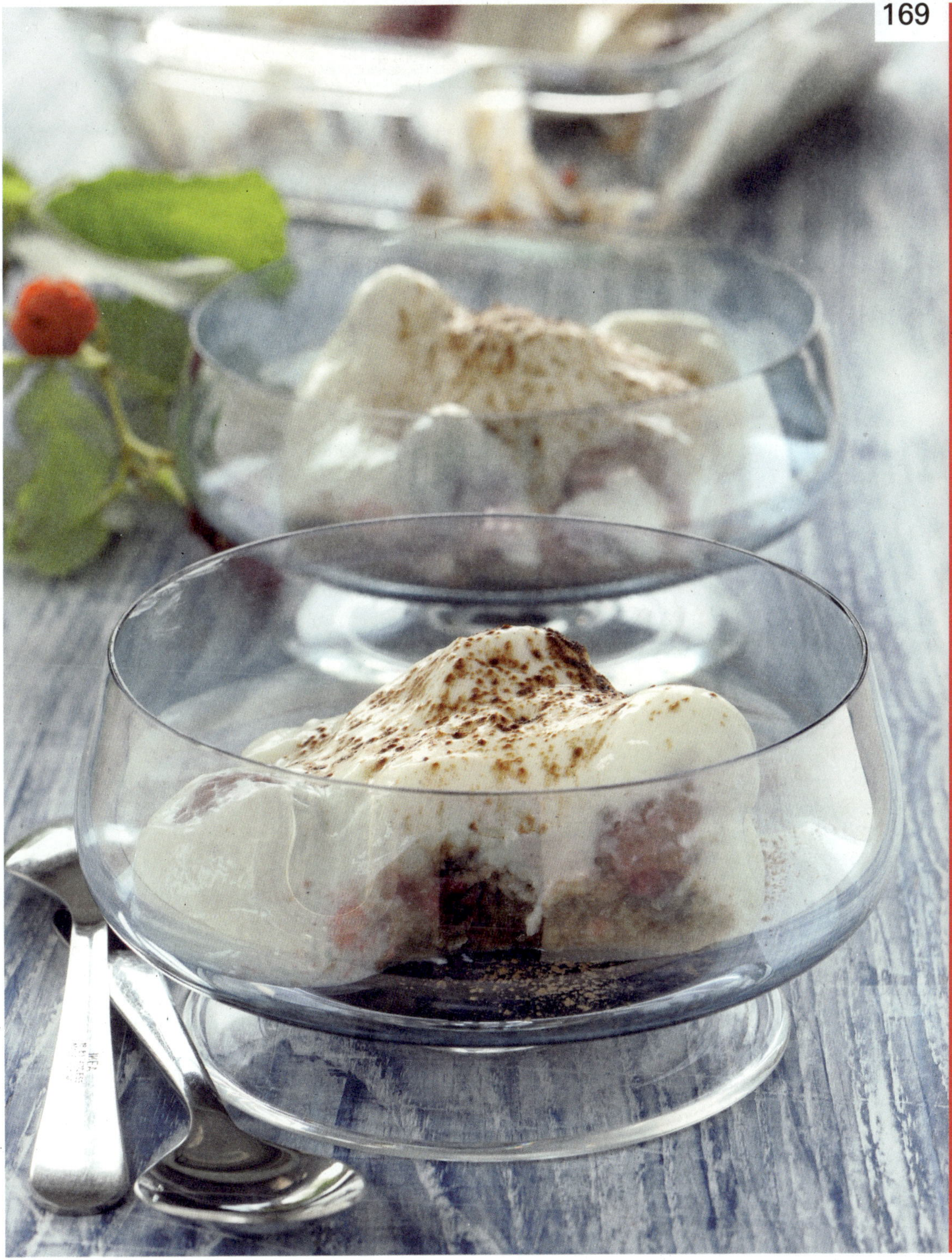

Früchtejellies mit Pfirsich und Beeren

Für 4 Portionen
6 Blatt Gelatine
½ Bio-Zitrone
400 ml weißer Traubensaft
1–2 reife Pfirsiche
150 g Himbeeren (oder Erdbeeren)
100 ml Mineralwasser mit Kohlensäure

1. Die Gelatine in kaltem Wasser einweichen. Die Zitrone waschen, Schale mit einem Sparschäler spiralig abschneiden und den Saft auspressen. Beides mit dem Traubensaft mischen.
2. Pfirsich und Himbeeren waschen. Die Haut des Pfirsichs abziehen. Wenn sie zu fest haftet, den Pfirsich mit kochendem Wasser überbrühen, eine Min. ziehen lassen und kalt abschrecken – dann löst sich die Haut besser. Den Pfirsich in schmale Spalten schneiden und dann in kleine Würfel.
3. Die Gelatine tropfnass in einem kleinen Topf auflösen – auf keinen Fall kochen lassen. Dann löffelweise den Traubensaft zugeben. Die Zitronenschale entfernen. Kaltes Mineralwasser angießen.
4. Vier Gläser mit den Früchten auslegen. Dann den Saft zugeben und die Mischung in den Kühlschrank stellen.

Tipp: Schmeckt mit etwas halbsteif geschlagener Sahne – ist dann aber kalorienreicher.
Varianten: Statt Himbeeren können Sie Blaubeeren oder blaue Weintrauben nehmen. Die Pfirsiche lassen sich gut gegen Charantaismelone oder Mango austauschen.
Zeit: 25 Minuten
Gebildete Harnsäure gesamt: 200 mg
Pro Portion: Harnsäure 50 mg, 121 kcal, 0,5 g F, 23 g KH, 4 g E

Kalte Stracciatella-Kirsch-Torte

Für 8 Portionen
2 Stück Zwieback
30 g Pekannüsse
1 EL Butter
1 EL Honig
1 TL Carobpulver
40 g Zartbitterschokolade
200 g Schattenmorellen
300 g Magerquark
150 g fettarmer Joghurt
1 EL Rapsöl
2 EL Agavendicksaft
1 Beutel Kaltgelatine

1. Für den Boden Zwieback und Nüsse zerkleinern. Die Butter schmelzen und mit Honig und Carobpulver zur Bröselmasse geben, nochmals kurz hacken, bis eine gleichmäßige Masse entsteht. Diese mit einem Löffel auf dem Boden der Springform (18 cm) verteilen und andrücken.
2. Die kalte Schokolade in Späne hobeln. Die Kirschen abtropfen lassen.
3. Quark, Joghurt, Öl und Agavendicksaft mit dem Handrührgerät aufschlagen. Unter ständigem Rühren die Kaltgelatine einrieseln lassen. Anschließend die Kirschen und die Schokospäne vorsichtig unterziehen.
4. Die Creme in die Form auf dem Boden verteilen und für mindestens 2 Std. in den Kühlschrank stellen, bis die Creme fest ist. Dann den Ring lösen und die Torte in 8 kleine Stücke teilen.

Tipp: Ohne Boden und Gelatine wird es eine Quarkspeise.
Zeit: 15 Minuten + 2 Stunden Kühlzeit
Gebildete Harnsäure gesamt: 72 mg
Pro Portion: Harnsäure 9 mg, 148 kcal, 7 g F, 13 g KH, 9 g E

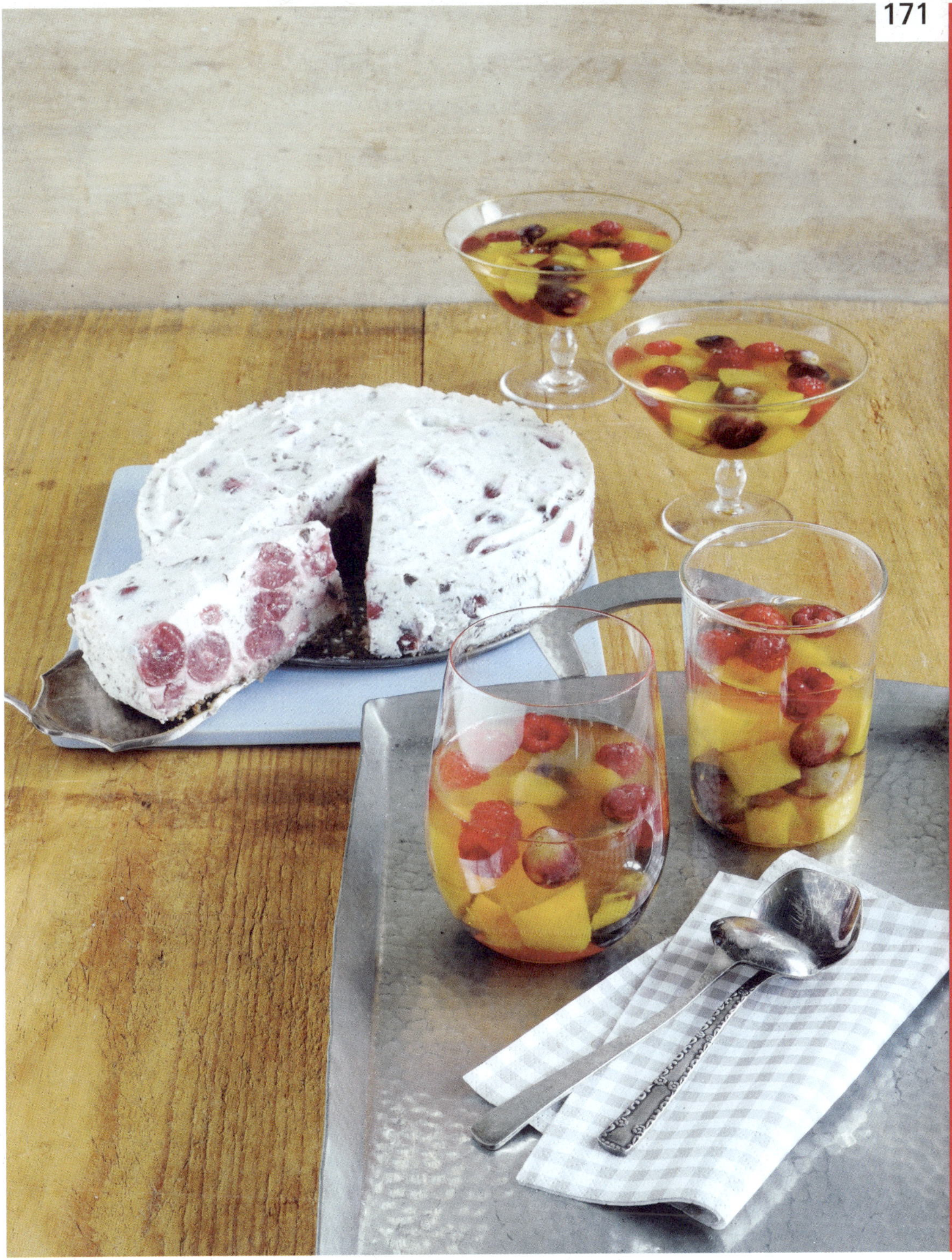

Schokoladige Orangen-Kastanien-Tarte

Für 8 Portionen
200 g Maronen (vorgegart)
1 Bio-Orange
100 g Butter, 100 g Zucker
4 Eier
1 Pckg. Vanillezucker, 2 EL Carobpulver
½ Röhrchen Rumaroma, ¼ TL Zimt
1 TL Zucker

1. Den Backofen vorheizen (Umluft 170 °C). Die Maronen fein pürieren. Orange heiß waschen, die Schale abreiben und den Saft auspressen.
2. Die Butter mit Zucker hellgelb schlagen. Eier trennen und die Eigelbe nach und nach unterschlagen. Dann Vanillezucker, Carobpulver, pürierte Kastanien, Orangenabrieb, die Hälfte des Rumaromas und Zimt unterrühren.
3. Eiweiße steif schlagen und unterziehen. Den Teig in eine Springform (20 cm) füllen und auf der mittleren Schiene im Backofen ca. 50 Min. backen. Etwas abkühlen lassen, dann stürzen.
4. Orangensaft durch ein Sieb streichen und mit 1 TL Zucker abschmecken. Restliches Rumaroma zugeben und den noch warmen Kuchen mit dieser Mischung beträufeln. Kalt stellen und 1 Std. durchziehen lassen. Nach Wunsch die Tarte mit Schlagsahne und Orangenstückchen dekorieren.

Variante: Fruchtig wird der Kuchen, wenn Sie ihn quer halbieren, mit einer dünnen Schicht Orangenmarmelade bestreichen und wieder zusammenfügen.
Zeit: 30 Minuten + 50 Minuten Backzeit + 1 Stunde Kühlzeit
Gebildete Harnsäure gesamt: 40 mg
Pro Portion: Harnsäure 5 mg, 251 kcal, 14 g F, 27 g KH, 5 g E

Zwetschgenkuchen

Für 24 Portionen
700 g Zwetschgen
100 g Macadamianüsse
1 mürber Apfel
150 g Magerquark
6 EL Rapsöl, 1 Prise Salz
300 g Mehl (Type 405)
3 gestr. TL Backpulver
2 Pckg. Vanillezucker
1 TL Zimt, 50 g Zucker
Mehl für die Arbeitsfläche

1. Den Backofen auf 180 °C (Umluft) vorheizen. Backblech (35 cm x 40 cm) mit Backpapier auslegen.
2. Die Zwetschgen waschen, längs aufschlitzen und entsteinen. Macadamianüsse fein mahlen, in einer beschichteten Pfanne anrösten, bis sie beginnen zu bräunen. Den Apfel waschen, trocken reiben, vierteln und das Kerngehäuse entfernen, Spalten mit der Schale im Blitzhacker fein zermusen.
3. Quark mit dem Apfel und dem Öl verrühren. Salz mit Mehl, Backpulver und Zuckern vermischen, Quarkmix darunterkneten. Ist der Teig zu nass, noch etwas Mehl zufügen.
4. Den Teig auf dem Blech dünn ausrollen. Mit den geriebenen Macadamianüssen bestreuen. Die Zwetschgenhälften gleichmäßig darauf verteilen.
5. Im Backofen etwa 25 Min. backen. Anschließend Zimt und Zucker vermischen und den heißen Kuchen damit bestreuen.

Tipp: Ein Klacks Sahne macht das Dessert kalorienreicher – aber passt auch einfach dazu.
Zeit: 30 Minuten + 25 Minuten Backzeit
Gebildete Harnsäure gesamt: 288 mg
Pro Portion: Harnsäure 12 mg, 129 kcal, 6 g F, 16 g KH, 3 g E

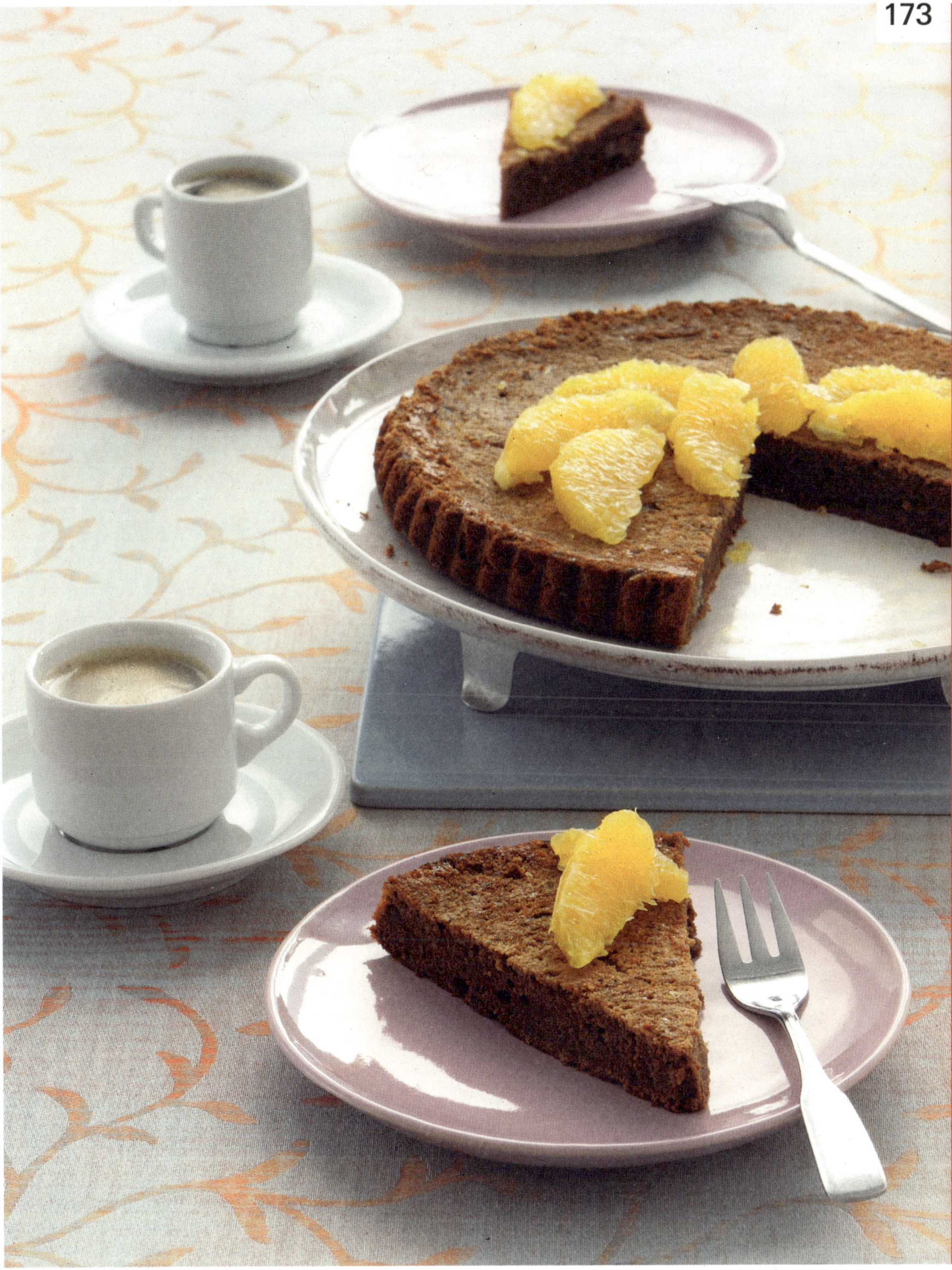

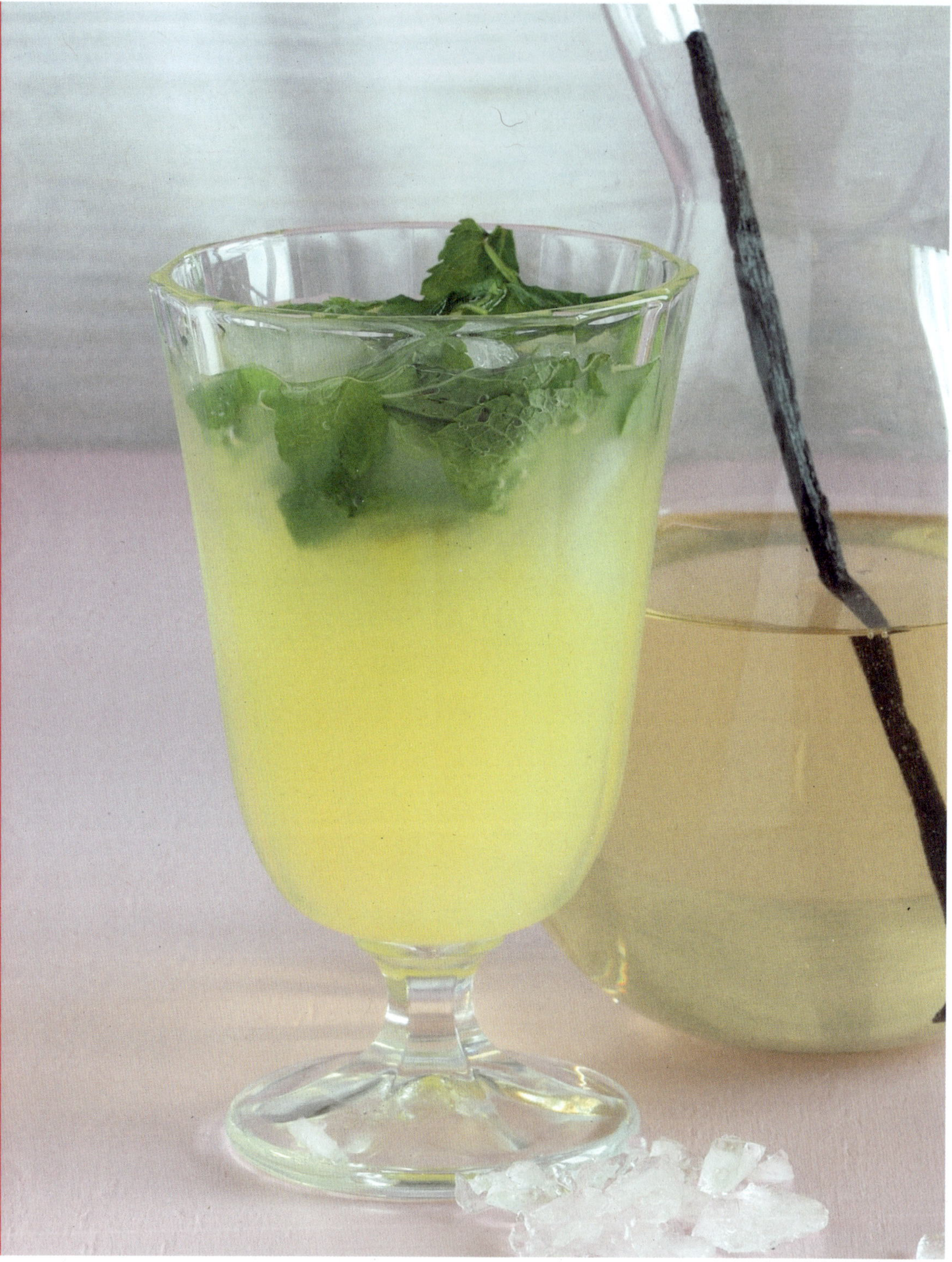

Drinks, Bowlen, Cocktails

Rasante Gewürze wie Ingwer, Chili oder Kardamom, Nelken, Macis und Zimt kitzeln den Gaumen. Rumaroma oder ein kleiner Schuss Wermut oder Wein sorgen für Pep. Diese Getränke sorgen für gute Laune – ohne viel Purin und Kater.

Aromatischer Verbenentee

Für 2 Portionen
1 Handvoll frische Salbeiblätter
2 gehäufte TL Verbenentee
2 EL Wermut
2 EL Honig (evtl. Ahornsirup o. Agavendicksaft)

1. 500 ml Wasser aufkochen. Die Salbeiblätter gründlich waschen.
2. Den Verbenentee und die Salbeiblätter in einen hitzebeständigen Krug (Inhalt mind. ½ l) geben und mit dem kochenden Wasser übergießen. Wermut hinzufügen und den Tee 5 Minuten ziehen lassen.
3. Tee absieben und mit dem Honig süßen. Heiß genießen.

Tipp: Vermouth oder Wermut ist ein mit Kräutern und Gewürzen aromatisierter Wein, der 15–18 Vol.-% Alkohol enthält.
Variante: Im Sommer können Sie den Verbenentee für mindestens 2 Stunden in den Kühlschrank stellen und eiskalt servieren. Hierfür Eiswürfel in passende Gläser geben und den Tee aufgießen.
Zeit: 10 Minuten
Gebildete Harnsäure gesamt: 4 mg
Pro Portion: Harnsäure 2 mg, 77 kcal, 0,1 g F, 16 g KH, 0,2 g E

Falscher Grog

Für 4 Portionen
600 ml Wasser
Yogitee (2 Teebeutel)
1 Zimtstange
200 ml Apfelsaft
½ Röhrchen Rumaroma

1. Wasser aufkochen. In einer Kanne die Teebeutel und die Zimtstange mit dem heißen Wasser überbrühen. Den Tee etwa 7 Minuten ziehen lassen, dann abgießen. Mit Apfelsaft und Rumaroma nochmals erhitzen.
2. Grog auf einem Stövchen warm halten. Zum Servieren in hitzebeständige Gläser gießen.

Tipp: Yogitee ist ein ayurvedischer Gewürztee. Für einen Chai-Latte-Macchiato mit indischem Flair statt Apfelsaft aufgeschäumte Milch verwenden. Diese nach Geschmack mit Chiliflocken, Kardamompulver, Zimt und etwas Vanillezucker abschmecken.
Zeit: 15 Minuten
Gebildete Harnsäure gesamt: 1,2 mg
Pro Portion: Harnsäure 0,3 mg, 140 kcal, 0,1 g F, 34 g KH, 0,2 g E

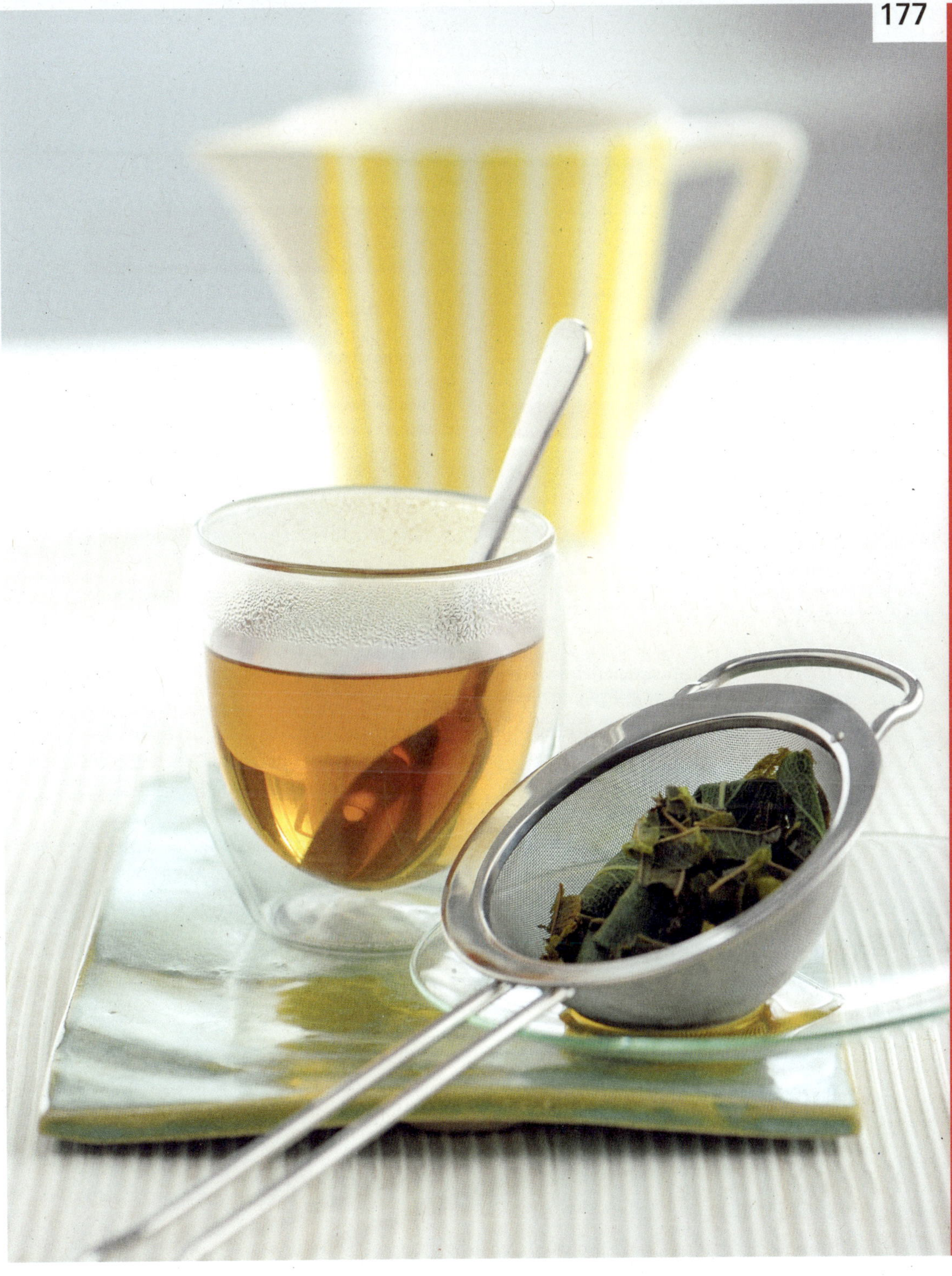

Kalte Ente

Für 4 Portionen
1 Bio-Zitrone
¼ l leichter Weißwein
150 ml Traubensaft (weiß)
600 ml eiskaltes Mineralwasser mit Kohlensäure
1 Handvoll Zitronenmelisse

1. Die Zitrone heiß abwaschen. Dann vorsichtig die Schale bis auf das Fruchtfleisch spiralförmig abschälen, sodass die Zitrone daran hängen bleibt.
2. Die Schalenspirale samt Zitrone in ein Bowlengefäß (1½ l Inhalt) hängen. Anschließend den Wein und den Traubensaft angießen. Die Bowle für mind. 1 Std. im Kühlschrank durchziehen lassen.
3. Zitronenmelisse gründlich waschen. Die Bowle mit Mineralwasser auffüllen und eine Handvoll Melissenblätter hinzugeben. Im Krug servieren.

Tipp: Achten Sie auf die Alkoholmenge.
Zeit: 15 Minuten + 1 Stunde Kühlzeit
Gebildete Harnsäure gesamt: 48 mg
Pro Portion: Harnsäure 12 mg, 99 kcal, 0,2 g F, 11 g KH, 0,5 g E

Spritziges Ingwer-Orangen-Wasser

Für 4 Portionen
2 Bio-Orangen
1 Thymianzweig
Ingwerwurzel (ca. 3 cm)
½ l Mineralwasser mit Kohlensäure
Eiswürfel nach Belieben

1. Die Orangen heiß waschen und trocken reiben. Jeweils die Schale oberflächlich spiralig mit einem Sparschäler abschälen. Nun die Orangen halbieren und den Fruchtsaft auspressen. Thymian waschen, Ingwerwurzel schälen und in feine Scheiben schneiden.
2. Den Ingwer mit 250 ml Wasser in einem zugedeckten Topf 10 Min. köcheln lassen. Vom Herd nehmen und den Thymian und die Orangenschale zugeben. Die Flüssigkeit in ein passendes Gefäß (Inhalt 1 l) füllen und für mind. 1 Std. kalt stellen.
3. Vor dem Servieren das eiskalte Wasser in eine Karaffe absieben. Den ausgepressten Orangensaft sowie das Mineralwasser zugießen.

Tipp: Wer mag, serviert in Gläsern mit Eiswürfeln und einer Orangenscheibe am Glasrand.
Variante: Besonders apart schmeckt der Drink mit einem alkoholfreien Bitter-Getränk.
Zeit: 15 Minuten + 1 Stunde Kühlzeit
Gebildete Harnsäure gesamt: 84 mg
Pro Portion: Harnsäure 21 mg, 51 kcal, 0,3 g F, 10 g KH, 1 g E

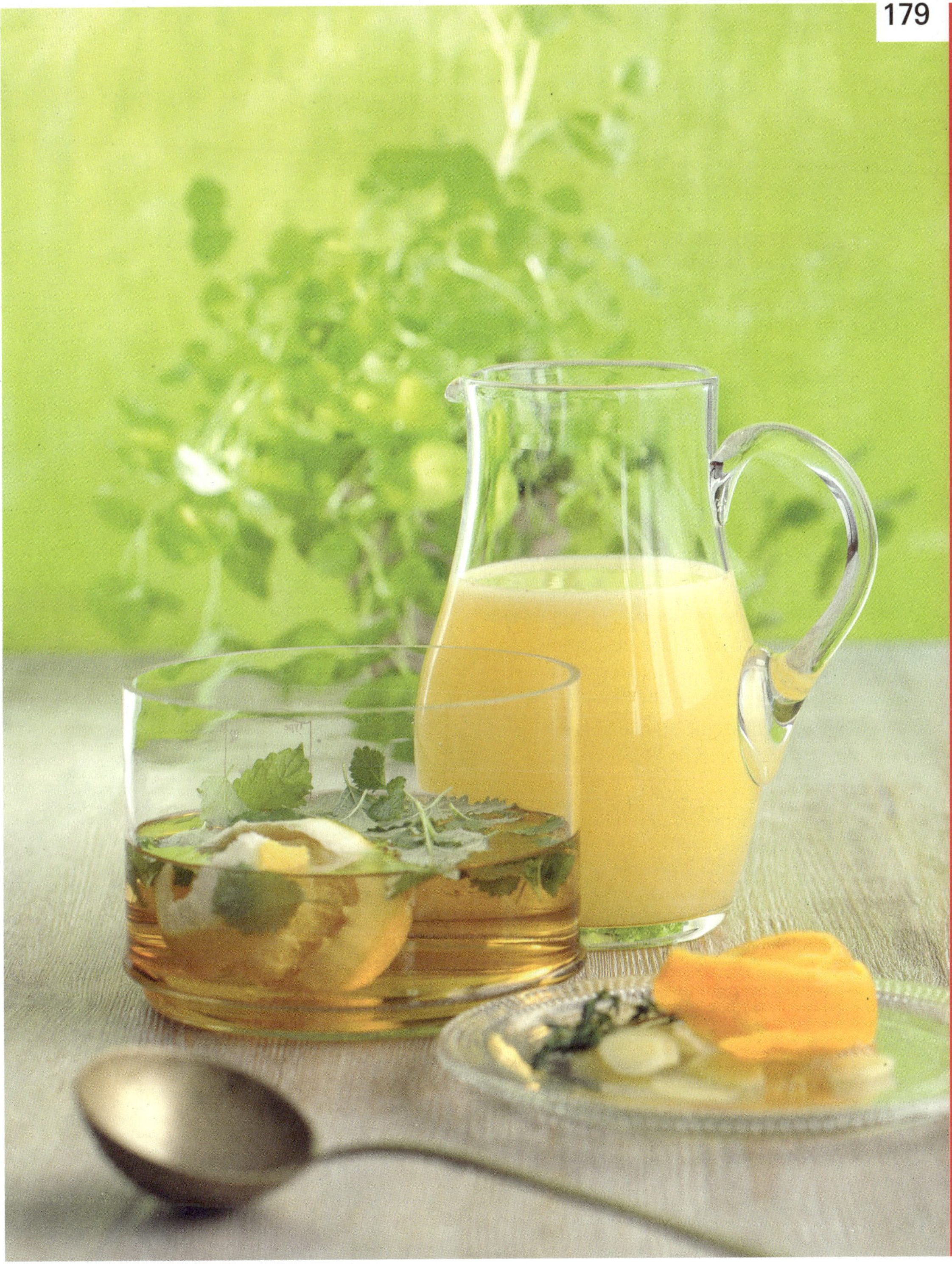

Erfrischender Molkedrink

Für 2 Portionen
Ingwerwurzel (1 cm)
100 ml Orangensaft
400 ml Molke
gecrushtes Eis
Minzeblätter

1. Die Ingwerwurzel schälen und mit einer Knoblauchpresse in den Orangensaft pressen. Anschließend den aromatischen Ingwer-O-Saft mit der Molke aufgießen.
2. 2 hohe Gläser etwa zur Hälfte mit gecrushtem Eis auffüllen. Dann die Minze hinzugeben, 2 Blätter zur Dekoration beiseitelegen. Minze und Eis mit einem Stößel etwas zerstampfen. Zum Schluss den Molkedrink angießen und jedes Glas mit je einem Minzeblatt garnieren.

Tipp: Auch Erdbeeren, Himbeeren, Heidelbeeren, Birnen oder Pflaumen passen gut zu Molke. Unbedingt probieren: Molke zur Hälfte mit Sauerkirschsaft aufgießen, etwas Sanddorn-Fruchtzubereitung unterrühren, mit Honig verfeinern.
Varianten: Schmeckt süß mit Holundersirup oder herzhaft mit Möhrensaft. Wer es eher sauer mag, schmeckt mit Zitronen- oder Limettensaft oder deren Schale ab. Pikant wird es mit Tomatensaft. Dann mit Salz und Cayennepfeffer würzen.
Zeit: 10 Minuten
Gebildete Harnsäure gesamt: 48 mg
Pro Portion: Harnsäure 12 mg, 75 kcal, 0,6 g F, 14 g KH, 2 g E

Eiskalter Holunderpunsch

Für 2 Portionen
1 Vanilleschote
1 Stück Macis (Muskatblüte)
2 EL Holunderblütensirup

1. ½ l Wasser mit der Vanilleschote und dem Macis aufkochen. Die Flüssigkeit vom Herd nehmen und 5–8 Min. ziehen lassen.
2. Absieben und den Punsch anschließend mit Holundersirup süßen.
3. Nun den Punsch für 2 Std. im Kühlschrank durchziehen lassen. Eiskalt servieren.

Tipp: Sie können auch eine bereits ausgekratzte Vanilleschote verwenden.
Varianten: Auch heiß ein Genuss. Statt Vanille können Sie dem Punsch mit dem Saft einer halben Zitrone eine erfrischende Note verleihen. Zum Würzen passt Kandiszucker sehr gut.
Zeit: 10 Minuten + 2 Stunden Kühlzeit
Gebildete Harnsäure gesamt: 2 mg
Pro Portion: Harnsäure 1 mg, 100 kcal, 0,6 g F, 25 g KH, 0,8 g E

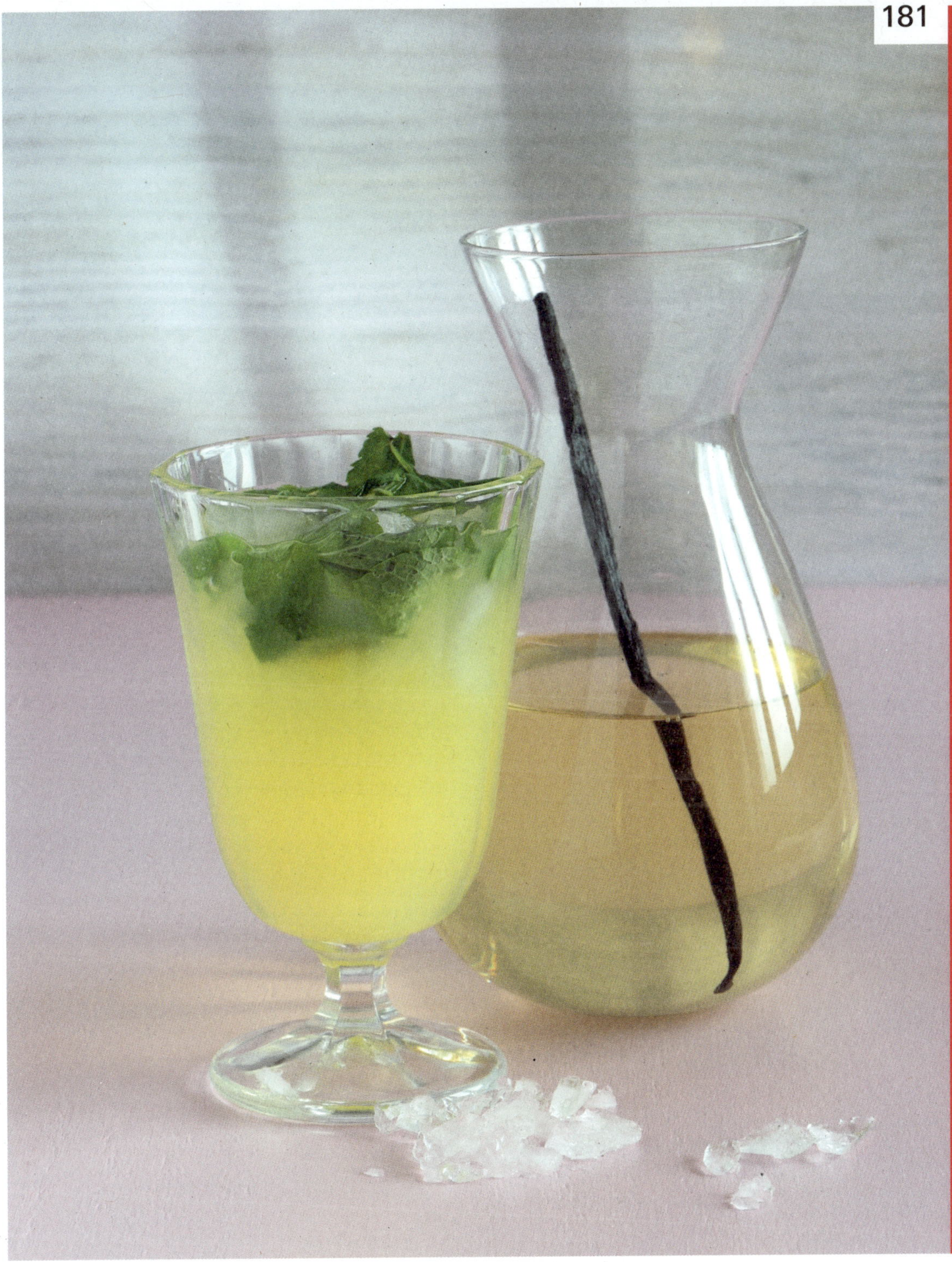

Blaue Lagune

Für 2 Portionen
4 Eiswürfel
10 cl Blue-Curaçao-Sirup (ohne Alkohol)
100 ml Ananassaft
eiskaltes Mineralwasser
4 Stückchen Ananas
4 Orangenspalten
2 Cocktailkirschen

1. Je 2 Eiswürfel in ein Longdrinkglas geben. Den Curaçaosirup und den Ananassaft hineinfüllen. Nun Sirup und Saft mit dem Mineralwasser auffüllen.
2. Anschließend je 2 Ananasstücke, 2 Orangenspalten und 1 Cocktailkirsche im Wechsel auf einen Cocktailspießer spießen. Zum Schluss die Fruchtspieße zusammen mit einem Strohhalm dekorativ in die Gläser stellen.

Zeit: 5 Minuten
Gebildete Harnsäure gesamt: 22 mg
Pro Portion: Harnsäure 11 mg, 45 kcal, 0,9 g F, 8 g KH, 0,4 g E

Cidre mit Angostura Bitter

Für 2 Sektgläser
2 Zuckerwürfel
6 Tropfen Angostura Bitter
150 ml Cidre (gekühlt)
50 ml Mineralwasser
1 Zitronenscheibe

1. Die Zuckerwürfel auf einen Unterteller legen und jeweils mit 3 Tropfen Angostura Bitter beträufeln. Jeweils einen Zuckerwürfel in ein Glas geben und diese etwa zu ¾ mit dem Cidre auffüllen. Den Drink mit Mineralwasser aufgießen.
2. Zitronenscheibe halbieren, leicht einschneiden und jeweils ans Glas hängen. Den Drink sofort servieren.

Tipp: Apfelwein enthält nur 5,5 % Alkohol, das ist gut ein Drittel des Alkoholgehaltes von Wein.
Variante: Statt Zitrone passen zu Cidre auch Äpfel. Hierfür die Apfelschale einfach spiralförmig mit einem Sparschäler abschälen und an den Glasrand hängen.
Zeit: 8 Minuten
Gebildete Harnsäure gesamt: 1 mg
Pro Portion: Harnsäure 0,5 mg, 70 kcal, 0 g F, 11 g KH, 1 g E

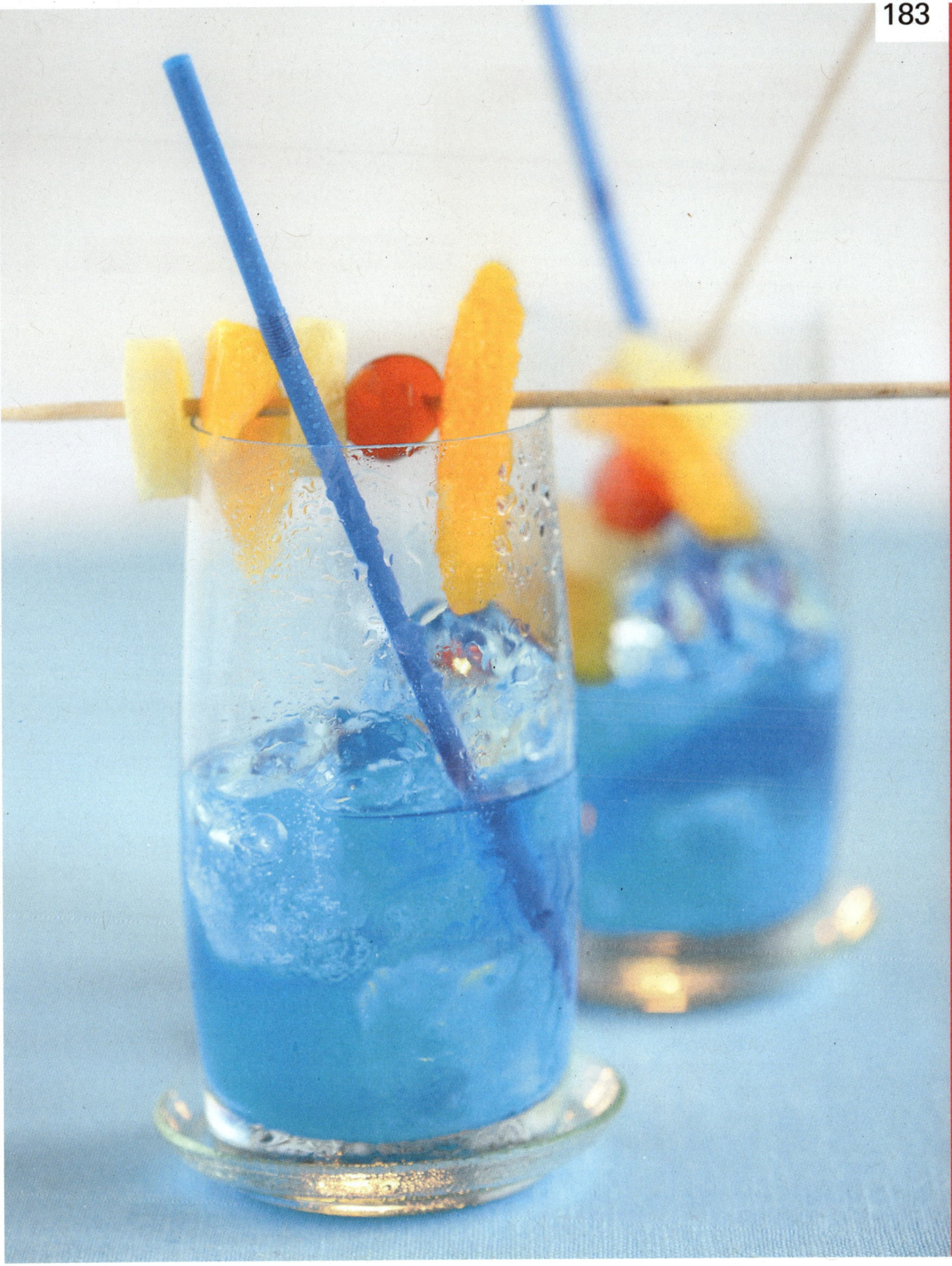

Punsch „ohne"

Für 4 Portionen
2 Scheiben Bio-Zitrone
2 EL Roibuschtee
2 Nelken
1 Stange Zimt
100 ml schwarzer Johannisbeersaft
100 g gemischtes Beerenobst (frisch oder TK)
1 EL Honig

1. Die Zitrone heiß abspülen, 2 Scheiben davon abschneiden und beiseitelegen (die restliche Zitrone anderweitig verwenden). Den Roibuschtee, die Nelken und die Zimtstange in einen Teefilter geben.
2. 500 ml Wasser aufkochen, vom Herd nehmen und 1 Min. abkühlen lassen. Nun das Wasser aufgießen. Die Zitronenscheiben ebenfalls zugeben und alles 15 Min. ziehen lassen. Anschließend den Teefilter entfernen.
3. Den Johannisbeersaft angießen, alles nochmals erhitzen, dann die Beeren zufügen.
4. Zum Schluss mit Honig abschmecken und heiß trinken.

Tipp: Für den ultimativen Winterpunsch fügen Sie einfach noch ein paar Sternanis-Früchte, 1 Vanilleschote und 50 g Rosinen hinzu.
Varianten: Sie können den Punsch auch nur mit Johannisbeersaft herstellen oder mehrere Säfte nach eigenem Geschmack mischen. Gelingt auch mit frischen Früchten. Hierfür beispielsweise das Mark von 1–2 Maracuja auskratzen und zugeben.
Zeit: 20 Minuten
Gebildete Harnsäure gesamt: 44 mg
Pro Portion: Harnsäure 11 mg, 69 kcal, 0,3 g F, 15 g KH, 0,6 g E

Sangria „ohne"

Für 8 Portionen
3 Bio-Orangen
2 Bio-Zitronen
10 Stück Würfelzucker
1 l blauer Traubensaft
1 l kaltes Mineralwasser mit Kohlensäure

1. Die Zitrusfrüchte heiß abwaschen und trocken reiben. Zitronenschale mit den Zuckerstückchen abreiben, sodass das Schalenaroma vom Zucker aufgenommen wird. Anschließend Zitronen halbieren und den Saft auspressen.
2. Nun die Orangen in Scheiben schneiden. Orangenscheiben mit Zitronensaft und aromatisierten Zuckerwürfeln in ein hohes Bowlegefäß geben. Mit kaltem Traubensaft auffüllen und mind. 30 Min. durchziehen lassen.
3. Sangria mit Mineralwasser angießen. Den Drink in Gläser füllen und mit einem Strohhalm servieren.

Varianten: Sie können statt Orangen Nektarinen oder Melone in die Sangria geben. Für große Partys füllen Sie die Sangria in ein großes Gefäß. Mit 2 cl Angostura Bitter wird sie spritziger. Dieser aromatische Auszug enthält 48 Vol.-% Alkohol und erhöht die gebildete Harnsäure.
Zeit: 10 Minuten
Gebildete Harnsäure gesamt: 360 mg
Pro Portion: Harnsäure 45 mg, 146 kcal, 0,6 g F, 30 g KH, 2 g E

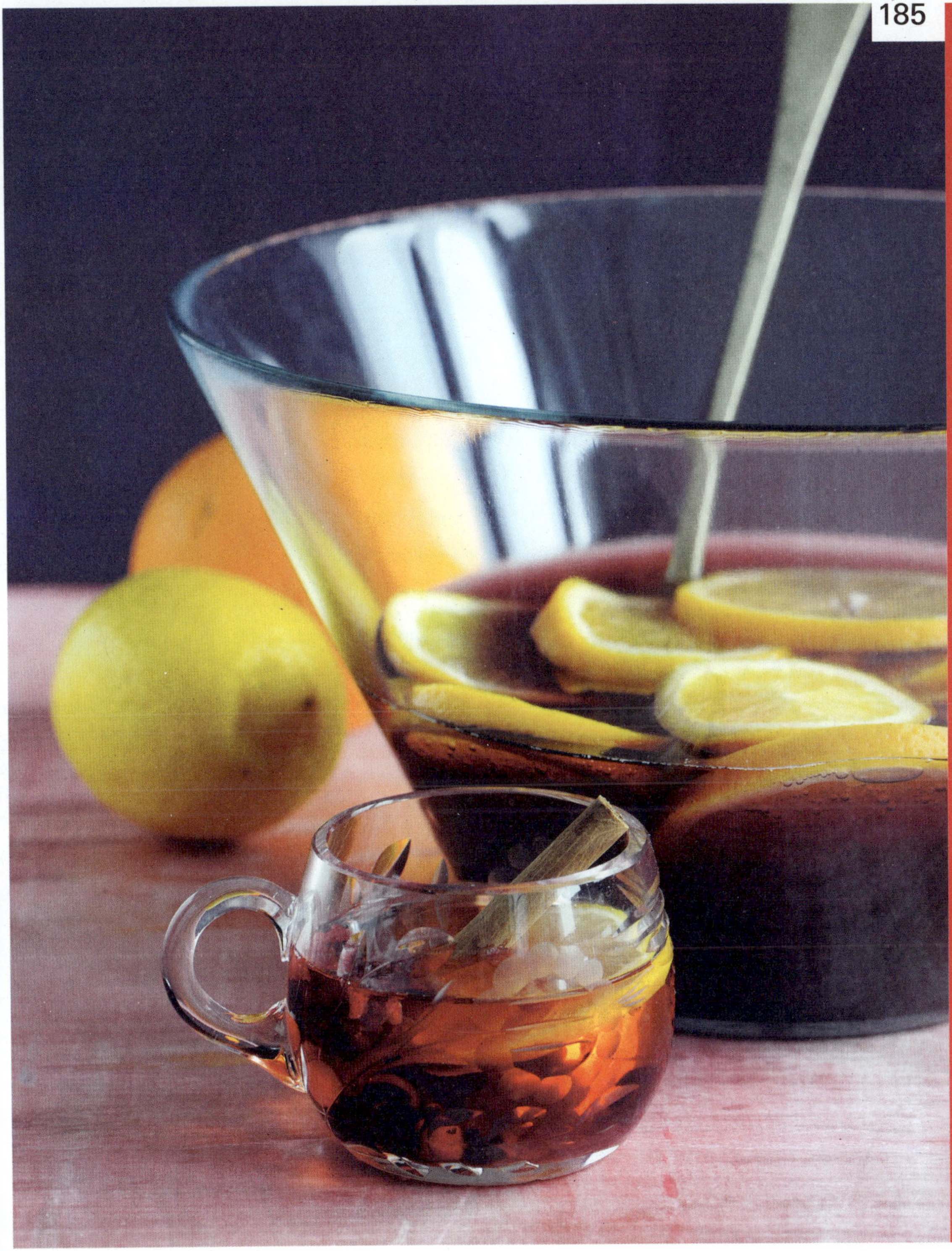

Hilfe

1 Literatur
Literatur zum Weiterlesen: Ratgeber zu Gesundheit und Ernährung

2 Noch mehr Informationen
Eine Auswahl an Adressen für Beratung rund um Ernährung

3 Stichwortverzeichnis
Von Acemetacin bis Zuckeraustauschstoffe - die richtigen Seitenzahlen finden Sie hier.

Literatur

Meine Laborwerte. Stiftung Warentest mit Matthias Bastigkeit, Berlin, 2020

Gut essen bei erhöhtem Cholesterin. Stiftung Warentest mit Vera Herbst und Dagmar von Cramm, Berlin 2016

Gut essen bei Diabetes. Stiftung Warentest mit Dr. Ellen Jahn und Astrid Büscher, Berlin 2014

Gut essen bei Bluthochdruck. Stiftung Warentest mit Anke Nolte und Dagmar von Cramm, Berlin 2020

Der kleine Hausarzt. Stiftung Warentest mit Dr. med. Dirk Nonhof, Berlin 2015

Diabetes Typ 2. Stiftung Warentest mit Dr. Ellen Jahn, Berlin 2019

Noch mehr Informationen

aid infodienst
Verbraucherschutz Ernährung Landwirtschaft e. V.
Heilsbachstr. 16
53123 Bonn
www.aid.de
www.was-wir-essen.de

Deutsche Gesellschaft für Ernährung e. V. (DGE)
Godesberger Allee 18
53175 Bonn
www.dge.de
(mit Suchfunktion „Ernährungsberatung für Verbraucher" im Bereich Service)

Deutsche Gesellschaft der qualifizierten Ernährungstherapeuten und Ernährungsberater e. V. (QUETHEB)
Schlossplatz 1
83410 Laufen
www.quetheb.de

Verband der Diätassistenten (VDD) Deutscher Bundesverband e. V.
Susannastr. 13
45136 Essen
www.vdd.de

Foodwatch – Die Essensretter
Brunnenstraße 181
10119 Berlin
www.foodwatch.org

Verbraucherzentrale Bundesverband e. V. (VZBV)
Markgrafenstr. 66
10969 Berlin
info@vzbv.de
www.verbraucherzentrale.de

Informations-Portal der Verbraucherzentrale
www.lebensmittelklarheit.de

Bundesinstitut für Risikobewertung
Max-Dohrn-Str. 8–10
10589 Berlin
www.bfr.bund.de

Verband der Oecotrophologen e. V. (VDOE)
Reuterstraße 161
53113 Bonn
vdoe@vdoe.de
www.vdoe.de

Stiftung Warentest
www.stiftung-warentest.de
www.medikamente-im-test.de

Stichwortverzeichnis

A

Acemetacin 42
Achillessehne 52
Alkohol 20, 27, 75
Allopurinol 53, 55
Ambene 44
Arteriosklerose 34
Attacke, akute 13
Acetylsalicylsäure 24

B

Behandlungsrisiko 31
Benzbromaron 53, 58
Bewegung, mangelnde 22
Bier 20
Blutdruck 36
–, hoher 35, 37
Blutflüssigkeit, saure 12
Blutkörperchen, weiße 12
Body-Mass-Index 65

C

Carobpulver 78, 168
Chemotherapie 24
Chiagra 40
Ciclosporin 23
Colchizin 45, 54
Cortisol 47
Cortison 47
Coxibe 42

D

Desoxyribonukleinsäure 15
Diabetes 35
Dialyse 35
Diclofenac 42

E

Eier 70
Enzyme 16
Ernährung, purinarme 67
Essen, purinarmes 68
Etoricoxib 42
Europäische Rheumaliga (EULAR) 12

F

Fasten 21, 66
Febuxostat 53, 55
Fett 63, 74, 78
Fieber 39
Fisch 73, 74
Fleisch 20, 21, 71, 72
Fleischersatz, vegetarischer 71
Flüssigkeitszufuhr 57
Frauen 20
Fructose 75
Fructosesirup 75
Fußknöchel 52

G

Gelenkentzündungen, bakterielle 13
Gelenkflüssigkeit 12, 13
Gemüse 63, 69
Gene 19
Geschlechtsunterschied 19
Getränke 20
Getreideprodukte 63, 69
Gewicht 65
Gicht
– Behandlung 30
– Diagnose 12
Gicht, chronische 51
– Medikamente 53
Gichtanfall, akuter 39
– Medikamente 41
Gichtattacke 39
Gichtknoten 12, 52
Glucocorticoid 47

H

Handmaß 64
Harnsäureangriff 40
Harnsäurekristalle 12, 13
Harnsäurespiegel, erhöhter 11
Harnsäurewert 17, 26
HDL-Cholesterin 36
Hefe 61
Herzkrankheit, koronare 35, 37
Hydrocortison 47
Hyperurikämie, allgemeine 18

I

Ibuprofen 42
Indometacin 42

K

Kaffee 21, 170
Kälte 40
Ketoprofen 42

Kochen, purinarm 76
Kräuter 75
Kristalle 11

L

Lebensmittel
– mit mittlerem Purin-
gehalt 68
–, purinarme 68
–, purinreiche 15, 68
–, tierische 63
Low-Carb-Diät 61, 66

M

Männer 19
Medikamente 29
– bei akutem Gichtanfall 41
–, entwässernde 22
– Harnsäurespiegel
senkende 25
Meeresfrüchte 20, 73, 74
Meloxicam 42
Metabolisches Syndrom 13
Methylprednisolon 47
Mikromol (μmol) 18
Milchprodukte 70
Naproxen 42

N

Nichtsteroidale Anti-
rheumatika 42
Nieren 16
Nierenfunktion, gestörte 34
Nierensteine 14, 57
Nierenstörung 14, 33
NSAR 41, 42
Nüchternblutzucker 36
Nukleinsäure 15
Nüsse und Samen 69

O

Obst 63, 69
Ohrmuschel 52

P

Panierung 78
Phenylbutazon 44
pH-Wert 12
Prednisolon 47
Prednison 47
Pseudogicht 14
Purine 15

S

Samen 69
Schuppenflechte 22
Sekt 20
SI-Einheiten 18
Sojaprodukte 74
Sorbit 73
Speiseplan 77, 79
Stoffwechsel 15
Süßes 74
Syndrom, metabolisches 35

T

Tabletten einnehmen 31
Tacrolimus 23
Taillenumfang 36
Tee 21
Teigmantel 78
Therapien 28
Tophi 52
Triglcyeride 36
Trinken 57
Trinkverhalten 66

U

Übergewicht 21, 27

W

Wasser 63
Wein 20
Wurst 72
Würzen 75

X, Z

Xylit 75
Zeh, Schmerzen im 39
Zucker 74
Zuckeraustauschstoffe 75

Rezepte

A

Aromatischer Verbenentee 176
Aspik mit Artischockenherzen 96
Auberginen-Steaks 152
Ausgezogene Tomatenscheiben mit Avocadosalsa 118

B

Blaue Lagune 182

C

Chili con Carne 122
Cidre mit Angostura Bitter 184
Curryrind mit Möhren 158

E

Eier in Senf-Zwiebel-Sauce mit Kräuterkartoffeln 106
Eier-Artischocken-Creme mit grünem Pfeffer 90
Eiskalter Holunderpunsch 180
Entenconfit mit Maronen 96
Erfrischender Molkedrink 180

F

Falsche Nuss-Nougat-Creme mit Bitterschokolade 168
Falscher Grog 178
Falscher Schokopudding 168
Fenchelsandwich mit Edelpilzkäse 152
Frikassee in Blätterteig-Pastetchen 136
Früchtejellies mit Pfirsich und Beeren 170

G

Gefüllte Biskuitrolle 142
Gefüllte Kalbsbrust 144
Gefüllte Zucchini 154
Gemüsebouillon 102
Gemüsewok 104
Grund-Hackfleischteig für Hackklößchen 124

H

Herzhafte Maismuffins 98
Herzhafte Pizza-Käse-Schnecken 154
Himbeer-Tiramisu mit Carob 170

K

Kalte Ente 178
Kalte Stracciatella-Kirsch-Torte 172
Kartoffelcreme 86
Kartoffel-Fisch-Gratin „Provencal" 128
Kartoffelgulasch 106
Kartoffel-Kabeljau-Puffer 128
Käsenockerln mit Salbei 110
Käsepätzle mit Blattspinat 110
Knusperpizza 108
Köftespieße 158
Kohlrouladen 138
Kräuterquark-Variationen 92
Kürbiskernpesto 84
Kürbissenf süß-sauer 84

M

Maiskolben mit Bacon 162
Makkaroni-Pastete mit Tomatensauce 140
Marinierte Mango-Puten-Spieße 158
Milde Mousse au Chocolat 164
Mildes Maisbrot 98

O

Ofenkartoffel mit Kräuterkruste 120
Olivencreme 88
Oliven-Puten-Rolle mit Paprikarahm 134

P

Polentacreme mit Knusper-Blumenkohl 108
Polentagratin mit Rote-Bete-Salat 114
Polenta-Lasagne 126
Punsch „ohne" 186
Purinarme Béchamel-Sauce 116
Purinarme Käse-Béchamel 116
Puten-Cordon-Bleu 132

R

Ratatouille mit Weichkäse-Schnitzel 112
Röstzwiebel-Spread 88
Rouladen mit Süßkartoffelpüree 146

S

Sangria „ohne" 184
Scharfe Käsecreme 90
Scharfes Chicorée-Lauch-Apfel-Gemüse mit Kartoffel-Käse-Püree 112
Schnelle Patenttomatensauce 118
Schokoladige Orangen-Kastanien-Tarte 172
Schoko-Nuss-Soufflé 166
Selbstgemachtes Moccaparfait 166
Spargel-Rahmparfait 94
Spritziges Ingwer-Orangen-Wasser 178
Süße Maronenwurst 86

T

Tortillas 156

U

Überbackenes Kabeljaufilet mit Spritzkartoffeln 148

V

Veggie Vitello tonnato 92
Veggie-Bolognese 104

W

Weißkraut-Kartoffeln 120
Weißwurst-Obatzda-Spieße 160
Wurzelpuffer 122
Würzige Zucchinipastete 126

Z

Zucchinipfannkuchen mit Käse 114
Zwetschgenkuchen 172

3., aktualisierte Auflage

Stiftung Warentest
Lützowplatz 11–13
10785 Berlin
Telefon 0 30/26 31–0
Fax 0 30/26 31–25 25
www.test.de
email@stiftung-warentest.de

USt-IdNr.: DE136725570

Vorstand: Hubertus Primus
Weitere Mitglieder der Geschäftsleitung: Dr. Holger Brackemann, Julia Bönisch, Daniel Gläser

Programmleitung: Niclas Dewitz

Autorin/Autor: Vera Herbst, Dagmar von Cramm, Angelika Friedl (Aktualisierungen für die 3. Auflage)
Projektleitung/Lektorat: Veronika Schuster
Mitarbeit: Merit Niemeitz
Korrektorat: Susanne Reinhold, Berlin

Fachliche Unterstützung: Prof. Michael Kochen, Göttingen, Dr. Markus Gulich, Ulm
Titelentwurf: Josephine Rank, Berlin
Layout: Büro Brendel, Berlin
Grafik, Satz: Schimmelpenninck.Gestaltung
Bildredaktion: Schimmelpenninck.Gestaltung
Bildnachweis: Peter Schulte Photographie (Titel, Rezeptfotos); Deutsche Gesellschaft für Ernährung e. V., Bonn (S. 62); Avenue images (Chassenet S. 52, ZoonarRay Shiu S. 38); Getty Images (George Doyle S. 20, John Parrot/Stocktrek Images S. 10, kromeshnik S. 21, Lichtblick 1968 S. 19, mythja S. 4 oben rechts, S. 27, Stockbyte S. 24, Wavebreakmedia Ltd S. 34, YanLev S. 62, istetiana S. 70, YinYang S. 74, Zsolt Nyulaszi S. 30); Sothebys/akg-images (S. 50)
Produktion: Vera Göring
Verlagsherstellung: Rita Brosius (Ltg.), Romy Alig, Susanne Beeh
Litho: tiff.any, Berlin
Druck: Rasch Druckerei und Verlag GmbH & Co. KG, Bramsche

ISBN: 978-3-7471-0402-6

Wir haben für dieses Buch 100 % Recyclingpapier und mineralölfreie Druckfarben verwendet. Stiftung Warentest druckt ausschließlich in Deutschland, weil hier hohe Umweltstandards gelten und kurze Transportwege für geringe CO_2-Emissionen sorgen. Auch die Weiterverarbeitung erfolgt ausschließlich in Deutschland.